儿科消化系统疾病诊疗指南

李登九 编 著

天津出版传媒集团

天津科技翻译出版有限公司

图书在版编目（CIP）数据

儿科消化系统疾病诊疗指南 / 李登九编著 . — 天津：
天津科技翻译出版有限公司 , 2018.4（2024.4重印）

ISBN 978-7-5433-3825-8

Ⅰ . ①儿… Ⅱ . ①李… Ⅲ . ①小儿疾病 – 消化系统疾
病 – 诊疗 Ⅳ . ① R725.7

中国版本图书馆 CIP 数据核字（2018）第 079834 号

出　　　版：天津科技翻译出版有限公司
出 版 人：刘子媛
地　　　址：天津市南开区白堤路 244 号
邮政编码：300192
电　　　话：022-87894896
传　　　真：022-87895650
网　　　址：www.tsttpc.com
印　　　刷：三河市华东印刷有限公司
发　　　行：全国新华书店
版本记录：787×1092　16 开本　11.75 印张　310 千字
　　　　　　2018 年 4 月第 1 版　2024 年 4 月第 2 次印刷
　　　　　　定价：78.00 元

（如有印装问题，可与出版社调换）

作 者 简 介

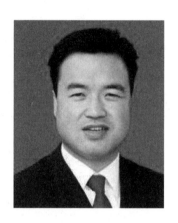

　　李登九，男，汉族，1977年9月出生，甘肃省临夏人，本科，中级儿科主治医师。专长：小儿胃炎、腹痛、小儿癫痫及呼吸系统疾病治疗。在各种小儿内科疾病的诊断与治疗、危重病例的抢救以及新生儿疾病治疗、保健方面积累了丰富的临床经验。尤其熟练掌握了小儿消化系统疾病诊断标准及处理原则，应用中医辨证治疗发烧、小儿胃炎、腹痛、呕吐及儿科疑难症方面有着丰富的临床经验。成功治疗多例小儿特发性肺含铁血黄素沉着症，明显提高了临床疗效，得到了当地广大患儿家长及同行的认可和好评。近几年发表学术论文3篇，主编了《新编儿科诊疗研究》一书。

前　言

　　消化系统疾病是小儿的常见病、多发病，其诊治涉及消化、消化内镜、肝病、普外、影像、病理等多个领域，早年危害儿童健康的主要消化系统疾病是腹泻病，该病也是我国婴幼儿死亡的主要原因之一。随着医学事业的迅速发展，国内外儿科医学领域不断有许多新知识、新进展、新理论出现，儿科疾病的预防、诊断及治疗的理论和技术也在不断更新。对于终日忙于临床诊疗工作的广大儿科医生来说，能在较短的时间内查阅到全面的、专业的诊疗技术知识来指导临床工作是很有必要的。为此，编者在广泛参阅了大量国内外先进文献资料的基础上，结合多年的临床经验，编写了这本《儿科消化系统疾病诊疗指南》。

　　全书共分四章，分别介绍了儿童消化系统解剖和生理特点、消化内镜诊断、常见消化系统疾病诊疗、小儿中医消化系统疾病方面的内容。本书内容新颖，理论联系实际，图文并茂，实用性强，力求反映儿科消化系统疾病领域的新进展，包括国内外研究的前沿新成果，突出介绍了先进的诊断与检验方法，力求为临床医师提供一本既具有临床实用价值又能反映现代诊疗水平的参考用书。

　　由于编者水平有限，书中难免存在不足之处，敬请读者批评指正。

目 录

第一章 儿童消化系统解剖和生理特点

小儿处于生长发育期，消化系统的组织结构尚未成熟，生理功能也尚待完善，但已形成鲜明的发育期特点，以适应和满足儿童对营养物质的消化吸收以及胃肠保护的需要。了解儿童消化系统解剖学特点对研究儿童的消化系统疾病有重要的意义。

一、口腔

足月新生儿和小婴儿口腔容量小，口腔浅，唇肌和咀嚼肌发育良好，颊部具有坚厚的脂肪垫，因此出生时即已具备吸吮和吞咽功能，生后即可开奶，但早产儿发育较差，吸吮功能较弱。

新生儿和小婴儿口腔黏膜薄嫩、干燥，因此口腔擦洗时容易受伤。出生时，唾液腺发育不够完善，除了分泌量少以外，唾液中淀粉酶的含量较低。至 3～4 个月时，达到成人量的 1/3，故 3 个月以下的小儿不宜喂淀粉类食物。随着唾液腺的发育，出生 3～4 个月时，唾液分泌量开始增加，5～6 个月时，显著增多。由于口底浅，婴儿又不能及时吞咽所分泌的全部唾液，故常常发生流涎，称"生理性流涎"。

二、食管

食管管腔直径新生儿为 5 mm，长 100 mm；1 岁直径为 12 mm，长 110～120 mm；学龄前直径为 13～15 mm，长 160 mm；学龄儿童直径为 18～19 mm，长 200～250 mm。据此可以选用相应尺寸的内镜。食管有三个生理性狭窄，即位于环咽肌和环状软骨水平狭窄，由主动脉弓和左主支气管横跨压迫而成狭窄和位于膈裂孔处狭窄，这些狭窄处往往是儿童异物常见嵌顿所在处。

新生儿和婴儿食管壁黏膜纤弱，腺体缺乏，弹力组织和肌层尚不发达，食管下端括约肌比成人短，张力低，控制能力差，常发生胃食管反流。在吮奶时由于吞咽过多气体，也极易溢奶。

食管上段静脉汇流入甲状腺下静脉，中段静脉汇流入奇静脉，下段静脉先汇入胃左静脉再入门静脉，若有门脉高压，可因侧支循环而出现食管下段静脉曲张。

三、胃

婴儿胃呈水平位，当开始会走时，其位置逐渐变为垂直。胃容量出生时为 30～60 mL，以后随年龄递增而增大，1～3 个月时 90～150 mL，1 岁时 250～300 mL。哺乳时进入胃内的一部分乳汁可流入十二指肠，故每次哺乳量应适当超过胃容量；由于胃容量有限，每日喂哺次数应当较年长儿为多。胃排空时间随食物种类而不同：水为 1.5～2 小时，母乳为 2～3 小时，牛乳为 3～4 小时。因此小儿喂哺的间隔时间也不宜过短，要符合食物从胃中排空的时间；早产儿胃排空慢，易发生胃潴留。

胃从形态学上分为胃底、贲门、胃体和胃窦，并有大弯和小弯。胃角或称角切迹是胃溃疡的好发部位。食管与胃的交界形成食管贲门角 (His 角)，该角可以防止胃食管反流和食管裂孔疝的发生，婴幼儿 His 角不明显，黏膜皱襞构成的防护瓣也不明显，因而易发生胃食管反流，使婴儿容易发生呕吐或溢乳。婴儿胃幽门括约肌发育良好，因自主神经调节功能差，易引起幽门痉挛而出现呕吐。

胃黏膜血管丰富，但腺体和杯状细胞较少，盐酸和各种酶的分泌较生后 1 个月盐酸分泌达成人水平，胃蛋白酶在胎儿 16 周时出现，4～6 个月时约为成人的 1/2，2 岁时达成人水平。胃液分泌及消化能力与食物种类及其成分密切相关，母乳喂养儿的胃酸酸度低于牛乳喂养儿，酶的活力较弱，人乳中含有脂肪酶，人乳中 50% 的脂肪在胃内被分解。

四、肠

小儿肠道相对长于成人，新生儿肠管长度与身长的比例为 8.3 倍，1 岁为 6.6 倍，16 岁为 7.6 倍，成人为 5.4 倍，这一特点有利于小儿的消化和吸收；由于空、回肠系膜较长，黏膜下组织松弛，活动度大，容易发生肠扭转、肠套叠。

食物通过肠道时间一般在 12～36 小时，但个体差异较大，同食物种类也有关。早产儿肠蠕动较慢，易发生粪便滞留，甚至功能性肠梗阻；母乳喂养儿食物通过肠道时较快，人工喂养儿则较慢，可延长至 48 小时。

婴儿肠黏膜对葡萄糖的转运能力稍差，但因奶中乳糖含量较低，仍可正常分解和吸收，但是乳糖酶的发育在胎儿 36 周开始达到最大活性，因而早产儿可发生乳糖吸收不良。1 岁以内的小儿小肠黏膜血管丰富和通透性高，这有利于营养物质的吸收，却也容易导致肠腔内的微生物、过敏源以及不完全分解产物可经肠黏膜进入体内，引起全身感染或变态反应性疾病。

婴儿盲肠位置较高，发育不全。阑尾开口较宽大，阑尾腔的内容物容易排空，故阑尾炎的发病率较低，但因其壁薄，发炎时容易发生穿孔。4 岁以内小儿升结肠比降结肠长，4 岁以后才近于成人水平。乙状结肠位置高，系膜过长可并发肠扭转。直肠相对较长，是小儿容易发生习惯性便秘的原因之一。

五、胰腺

胰腺组织结构包括内分泌部和外分泌部，分别分泌胰岛素和胰液。婴儿的胰腺组织发育不成熟，出生时胰液分泌量少，3～4 个月增多。小于 6 个月的婴儿胰淀粉酶活性低下，1 岁后接近成人；新生儿胰脂肪酶活性很低，6～12 个月才达到成人水平；出生时胰蛋白酶活性仅为成人的 1/8～1/3，1 岁时达成人水平。小婴儿因胰腺酶活性都较低，故对脂肪和蛋白质的消化和吸收都不够完善。

六、肝脏

小儿肝脏相对较成人大。出生时新生儿肝脏重量为 120～130 g，占体重 4.4%，2 岁时肝脏为出生时的 2 倍，5 岁时为 5 倍，成人肝脏的重量为出生时的 12～13 倍；小儿肝脏较成人容易触及，其大小随年龄不同，初生儿至 1 周岁可在右锁骨中线肋缘下 2～3 cm 触及，3 岁以内 1～2 cm，3～7 岁 1 cm，7 岁以上肋缘下多不能触及；剑突下一般均可叩及肝浊音界，新生儿至 3 岁以内其上界于锁骨中线第四肋间隙，此后位于第五肋间。超过以上界限为肿大。小儿肝脏血管丰富，结缔组织少，肝实质分化不全，再生能力强，不容易发生肝硬化，肝细胞到 8 岁时发育完善。小儿肝脏易在心力衰竭、传染病和中毒等情况时发生肝大或变性。婴儿期胆汁分泌较少，影响脂肪的消化和吸收。

七、肠道菌群

胎儿以及刚出生新生儿的胃肠道处于无菌状态。出生后数小时细菌即从空气、奶头和用具等经口、鼻和肛门等进入胃肠道，最后主要在结肠定居和繁殖，边繁殖边排出体外，形成一个复杂、恒定且不致病的生态系统，这些细菌称为正常菌群。正常菌群的细菌种类及其比例受饮食情况的影响，母乳喂养儿以双歧杆菌为主，人工喂养以大肠杆菌为主。正常菌群对肠黏膜的正常发育有显著影响；同时参与食物的消化和吸收过程，双歧杆菌能分泌各种酶，将不溶性蛋白、脂肪和糖变为可溶性，以利新陈代谢；双歧杆菌促进铁、钙和维生素 D 吸收，防止佝偻病；双歧杆菌和大肠杆菌还可合成 B 族和 K 族维生素；正常菌群不仅是抗原，而且具有调节产生抗体的 B 细胞和 T 辅助细胞、巨噬细胞和肥大细胞的功能，产生特异和非特异性免疫功能，对侵入肠道的致病菌有一定的拮抗作用；当然在人体抵抗力下降或消化道功能紊乱时，菌群中许多致病菌大量繁殖进入小肠、胃或者肠管以外脏器，发生内源性感染。

八、胃肠道免疫功能

胃肠道免疫组织包括黏膜上皮及其相关的淋巴组织。淋巴组织内含有 T、B 淋巴细胞及巨噬细胞、上皮内淋巴细胞、分泌 IgA 的 B 前体细胞、黏膜肥大细胞、嗜酸性粒细胞在正常生理条件下，胃肠道局部免疫防御系统可对病原微生物等有害抗原产生免疫应答，最终排除之；正常菌群、食物抗原或自身抗原可诱导免疫耐受，维持肠道正常生理功能。胃肠道局部免疫应答或免疫耐受异常，可增加肠道内无关抗原的摄入，引起过度的免疫应答，造成免疫病理，诱发各种胃肠道疾病，如自身免疫性胃炎、食物过敏、乳糜泻和特发性炎性肠病。

九、胃肠道神经和内分泌功能

支配胃肠道的神经包括外来神经和内在神经。外来神经由躯体神经和自主神经组成，躯体神经支配口、咽、食管上 1/3 段和肛门外括约肌等骨骼肌。自主神经（交感和副交感神经）支配胃肠道其他部分的平滑肌。内在神经位于胃肠道壁内，组成壁内神经丛，主要包括肌间神经丛和黏膜下神经丛。壁内神经丛包含多种神经元类型，如肾上腺素能神经、胆碱能神经、肽能神经等。分泌神经递质有去甲肾上腺素、乙酰胆碱、血管活性肠肽、P 物质等。外来神经的传出冲动通过壁内神经丛传至管壁平滑肌和分泌腺，完成对胃肠功能的调节，壁内神经丛本身即能实现局部反射性调节作用。

胃肠道黏膜层内除了多种外分泌腺分泌消化液外，还有多种内分泌腺分泌各种胃肠激素，这些胃肠激素的主要功能与胃肠神经系统共同调节消化器官的运动、分泌和吸收等活动。胃肠激素主要有胃泌素、胆囊收缩素、促胰液素、抑胃肽、血管活性肠肽、胰高血糖素、P 物质、铃蟾肽、神经降压素和脑啡肽等。新生儿胃泌素水平比成人高 4～5 倍，可刺激胃黏膜生长和胃的发育，但胃酸排出量低，这可能与泌酸细胞缺乏胃泌素受体有关。新生儿胆囊收缩素、促胰液素水平也很高，这对新生儿胰腺的发育和肠黏膜的保护具有一定意义。出生时抑胃肽浓度很低，以后 1 个月内逐渐升高，并出现餐后抑胃肽分泌反应，这种分泌反应是和餐后胰岛素释放相伴随的，这对于维持新生儿血糖的稳定具有重要作用。新生儿神经降压素和胰高血糖素浓度较高，并都有餐后分泌反应，前者对新生儿适应肠道营养具有重要作用，后者对促进消化道成熟具有重要意义。

第二章 消化内镜诊断

第一节 胃镜食管、胃、十二指肠常见病变的诊断

一、食管常见病变的诊断

（一）反流性食管炎

反流性食管炎是胃或小肠内容物反流入食管引起食管下段黏膜炎、溃疡甚或狭窄，称反流性食管炎。典型症状为胃灼热和反流，也是本病最常见的症状。非典型症状除食管症状外，还有胸痛，因反流物刺激食管引起，发生在胸骨后。食管外症状由反流物刺激或损伤食管以外的组织或器官引起，如咽喉炎、慢性咳嗽和哮喘、中耳炎等。胃镜下特点主要表现为食管黏膜充血、糜烂、溃疡等，病变多以食管下段明显。

国际上常用洛杉矶分级进行严重程度分级，分为四级：A级，食管可见一个或一个以上黏膜破损，长度小于 5 mm(局限于一个黏膜皱襞内)；B级，食管可见一个或一个以上黏膜破损，长度大于 5 mm(局限于一个黏膜皱襞内)，且病变没有融合；C级，食管黏膜破损病变有融合，但是小于食管管周的 75%；D级，食管黏膜破损病变有融合，且大于食管管周的 75%。另外，还有这样的专业分级：0级，黏膜正常 (可有组织学改变)；Ⅰ级 (轻度)，黏膜呈点状或条状发红、糜烂，无融合现象 (将洛杉矶 A、B 级合为一起)；Ⅱ级 (中度)，有条状发红、糜烂，并有融合，但非全周性；Ⅲ级 (重度)，病变广泛，发红、糜烂融合呈全周性，或溃疡。

治疗方面嘱患者改变生活方式、喂养方式，以稠厚饮食、低脂饮食为宜。药物治疗主要为抑酸剂、质子泵抑制剂及促进反流物排空的药物。内镜下治疗主要适用于需要长期大剂量服药或不能坚持服药者。

（二)Barrett 食管

Barrett 食管指食管下段复层鳞状上皮被化生的单层柱状上皮替代的一种病理现象，可伴有或不伴有肠上皮化生。其中伴肠上皮化生者属于食管腺癌的癌前病变。至于不伴有肠化生者是否属于癌前病变，目前仍有争议。Barrett 食管的临床症状如胃灼热、反酸和吞咽困难等与食管炎、溃疡、食管狭窄有关。

胃镜特点主要是根据上皮的结构和颜色改变来确定。镜下可见粉红色的鳞状上皮和橘红色柱状上皮形成一个明显的分界线。Barrett 食管发生时鳞柱线上移，近端出现橘红色 (或) 伴有栅栏样血管表现的柱状上皮，即胃 - 食管交界线与鳞柱线分离。Barrett 食管上皮表现为天鹅绒粉红色斑，黏膜充血水肿，也可显示糜烂、坏死假膜、溃疡和狭窄等。将胃内轻轻注气，有助于分辨食管、胃结合部。由于 Barrett 食管的最后诊断要靠组织学检查，因此，内镜检查时取材部位甚为重要。

Barrett 食管按化生的柱状上皮长度分类。①长段 BE：化生的柱状上皮累及食管全周且长度 ≥ 3 cm；②短段 BE：化生的柱状上皮未累及食管全周或虽累及全周但长度 < 3 cm。按内镜

下形态分类，分为全周型、舌型和岛状。

治疗目的是控制基础病变——胃－食管反流病，减轻症状，逆转柱状上皮化生，降低不典型增生及癌变风险。根据病情程度可选择抑酸药物口服，伴有重度异型增生和癌局限于黏膜层的 BE 患者，目前常采用的内镜治疗方法有氩等离子凝固术、高频电治疗、激光治疗、射频消融、光动力治疗、内镜下黏膜切除术和冷冻消融等，并应定期随访。

(三) 念珠菌性食管炎

念珠菌性食管炎主要由于白色念珠菌侵入食管黏膜形成的一种溃疡性假膜性感染所致，是食管炎中的一种特殊类型，属消化道念珠菌病之一。当机体状况发生一定变化，如长期大量使用广谱抗生素；长期接受激素或抗肿瘤药物治疗；慢性病及营养不良致机体抵抗力低下等情况，宿主和微生物之间的动态平衡发生紊乱，机体免疫功能受损，极易发生本病，念珠菌性食管炎近 20 年发病率有增加的趋势。

胃镜下可见食管黏膜出现水肿、充血、糜烂、溃疡，触之易出血。黏膜表面覆盖白色斑点或假膜，此种分泌物用水冲洗不掉。进行活检及细胞刷涂片和培养，若涂片见有真菌菌丝或孢子，活检组织见有菌丝侵入上皮细胞即可明确诊断。

本病需与饮用牛奶或其他食物残渣附于食管黏膜相鉴别，牛奶或食物残渣用水可冲洗掉，冲净后所见黏膜无炎症表现；念珠菌性食管炎的白斑用水冲不掉，且周围伴有炎症表现。

治疗方面，首先要治疗原发病，如有可能，停用诱发念珠菌感染的有关药物。提高机体抵抗力。治疗本病的常用药物有两类：①多烯类药物，如制霉菌素；②三唑类药物，如氟康唑、伊曲康唑、伏立康唑等。若有狭窄、穿孔等并发症时，可外科手术治疗。

(四) 食管静脉曲张

食管静脉曲张是由食管任何部位的静脉血量增加和 (或) 回流障碍所致的疾病。上行性食管静脉曲张见于门静脉高压。下行性食管静脉曲张见于上腔静脉阻塞。常见病因是肝硬化，少数可继发于肝外门静脉主干或肝静脉阻塞，如布－加综合征等，导致门静脉高压，此时门－体静脉间交通支开放，使大量门静脉血液通过侧支循环直接进入体循环，造成胃底、食管静脉曲张。具体的侧支循环路径如下：门静脉－胃冠状静脉、食管静脉丛－奇静脉－上腔静脉。

胃镜特点：食管内可见自下向上的曲张静脉，以下段明显。食管静脉曲张伴红色征，糜烂时易误诊为炎症、肿瘤，故活检时应注意，错误活检易引起大出血。我国消化内镜学会于2003 年根据食管静脉曲张形态和红色征，制订了一个分级标准 (表 2-1)。

表 2-1 我国消化内镜学会分级诊断标准

分级	形态	红色征
轻度 (GI)	F1 食管曲张静脉呈直线形或略有迂曲	无
中度 (GⅡ)	F2 食管静脉呈蛇形迂曲隆起	无
	或 F1	有
重度 (GⅢ)	F3 食管静脉呈串珠状、结节状或瘤状	无或有
	或 F2	有

食管静脉曲张主要症状是曲张的静脉破裂引起的出血，治疗主要以预防出血及出血后止血治疗为主。预防出血可采用药物治疗，如血管加压素及其类似物和生长抑素及其类似物等。内镜下治疗主要为内镜下食管曲张静脉硬化剂注射或食管曲张静脉套扎术。效果不理想可选择介入治疗或外科手术治疗。

（五）食管息肉

食管息肉属食管良性肿瘤中的上皮性肿瘤，是来自黏膜上皮或黏膜下层的息肉样外观的良性隆起性病变。食管息肉可发生于食管任何部位，但大部分食管息肉发生于颈段食管，以环咽肌附近最多见。食管息肉生长缓慢，患者的临床症状出现较晚。主要症状为吞咽困难。食管息肉可以发生溃疡出血、堵塞食管腔或发生恶变。食管息肉一般为单发，食管腔内同时有两个或两个以上息肉的病例极为少见。

胃镜下可见表面色泽与周围黏膜不同或相同的隆起，有蒂或无蒂，蒂长者甚至可从口中吐出。日本的学者山田根据隆起病变的形态将食管息肉分为 4 型，息肉形态也可按此分型。

对于直径 < 2 cm 的息肉，可在胃镜下采用高频电、激光、微波、氩气等方法治疗。对于基底部宽、瘤体较大、胃镜下治疗有难度者，可进行胃镜下黏膜剥离术或外科手术治疗。

（六）食管裂孔疝

食管裂孔疝是指腹腔内脏器通过膈，食管裂孔进入胸腔的疾病。疝入的脏器多为胃。其中滑动性食管裂孔疝最多见。

胃镜特点：正常情况，用反转法可见贲门唇紧紧包绕内镜。当贲门功能不全时，可见贲门唇松弛，组织皱襞变得不明显，不能完全包绕内镜。严重者不存在组织皱襞，可见食管内腔覆盖的鳞状上皮。有时胃的一部分进入食管，可见齿状线上移，出现双环征，反转法可见贲门唇消失，疝囊突向食管。食管裂孔疝需与胃镜检查时患者因恶心反应而造成的胃黏膜翻入食管内相鉴别。此时也可见齿状线上移，但恶心反应过后即恢复正常，且反转法观察无贲门松弛。

治疗上以保守治疗为主，防止胃食管反流，促进食管排空，保护食管黏膜，改善患者的生活质量。必要时外科手术治疗。

（七）食管贲门黏膜撕裂症

食管贲门黏膜撕裂症是由于剧烈干呕、呕吐致腹内压骤然增加，造成胃的贲门、食管远端的黏膜和黏膜下层撕裂，并发大量出血，本症亦称 Mallory-Weiss 综合征。

胃镜是诊断该病的最有效手段，应列为首选检查方法，胃镜应在出血 24 个小时内或在出血时进行。胃镜下可见食管与胃交界处或食管远端、贲门黏膜的纵行撕裂，撕裂多为单发，少数为多发，以小弯侧多见，其次为后壁侧，裂伤长短不等，数毫米至数厘米。急诊检查局部可见出血，出血停止后检查可见纺锤形的溃疡形成或线状白苔，白苔消失呈线状瘢痕，此期约需 2 周时间。此病需与食管 - 胃连接部肿瘤、特发性食管破裂、反流性食管炎相鉴别。连接部肿瘤常致贲门口狭窄，病灶范围较广；食管破裂常伴皮下气肿、纵隔气肿等表现；反流性食管炎有糜烂、溃疡等，且溃疡位于食管侧。

食管贲门黏膜撕裂症大多采用抑酸、止血治疗，出血多能停止。胃镜下如有活动性出血，首选内镜下治疗，如局部喷洒凝血酶、巴曲霉，局部注射肾上腺素、高渗盐水、硬化剂，微波、电凝或光凝止血，也可应用钛夹直接夹住裂伤处。对于少数出血量较大，内科治疗无效，可进行动脉栓塞治疗或外科急诊手术。

二、胃常见病变的诊断

(一)急性胃黏膜病变

急性胃黏膜病变是各种严重应激因素引起的消化道黏膜病变,包括糜烂、溃疡、出血等,常因饮酒、药物、脑损伤等所致应激状态、过敏性紫癜等原因引起,多以上消化道出血为首发症状。

胃镜下病变部位以胃体最多,十二指肠、食管、空肠次之,病变形态为黏膜缺血、充血水肿、糜烂、多发性溃疡,典型的急性溃疡呈壕沟状。

急性胃黏膜病变需与消化性溃疡相鉴别,急性胃黏膜病变时的溃疡为急性溃疡,常为多发、表浅,愈合后不留瘢痕,其周围黏膜常有充血、水肿、糜烂;消化性溃疡为慢性溃疡,多为1～2个,溃疡愈合常留瘢痕,周围黏膜急性炎症不明显。

治疗上主要以止血、抑酸、保护胃黏膜为主。根据病情给予输血、补液等。必要时,内镜下止血治疗。

(二)慢性胃炎

慢性胃炎是由多种病因引起的胃黏膜慢性炎症,目前认为与幽门螺杆菌感染关系密切。大致分非萎缩性胃炎(又称浅表性胃炎)、萎缩性胃炎和特殊性胃炎3类。

多数慢性胃炎患者无任何症状,有症状者主要为消化不良,且为非特异性;消化不良症状的有无和严重程度与慢性胃炎的内镜所见及胃黏膜的病理组织学分级无明显相关性。

内镜下将慢性胃炎分为慢性非萎缩性胃炎(即旧称的慢性浅表性胃炎)及慢性萎缩性胃炎两大基本类型。如同时存在平坦或隆起糜烂、出血、黏膜皱襞粗大或胆汁反流等征象,则可依次诊断为慢性非萎缩性胃炎或慢性萎缩性胃炎伴糜烂、胆汁反流等。

慢性非萎缩性胃炎:内镜下可见黏膜红斑,黏膜出血点或斑块,黏膜粗糙伴或不伴水肿及充血渗出等基本表现。而其中糜烂性胃炎有2种类型,即平坦型和隆起型,前者表现为胃黏膜有单个或多个糜烂灶,其大小从针尖样到最大径数厘米不等;后者可见单个或多个疣状、膨大皱襞状或丘疹样隆起,最大径为5～10 mm,顶端可见黏膜缺损或脐样凹陷,中央有糜烂。

慢性萎缩性胃炎:内镜下由于腺体萎缩、黏膜变薄,黏膜下血管显露,色泽灰暗,皱襞细小,黏膜红白相间,白相为主,皱襞变平甚至消失,部分黏膜血管显露;可伴有黏膜颗粒或结节状等表现。

特殊性胃炎:特殊类型胃炎的内镜诊断,必须结合病因和病理。特殊类型胃炎的分类与病因、病理有关,包括化学性、放射性、淋巴细胞性、肉芽肿性、嗜酸细胞性及其他感染性疾病所致等。慢性胃炎的治疗目的是缓解症状和改善胃黏膜炎性反应;治疗应尽可能针对病因,遵循个体化原则。常采用中西药物对症治疗,活动性慢性胃炎可给予抗幽门螺杆菌治疗。有中、重度肠化和异型增生发生,有使用射频、氩气、微波等烧灼治疗。重度异型增生(重度上皮内瘤变)应内镜下病变黏膜切除。

(三)胃溃疡

胃溃疡是指在各种致病因子的作用下,黏膜发生的炎性反应与坏死性病变,病变可深达黏膜肌层乃至浆膜层。

胃溃疡的腹痛多发生在餐后半个小时左右。近年来，由于抗酸剂、抑酸剂等药物的广泛使用，症状不典型的患者日益增多。部分以上消化道出血为首发症状，或表现为恶心、厌食、食欲缺乏、腹胀等消化道非特异性症状。

胃镜检查是诊断消化性溃疡病最主要的方法。检查过程中应注意溃疡的部位、形态、大小、深度、病期以及溃疡周围黏膜的情况。消化性溃疡为慢性溃疡，愈合后常留有瘢痕。消化性溃疡在不同时期内镜下所见不同，分为活动期 (A1、A2)、治愈期 (H1、H2) 和瘢痕期 (S1、S2)(表2-2)。溃疡往往于原发部位或愈合溃疡的周围复发，因此，在内镜检查时需注意，如为活动性溃疡，见到黏膜皱襞集中征，可诊断为复发性 (再发性) 溃疡。

表 2-2 溃疡的时相分期

A1 期	溃疡底覆有厚苔，周围黏膜水肿，无再生上皮，无黏膜皱襞集中，溃疡面有出血或露出血管
A2 期	溃疡周围水肿减轻，溃疡边缘变明显，边缘有炎症引起的红晕
H1 期	溃疡稍缩小，白苔变薄，溃疡缘出现再生上皮，有轻度黏膜皱襞集中征
H2 期	溃疡缩小，可见再生上皮呈栅状发红，伴明显皱襞集中征
S1 期	溃疡愈合，完全被再生上皮覆盖，白苔消失，残存发红的胃小区，又称红色瘢痕期
S2 期	溃疡完全修复，发红消退，黏膜皱襞集中征减轻，也称白色瘢痕期

鉴别诊断如下。

(1) 糜烂：糜烂为不规则形的浅凹，表面可覆有白苔，常为多发性。溃疡为圆形或椭圆形，多为单发，两个以上者称多发溃疡。消化性溃疡可并发有糜烂，与消化性溃疡病期无关。有的糜烂虽经抑酸治疗溃疡已愈合，而糜烂仍存在。

(2) 应激性溃疡：常为急性胃黏膜病变的表现之一，一般治愈后不留瘢痕，很少慢性化，但也有报道急性溃疡后复发，成为慢性溃疡。

胃溃疡在针对可能的病因治疗同时，要注意饮食、休息等一般治疗。在溃疡活动期，要注意休息，避免剧烈运动，避免刺激性饮食。胃溃疡的抑酸治疗是缓解消化性溃疡病症状、愈合溃疡的最主要措施。质子泵抑制剂 (PPI) 是首选的药物。胃内酸度降低与溃疡愈合存在直接的关系。消化性溃疡病治疗通常采用标准剂量的 PPI，每日 1 次，早餐前半小时服药。治疗胃溃疡为 6 ～ 8 周，通常胃镜下溃疡愈合率均在 90% 以上。其他抑酸药与抗酸药亦有助于缓解消化性溃疡病的腹痛、反酸等症状，促进溃疡愈合。H1 受体拮抗剂的抑酸效果略逊于 PPI，常规采用标准剂量。联合应用胃黏膜保护剂可提高消化性溃疡病的愈合质量，有助于减少溃疡的复发。

(四) 胃异位胰腺

胃迷走胰腺也称胃异位胰腺，是指位于胰腺以外部位，且与正常胰腺组织无解剖和血管联系的孤立的胰腺组织，属于一种先天性发育异常，多位于上消化道黏膜及黏膜下，少数可见于肝、胆囊、胆总管、肠系膜、大网膜、肺纵隔等部位，因其症状不典型，易发生误诊。

异位胰腺患者大多因腹痛、腹胀、反酸、胃灼热等消化道症状就诊而发现，尚有部分患者无明显临床症状，多于胃镜检查时发现。

胃镜特点：80% 位于胃窦，其次为胃角。多表现为脐形、半球形或息肉样隆起，形态及大小差异大，直径数毫米至数厘米不等，中央有反映导管凹陷而呈肚脐样改变，活检触诊有弹性；也有隆起中央无导管凹陷者，常需用超声内镜确定，表现为不均一低回声或高回声。活检有利于确诊，但因其位于黏膜下，普通活检不一定能取到胰腺组织，有报道，在导管开口处抽取少量液体检测，可有淀粉酶升高，胃异位胰腺较小且无症状的病变，可以进行长期随访观察，较小的位于黏膜下层或黏膜肌层的病变，可以进行内镜下病灶切除。对于累及固有肌层或浆膜层，内镜下治疗难以完全切除或切除过深致穿孔的概率较大，则以手术切除为宜。

（五）胃息肉

胃息肉，全称良性上皮性胃息肉，是指起源于胃黏膜或黏膜下层，突出于胃腔的宽基底或带蒂的良性隆起性病变。息肉通常没有症状，超过 90% 为偶然发现。胃息肉一般分肿瘤性和非肿瘤性两大类，炎性息肉、增生性息肉为非肿瘤性息肉，腺瘤样息肉为癌前病变，为肿瘤性息肉，应积极治疗或随访。

胃镜特点：内镜下可呈多种形态，息肉直径从几毫米到几厘米，但大多数＜ 2 cm。内镜下肉眼胃息肉形态学分类常按"日本山田法"分为 4 型。Ⅰ型最多见，息肉形态呈无蒂半球形，息肉隆起与胃黏膜间角＞ 90°，色泽与周围黏膜相似或稍红；Ⅱ型息肉呈无蒂半球形，息肉隆起与胃黏膜间角＜ 90°，表面较红，中央可见凹陷；Ⅲ型息肉无蒂，表面不规则，呈菜花样、山脉状或棒状，息肉与黏膜间角＜ 90°，好发于窦部幽门区；Ⅳ型息肉有蒂，长短不一，表面光滑，可有糜烂或颗粒状。Ⅳ型息肉的癌变率高。

治胃息肉的发病机制尚不明确，部分学者认为，儿童胃镜下发现胃息肉可进一步进行病理检查、HP 检查，若有 HP 感染性炎症性息肉，可先进行根除 HP 治疗，息肉可消失。成人腺瘤性息肉和直径≥ 1 cm 的息肉，常需内镜下切除。儿童胃息肉患儿应以门诊随访为主，不必先在胃镜下切除。

（六）胃血管瘤

胃血管瘤属错构性血管病变，属良性疾病，有出血危险。发病机制不完全清楚。胃血管瘤在儿童期非常罕见，大多数病例为中老年患者，儿童患者以女孩多见。

胃镜特点：多见于胃体部，常单发，也有多发，位于黏膜下层或浆膜下。镜下呈淡蓝色或稍发红息肉状病灶，界限清楚，表面可见毛细血管扩张、充血、溃疡，极少数病变色泽与胃黏膜颜色相同，内镜活检可引起迟发性大出血。组织学上以海绵状血管瘤多见，也有海绵状血管瘤、蔓状血管瘤、毛细血管型及混合型。

胃血管瘤需与静脉瘤相鉴别。静脉瘤多见于胃底、贲门部，常因门脉高压引起。

胃血管瘤范围小且局限于黏膜下层者，治疗可以采用内镜下套扎、电切、硬化剂注射疗法、冷冻疗法等，但治疗效果不理想，且易复发，需要长期随访观察。范围较大或出血严重者需进行局部楔形切除或胃大部切除术。

三、十二指肠常见病变的诊断

（一）十二指肠炎

十二指肠炎指各种原因所致的急性或慢性十二指肠黏膜的炎性变化。最常见病因是胃酸分泌增高，刺激物及毒素的作用、应激及微血管病变等。在有胃上皮化生时，幽门螺杆菌可定植于化生黏膜引起十二指肠炎。

胃镜特点：镜下最常见的表现有黏膜充血、水肿、点片状出血、渗血及糜烂，或黏膜粗糙不平呈颗粒增生状，绒毛模糊不清，黏膜下血管显露。根据胃镜下所见的不同，有学者将十二指肠炎分为 3 型，即红斑型、糜烂型、黏膜粗糙型。十二指肠炎以球部最多见。

治疗主要以去除病因、抑制胃酸分泌为主，有幽门螺杆菌感染可给予抗感染治疗。

（二）十二指肠溃疡

十二指肠溃疡是多种原因造成，发生于十二指肠黏膜的慢性溃疡。目前认为与幽门螺杆菌感染、高胃酸有关，高胃酸进入十二指肠导致其黏膜呈胃上皮化生，幽门螺杆菌在胃化生上皮处生长，与高胃酸共同作用产生慢性炎症，降低黏膜的防御能力，在胃酸和胃蛋白酶的作用下形成溃疡。病变达黏膜下层或更深时，愈合后可遗留瘢痕。

胃镜特点：十二指肠溃疡比胃溃疡多见，多发于球部前壁，呈圆形或椭圆形，溃疡周边可有霜斑样糜烂，一般较胃溃疡小，直径多＜ lcm。与胃溃疡分期原则相同，分活动期（A 期）、愈合期（H 期）和瘢痕期（S 期），每期又分为两个亚期，镜下溃疡表现同胃溃疡。

与胃溃疡相比，十二指肠溃疡以多发溃疡、对吻溃疡、线状溃疡多见。并发胃溃疡者称复合溃疡。发生在十二指肠上角以下的溃疡称球后溃疡。对吻溃疡指同时发生于十二指肠前后壁相对位置上的溃疡，容易导致球腔变形。

线状溃疡常＞ 2 cm，所有病例都可见复杂的脊状隆起，脊状隆起之间形成假性憩室。

十二指肠溃疡的并发症主要有出血、球部和幽门变形、梗阻、穿孔等。

治疗与胃溃疡治疗原则基本相同。有穿孔和梗阻时可考虑外科手术治疗，溃疡侵及血管引起较大量出血或药物治疗效果不好时，可进行内镜下止血或手术治疗。

第二节　结肠镜下结肠常见病变的诊断

一、肠息肉和肠息肉病

胃肠息肉是指胃肠黏膜隆起局限性增生凸起到腔内而形成的过度生长的组织，其大体表现、组织结构和生物学特性可各不相同。临床上以大肠息肉多见，且症状明显，间歇性少量便血是大肠息肉最为常见的表现，便血的特点是便中带血，而不发生滴血，还可表现为大便习惯改变、形状异常，腹痛比较少见，较大息肉可以引起肠套叠，甚至造成肠梗阻而出现腹痛，直肠息肉较大或数量较多时，可并发直肠脱垂。胃肠道息肉发病原因很多，主要与家族遗传因素、炎症及其他慢性刺激、种族、饮食成分（高脂肪、高动物蛋白、低纤维素）等因素有关。胃肠息肉可分为真性和假性两类。真性息肉又称息肉样腺瘤，其病变性质属于肿瘤性增生，可发生癌变；假性息肉则为炎性黏膜增生而形成的息肉。

息肉的分型有按大体形态学或组织学、病理、病生理、病变性质等，目前国内外较多的是 Morson 的组织分类，分为肿瘤性、错构瘤性、炎症性和化生性四类，根据息肉数目分为单发与多发；根据有蒂或无蒂，分为有蒂型、亚蒂型 (广基型)、扁平息肉；根据息肉所处位置，分为食管息肉、胃息肉、小肠息肉、大肠 (结肠和直肠) 息肉等，其中以胃和大肠息肉最为常见；根据息肉大小分为微型 (直径 0.5 cm 以内)、小型 (0.5 ~ 2.0 cm)、大型 (2.0 ~ 3.0 cm)、特大型 (3.0 ~ 5.0 cm)，分型有助于判断内镜切除的可能性及难度。

(一) 常见的肠息肉分类

1. 幼年性息肉

是青少年儿童大肠息肉最为常见的类型，占 90% 以上。大多发生于 10 岁以下，以男孩为多见。幼年性息肉属错构瘤息肉，错构瘤指正常组织异常增生而成瘤样改变，它与炎性息肉、增生性息肉皆为非肿瘤性息肉。1957 年由 Homlleno 命名为 Juvenile Polyp，组织学特点为腺管呈囊性扩张，充满黏液及中性粒细胞，细胞间质中的细胞成分丰富，有淋巴细胞、中性粒细胞、嗜酸性粒细胞。构成息肉的腺管无异型，间质内有出血，毛细血管充血，表面上皮常有脱落，故幼年性息肉的临床症状多为便血。

结肠镜下所见特征，息肉充血、发红或呈紫红色，为圆形或卵圆形，直径多数小于 1 cm，绝大多数有蒂，不分叶，表面常有糜烂及白苔附着，周围有黏膜白斑，在成年人也有此特征。

80% 位于直肠、乙状结肠。70% ~ 80% 为单发，也有多发者，多发者需要与幼年性息肉病相鉴别。治疗采用内镜下电切，很少复发，一般不发生恶变。

2. 增生性息肉

增生性息肉又名化生性息肉。分布以远侧大肠为多，一般较小，直径很少超过 1 cm，其外形为黏膜表面的一个小滴状凸起，表面光滑，基底较宽，组织学上这种息肉是由增大而规则的腺体形成，腺体上皮细胞增多造成皮皱缩呈锯齿形，细胞核排列规则，其大小及染色质含量变化很小，核分裂象少见。增生性息肉的重要特点是肠腺隐窝的中、下段都有成熟的细胞出现，且不发生恶变。

3. 淋巴性息肉

淋巴性息肉亦称良性淋巴瘤，儿童少见，多发于直肠，尤其是下段直肠，多数为单发，亦可多发，大小不等，直径可自数毫米至 3 ~ 4 cm。表面光滑或呈分叶状或有表浅溃疡形成。多数无蒂，有蒂时亦短粗。组织学上表现为分化良好的淋巴滤泡组织，局限于黏膜下层内，表面覆盖正常黏膜。可以看到生发中心，往往较为扩大，有核分裂象，但周围淋巴细胞中无核分裂象，增生的滤泡与周围组织分界清楚。淋巴息肉不发生癌变。良性淋巴性息肉病表现为数量很多的淋巴性息肉，多呈 5 ~ 6 cm 的小球形息肉，好发于儿童。组织学变化与淋巴性息肉相同。

4. 炎症性息肉

炎症性息肉又名假息肉，是肠黏膜长期慢性炎症引起的息肉样肉芽肿，这种息肉多见于炎症性肠病、慢性血吸虫病、阿米巴痢疾及肠结核等病的病变肠道中。

常为多发性，多数较小，直径常在 1 cm 以下，病程较长者，体积可增大。外形多较窄、长、蒂阔而远端不规则。有时呈桥状，两端附着于黏膜，中段游离。组织学表现为纤维性肉芽组织，上皮成分亦可呈间叶样变，尚不能肯定。

5. 腺瘤

结肠腺瘤是大肠的良性上皮肿瘤，儿童少见，根据组织学结构分成三种类型即管状腺瘤、绒毛状腺瘤及混合型腺瘤。

(1) 管状腺瘤：是圆形或椭圆形的息肉，表面光滑或有分叶，大小不一，但大部分直径在1 cm以下，80% 有蒂。组织学表现可见多数管状腮腺体，未成熟细胞分布于腺体的各处。可有不同程度的间叶样变，有时亦有少量乳头增生。其癌变率在 1% ~ 5%。

(2) 绒毛状腺瘤：较管状腺瘤少见，绝大多数为单发。一般体积较大，直径大多在 1 cm 以上。大部分为广基，10% ~ 20% 可以有蒂。表面暗红色，呈粗糙或呈绒毛状突起或小结节状，质软易碎，触之能活动，如触及硬结或固定，则表示有癌变可能。分布以直肠最多，其次为乙状结肠。组织学表现为上皮呈乳头样生长，中心为血管结缔组织间质，亦伴随上皮一起增生，呈乳头样生长，上皮细胞多间变明显。其癌变率较管状腺瘤大 10 倍以上。

(3) 混合型腺瘤：是同时具有上述两种结构的腺瘤。其癌变率介于管状腺瘤与绒毛状腺瘤之间。

(二) 结肠息肉病

1. 黑斑息肉综合征

黑斑息肉综合征 (Peutz-Jeghers syndrome，P-J 综合征) 是一种少见的遗传性良性疾病，常染色体显性遗传。最初由 Peutz 年和 Jegher 两位学者分别在 1921 年和 1949 年报道而得名。约 50% 的患者有明显家族史，患者常以反复发作的腹痛、腹胀、便血或皮肤黑斑等原因来就诊，可根据皮肤黏膜色素斑、胃肠道多发息肉及家族史这三大临床特点诊断 P-J 综合征。皮肤黑斑在口唇及其周围、口腔黏膜、手掌、足趾或手指上有色素沉着，呈黑斑，也可为棕黄色斑。多发性息肉可出现在全部消化道，根据国内报道，分布的部位多见于结直肠 (约 72%),其次为胃 (43%)、小肠 (38%)，结肠镜下可见多发和单发息肉，息肉大小各异，有蒂或无蒂，表面呈结节状或不规则，病理上多为错构瘤，其次为腺瘤性息肉。

P-J 综合征息肉分布的倾向性与遗传不一定有直接的关系，但黑斑发生的部位常较一致。息肉数目较家族性结肠息肉病少，癌变发生率约 10%,年龄越大息肉越多，则恶变率越高。

由于复发率高，P-J 综合征目前无规范化治疗方案，大多主张以内镜治疗为主，内镜下电凝切除息肉，当发生肠套叠、肠梗阻等并发症或有恶变时，进行外科肠切除手术治疗。可采取内镜联合手术治疗。需定期肠镜检查，尽早发现恶变。

2. 幼年性息肉病

大肠内有多个与幼年性息肉组织相同的息肉，称幼年性息肉病 (juvenile polyposis syndrome，JPS),常在大肠内散在 10 个以上，甚至几百个以上。

诊断标准：①在大肠有 5 个以上的幼年性息肉；②消化道多处有幼年性息肉；③只有 1 个息肉者，必须有幼年性息肉的家族史，具备其中之一诊断为幼年性息肉病。幼年性息肉病约半数呈常染色体显性遗传，癌变倾向高，这个特点与幼年性息肉不同，因此，两者应予以区别。

JPS 多指在大肠发生的息肉，而在其他部位发生的息肉应在前冠以部位名称，例如，胃幼年性息肉病，胃肠都有则称"胃肠幼年性息肉病"；若具有家族性、遗传性，在诊断命名之前再冠以"家族性、遗传性"，小儿则前冠以"小儿"以兹区别。

临床上多以便血或伴贫血而发病，腹痛发生率不高，幼儿期起病者易并发胃肠蛋白漏出症、营养不良、发育迟缓。

内镜检查可见散在多发的明显发红的球形息肉，多为有蒂或亚蒂形，很少见表面呈分叶状，但大的 JPS 可呈分叶状者，较家族性腺瘤性息肉病分散。黑斑息肉综合征的息肉虽也散在分布，但不同的是大多有蒂，且表面分叶，结节明显，色调发白，因此，可在内镜下分辨出来。

幼年息肉病的遗传倾向强，癌变率较高，具有家族史者癌变率更高，故治疗上应积极进行息肉电切，若不能切除则应考虑全结肠切除或肠管部分切除，息肉一旦电切后，贫血、低蛋白血症也可改善。

对有家族史者，患儿从 10 岁起应每 1～2 年进行内镜检查一次。若家族中大肠癌发病率高，除需关注患者外，尚应对其家族进行消化道癌的排除性检查。

3. 家族性结肠息肉病

家族性结肠息肉病 (familial intestinal polyposis，FIP) 又称家族性腺瘤性息肉病 (familial adenomatous polyposis，FAP)，是一种常染色体显性遗传性疾病，外显率 50%，偶见于无家族史者。该病有高度癌变倾向，为癌前病变之一。以结肠和直肠存在大量腺瘤性息肉为特征，极少累及小肠。多数腺瘤有蒂，乳头状较少见，息肉数从 100 左右到数千个不等，自黄豆大小至直径数厘米，常密集排列，有时成串，其组织结构与一般腺瘤无异。

婴幼儿期并无息肉，多数患者在青少年时期发病。随着年龄的增长，息肉数目增多，体积增大，癌变危险性逐年增高，癌变通常转移早、预后差，故应对新近诊断为 FAP 患者的直系家属进行结肠镜检查，以便及早筛查出尚无临床表现的 FAP 患者，给予定期随访。

4. Gardner 综合征

又名遗传性肠息肉综合征，其特征为结肠息肉病并发多发性骨瘤和软组织肿瘤。属常染色体显性遗传，Gardner 综合征结肠息肉的恶变率很高，男女发病率相似。

5. Turcot 综合征

又名胶质瘤息肉病综合征，其特征为家族性多发性结肠腺瘤伴有中枢神经系统恶性肿瘤。临床上非常罕见，男女均可患病，发病年龄为 2～84 岁，平均 17 岁，年轻人多见。

二、炎症性肠病

炎症性肠病 (IBD) 主要包括溃疡性结肠炎 (ulcerative colitis，UC)、克罗恩病 (Crohns disease，CD)，以及未定型结肠炎 (indeterminate colitis，IC)，或称为中间型结肠炎 (intermediate colitis，IC)。UC 的病变主要累及肠道的黏膜层和黏膜下层，极少累及肌层，病变以直肠和远端结肠多见，向近端结肠发展，部分可累及回肠末段。CD 是一种肠道黏膜层病变，但随着病情发展可进展为透壁性的肉芽肿性炎症，病变可累及全消化道，但以近端结肠和回肠末段多见，占 45%，单纯结肠型占 30%，而回肠型只占 25%。IC 是指不能确定为 UC 或 CD 的过渡类型或中间类型，约占 IBD 的 10%。因此，结肠镜在 IBD 的诊治中是最重要和最常用的内镜，不仅对临床诊断提供重要的客观依据，而且对于 IBD 治疗，尤其是慢性复发型和慢性持续型 IBD 的治疗起到较好的指导作用。

IBD 的诊断主要依靠临床表现、消化内镜检查、黏膜病理学检查、磁共振或 CT 检查，进行综合的排除性诊断。临床表现为 IBD 诊断提供临床线索，MRI(或 CT) 检查是 IBD 诊断的辅助与补充性手段，结肠镜检查可提供直观、形象而逼真的图像，并能进行直视下黏膜活检，虽然在 IBD 的诊断中不能起到确诊的作用，但随着临床资料的不断总结，发现 IBD 在内镜下仍有一定的特点，在排除了特异性感染性肠病、缺血性肠病、放射性肠病和大肠癌等疾病后，结合病理组织学的特点，内镜在 IBD 的诊断中仍然具有重要的临床价值，已成为临床诊断 IBD 的一线检查方法，可为 IBD 的诊断、鉴别诊断提供重要的依据。用内镜进行全结肠和回肠末段检查，可确定病变的范围、内镜下特征，并取活组织进行病理组织学、免疫学和病因学检查，有助于 IBD 的诊断与鉴别诊断，通过结肠镜下分级进行病情判断。

　　根据内镜下病变的程度指导治疗，进行 IBD 治疗疗效的判断，指导减药过程或选用维持治疗药物与合适剂量的筛选，尽早识别激素依赖型 IBD，应尽早加用或改用免疫抑制剂或生物制剂进行治疗，早期识别需要外科手术治疗的病例。

　　1. 溃疡性结肠炎 (UC)

　　UC 绝大部分病变是从肛端直肠开始逆行向上扩展，少部分可累及回肠末段，内镜下主要表现为大肠黏膜病变呈连续性分布，呈细颗粒状、弥散性充血、水肿、血管网模糊、质脆和出血，可附有脓性分泌物，病变明显处有弥散性小糜烂灶或浅小或针帽样大小的溃疡，病变长期反复发生者，可有息肉 (包括假性息肉、炎症性息肉和腺瘤性息肉) 形成和黏膜桥形成，结肠袋变钝或消失，肠管狭窄或癌变。

　　2. 克罗恩病 (CD)

　　CD 的病变可涉及整个消化道，但以回肠末段和近端结肠多见。内镜下主要特点为非连续性或节段性病变、肠道黏膜呈铺路石样改变、纵行溃疡 (少部分亦可为横行溃疡) 或裂沟状溃疡、瘘管形成，肛周病变和肛周肿块，以回肠末段病变多见，病灶之间黏膜正常，病变时间长者可有肠腔狭窄 (跳跃分布的环形的肠管狭窄也是本病的特征之一)、各种息肉形成或癌变等。CD 典型的自然病程在内镜下可表现为黏膜糜烂、溃疡，可逐渐发展为黏膜下病变 (表现为肠管肿胀、狭窄)、透壁性病变 (表现为肠梗阻或瘘管形成) 与癌变。

　　3. 未定型肠炎 (IC)

　　IC 的病变表现介于 UC 与 CD 之间，也可以是 UC 与 CD 的重叠表现。内镜下黏膜呈弥散性或局灶性充血水肿，血管纹理模糊，反光增强，黏膜脆弱，易出血，伴或不伴糜烂和溃疡形成，但溃疡的数目、形态和深浅各异。主要特点是内镜下表现与 UC 相似，但直肠黏膜正常，主要病灶位于乙状结肠和横结肠。IC 的内镜下表现与结肠型 CD 相似，但内镜下未见"铺路石"征表现，黏膜明显增厚或狭窄，也未见回肠末段病变和肛周病变等。

　　三、肠结核

　　肠结核是结核分枝杆菌引起的肠道慢性特异性感染。过去在我国比较常见，近几十年来，随着生活及卫生条件改善，结核患病率下降，本病已逐渐减少。但由于肺结核目前在我国仍然常见，故在临床上需对本病继续提高警惕。

　　肠结核主要由人型结核分枝杆菌引起。少数地区有因饮用未经消毒的带菌牛奶或乳制品而发生牛型结核分枝杆菌肠结核。肠结核主要位于回盲部，即回盲瓣及其相邻的回肠和结肠，其他部位依次为升结肠、空肠、横结肠、降结肠、阑尾、十二指肠和乙状结肠等，少数见于直肠。偶见胃结核、食管结核。结核菌数量和毒力与人体对结核菌的免疫反应程度有关。按大体病理，肠结核可分为以下 3 型。

1. 溃疡型肠结核

肠壁的淋巴组织呈充血、水肿及炎症渗出性病变，进一步发展为干酪样坏死，随后形成溃疡。溃疡边缘不规则，深浅不一，可深达肌层或浆膜层，并累及周围腹膜或邻近肠系膜淋巴结。因溃疡基底多有闭塞性动脉内膜炎，故较少发生肠出血。因在慢性发展过程中，病变肠段常与周围组织紧密粘连，所以溃疡一般不发生急性穿孔，因慢性穿孔而形成腹腔脓肿或肠漏，亦远较克罗恩病少见。在病变修复过程中，大量纤维组织增生和瘢痕形成可导致肠管变形和狭窄。

2. 增生型肠结核

病变多局限在回盲部，可有大量结核肉芽肿和纤维组织增生，使局部肠壁增厚、僵硬，亦可见瘤样肿块突入肠腔，上述病变可使肠腔变窄，引起梗阻。

3. 混合型肠结核

兼有这两种病变者并不少见，称混合型或溃疡增生型肠结核。

结肠镜可以对全结肠和回肠末段进行直接观察，因病变主要在回盲部，故常可发现病变，对诊断本病有重要价值。内镜下见病变肠黏膜充血、水肿，溃疡形成(常呈横形、边缘呈鼠咬状)、大小及形态各异的炎症息肉、肠腔变窄等。镜下取活体组织送病理检查具有确诊价值。

四、其他结肠黏膜病变

1. 假膜性结肠炎

假膜性结肠炎 (PMC) 结肠镜下主要表现为：在病变肠段黏膜可见由数毫米至数厘米不等的微隆起、表面附以黄白色假膜样病灶，病灶间黏膜正常或充血水肿，早期呈点状，病变进展时融合成不规则片状，严重时可出现剥脱性改变及渗血。

患者结肠受损表现分为：

(1) 轻度 PMC，仅以黏膜充血、水肿为主，偶见零星假膜样病灶。

(2) 中度 PMC，病变肠段黏膜可见散在的小圆形或卵圆形微隆起性病灶，表面覆以薄白苔样假膜，不易剔除，周边红晕，病灶间黏膜正常或充血。

(3) 重度 PMC，表现为病变肠段黏膜充血、水肿，可见密集分布的地图样斑片状较厚假膜覆盖病灶，假膜甚至可融合成片，形成管型覆盖整个黏膜面，剔除覆盖的假膜后，可见下方肠黏膜糜烂、渗血及浅凹陷性溃疡。

(4) 暴发型患者则以肠黏膜广泛剥脱性改变伴有渗血为主要表现。

2. 过敏性嗜酸细胞性直肠结肠炎

过敏性直肠结肠炎 (AP) 在结肠镜下的表现通常为：

(1) 多发性小结节。

(2) 灶性红斑。

(3) 糜烂。

(4) 出血斑。病变部位之间有完全正常的黏膜插入带。

严重者表现为血管减少、多发浅表糜烂，甚至明显溃疡，表面渗出。

3. 过敏性紫癜

过敏性紫癜为真皮血管炎，全身多个系统可累及，50% ～ 75% 的患儿有消化系统症状。

紫癜部位在胃肠道以小肠上段常见，也可见于结肠、胃。结肠累及的过敏性紫癜除腹痛症状外，便血也较为明显。内镜检查有助于早期诊断，尤其是以消化系统为首发症状的患者。结肠镜下过敏性紫癜的表现为点状出血、黏膜粗糙、出血斑、黏膜糜烂、溃疡。

第三节 胆胰管常见病变的 ERCP 诊断

(一) 异常胰管影像

急性复发性胰腺炎和慢性胰腺炎是儿童 ERCP 最主要的胰腺指征。ERCP 可用于诊断和治疗以下儿童疾病。

(1) 诊断用 ERCP：如复发性胰腺炎、慢性胰腺炎、胰腺肿块。

(2) 治疗用 ERCP：急性胆源性胰腺炎、乳头狭窄、主胰管狭窄、胰腺分裂、胰腺假性囊肿、十二指肠旁系带等。

1. 胰腺分裂症 (PD)

正常情况下主副胰管虽开口于主、副乳头，但副胰管仅引流头部背侧胰液，主、副胰管汇合后，开口于主乳头。本病是胰腺在发育过程中主、副胰管未融合的一种先天性发育不全，即主胰管与副胰管分离，主胰管 (背侧胰管) 不开口于主乳头，而开口于副乳头。当副乳头开口处有狭窄引流不畅时，可出现胰腺炎症状。

ERCP 表现主要有：

(1) 从主乳头插管造影，腹侧胰管短小，末端可呈细树枝状或马尾样。

(2) 从副乳头插管造影，背侧胰管可延伸至胰尾部，近副乳头开口处可有狭窄，其远侧可有扩张甚至呈囊状。

(3) 背腹胰管间无交通支吻合。内镜下可见副乳头膨大及开口明显。

2. 胰胆管汇流异常

胰胆管汇流异常是指胰胆管共同通道在十二指肠壁外汇合，即胰管与胆管汇合在未达乳头括约肌前，致胰胆共同通道过长，使胰胆管下端失去了括约肌的控制，导致胆汁和胰液的相互反流，继发胆道及胰腺的一系列病理状态。ERCP 表现为乳头括约肌未及汇合部。当括约肌判断困难时，可根据以下情况判断：过长的胰胆管汇合管；汇合管形态异常，如胆总管末端与腹侧胰管汇合。

常有三种类型：B-P 型 (胆管汇流于胰管)、P-B 型 (胰管汇流于胆管) 及复杂型。

3. 急性胰腺炎

急性胰腺炎发作期不是 ERCP 的适应证，仅被推荐用于胆源性胰腺炎、并发胆总管囊肿或十二指肠主乳头附近胆总管梗阻继发急性胆管炎时，或特发性胰腺炎及复发性胰腺炎的缓解期或恢复期，可进行 ERCP 检查寻找病因，并进行内镜治疗。急性水肿性胰腺炎时，胰管显影基本正常。重症胰腺炎时，可见造影剂溢出胰管外，似腺泡显影。强烈推荐胆总管结石病导致的急性重症胰腺炎在起病 72 个小时内通过 ERCP 进行胆道括约肌切开术。

4. 慢性胰腺炎

目前慢性胰腺炎的诊断标准为：典型的症状（腹痛）并发以下任一发现。

(1)ERCP 发现胰管改变。

(2) 影像学检查发现胰腺钙化（包括胰管结石）。

(3) 若进行活检，则组织学出现慢性胰腺炎的变化。因此，ERCP 对慢性胰腺炎的诊断具有非常大的价值。根据胰管的影像改变，慢性胰腺炎可分为 5 型。

Ⅰ型：又称轻型，主胰管正常或稍不规则，或分支呈棒状扩张。

Ⅱ型：局灶性胰腺炎，可发生于头、体、尾部，伴有一支或数支扩张的微小囊肿形成。

Ⅲ型：广泛性胰腺炎，表现为主胰管不规则狭窄。

Ⅳ型：节段性梗阻性胰腺炎，头部胰管狭窄，近端胰管均匀性扩张。

Ⅴ型：头部主胰管完全性梗阻，近端胰管不显影。

胰部的胆管亦可为向心性狭窄，边缘光滑对称，其上方胆管扩张呈屈膝样改变。有些胆道疾病，如胆道感染、胆道结石，与慢性胰腺炎的发病有关，故对慢性胰腺炎造影时应尽量同时显示胆管系统，以了解有无胆管系统的异常病变。

5. 胰腺假性囊肿

胰腺囊肿按其内层有无上皮覆盖分为真性与假性，按其病因可分为先天性、潴留性和肿瘤性。ERCP 的特征如下。

(1) 囊肿与主胰管相通，可见囊肿显影。

(2) 囊肿与主胰管不相通，但囊肿压迫主胰管偏位。

(3) 主胰管闭塞或胰野缺损，缺损部主胰管和边缘分支呈光滑弧状受压。

(4) 胰管分支呈小囊状扩张。

6. 胰管结石

胰管结石是慢性胰腺炎的常见特征，胰管结石发生的主要部位为主胰管头部，其次为体部，但也可发生于细小分支内，主胰管尾部及副胰管较少见。

结石可单发或多发，形状多为圆形或卵圆形，少数为长条形。ERCP 是胰管结石最准确的诊断方法，不仅可了解结石的部位、大小、数目，还可了解胰管阻塞及扩张情况。胰管结石 ERCP 的主要征象为胰管内充盈缺损（透亮区）、近端胰管及分支不同程度地扩张，严重者可有扭曲。

发生结石嵌顿者，近端胰管不显影。

(二) 异常胆道系统影像

1. 先天性胆管囊肿

先天性胆管囊肿 (congenital choledochal cysts，CCC) 又名先天性胆管囊状扩张症 (congenital cystic dilatation of the bile duct)，属于先天性疾病，由胚胎时期胆管上皮细胞发育异常，部分上皮增生活跃及胰胆管连接部的异常引起。胆总管囊肿通常在婴幼儿时期被发现。常见临床表现为：腹痛、间歇性黄疸、腹部包块和反复发作的急性胰腺炎。相关的并发症包括胆总管结石症、胆石症、胆汁性肝硬化、肝内脓肿和胆道肿瘤。Todani 根据受累胆道的节段和形状，将胆总管囊肿分为五类。

Ⅰ型 (最常见，占 80% ~ 90%)

Ⅰ A：胆总管囊状扩张。

Ⅰ B：胆总管节段性扩张 (常见于远侧部)，囊肿和胆囊管间的胆道正常。

Ⅰ C：胆总管梭形扩张。

Ⅱ型 (约占 2%)：胆总管憩室，即胆总管壁上孤立的膨出。

Ⅲ型 (占 1.5% ~ 5%)：胆总管末端囊肿，膨出与十二指肠内，十二指肠主乳头膨大。

Ⅳ A 型：肝内和肝外胆管多发扩张。

Ⅳ B 型：肝外胆管多发扩张。

Ⅴ型：Caroli 病，肝内胆管单发或多发囊状小扩张。

胆总管囊肿的 ERCP 特征为：囊性扩张呈椭圆形或球形，轮廓光滑，与胆管相通并沿胆管走向分布，扩张部位可累及肝总管、肝内胆管及胆囊管，扩张的部位一般在胆总管中上段，其下段多并发狭窄、畸形、屈曲及胰胆管合流异常。

胆总管囊肿的根治性治疗依赖外科 Roux-en-Y 胆总管 – 空肠吻合术。ERCP 对确定胰胆管连接的解剖结构有诊断价值，可帮助外科医生评估胆总管囊肿切除术的远端水平，以避免胆总管囊肿远端残留的术后并发症。对于并发胆总管结石和胆源性胰腺炎的儿童，可以在根治手术前，通过 ERCP 进行乳头切开术和放置胆道支架。

2. 胆道系统结石

结石是临床上最常见的胆道疾病，除胆囊结石外，ERCP 是诊断胆系结石最准确的方法，可以判断结石的部位、大小、数目、形状、质地、活动度，判断是否伴胆管梗阻及需要引流，了解是否伴胰腺疾病，并能帮助与其他胆道梗阻性疾病相鉴别，并制订治疗方案，部分病例还可进行内镜介入治疗。

胆系结石的 ERCP 特征为：结石部位的造影剂充盈缺损，在 X 线下可见透亮区。需与气泡阴影相鉴别，气泡一般呈圆形，可分离及融合，大小不一，位置及大小可变化。

胆囊结石：显示胆囊充盈后结石所致的透亮区。若胆囊颈或胆囊管有结石嵌顿，胆囊可不显影。若胆囊不显影，则其对胆囊部病变的诊断价值不大。

胆管结石：胆管充盈后，单个孤立形结石多呈圆形或类圆形，透亮区的周围有造影剂包绕，边缘光滑，位置不变，胆管壁完整。若结石位于胆总管下端，则呈杯口状充盈缺损。结石较大或较多时，多为多边形或不规则形。结石部位以上胆管常伴有不同程度的扩张。

3. 原发性硬化性胆管炎

原发性硬化性胆管炎 (primary sclerosing cholangitis，PSC) 是一种慢性进展性肝病，常伴随炎症性肠病，以肝内和肝外胆管进行性非特异性炎症和纤维化、闭塞为特征。

疑似 PSC 的儿童，当 MRCP 结果不确定时，推荐进行 ERCP 检查。根据 ERCP 所见和病变累及部位，可将 PSC 分为肝外型、肝内型及弥散型。

肝外型：病变累及肝外胆管，造影可见病变处管腔狭窄、僵硬，当胆管狭窄段与正常管径或扩张段交织在一起时，表现为胆管的串珠状改变。

肝内型：病变累及肝内胆管的全部或大部分，造影可见病变部位分支稀疏而纤细，边缘僵硬，无弹性，呈 "枯树枝状" 改变。肝外胆管的形态大多正常，管腔多较细，但弹性尚好。

弥散型：病变波及整个或大部分胆道系统，同时存在肝内型、肝外型改变。

第四节　小肠镜下小肠常见病变诊断

小肠是食物消化吸收的主要场所，全长 3～5 米，包括十二指肠、空肠和回肠。空肠与回肠略有不同，空肠的肠腔较回肠宽，肠壁比回肠厚，皱襞比回肠多，绒毛的长度与数量多于回肠。

一、小肠溃疡

1. 克罗恩病

克罗恩病是一种肠道黏膜层疾病，可随着病情发展进展为透壁性的肉芽肿性炎症，病变可累及全消化道，但以回肠末段和近端结肠多见，内镜下主要特点为非连续性或节段性病变、肠道黏膜呈铺路石样改变、纵行溃疡(少部分亦可为横行溃疡)或裂沟状溃疡、瘘管形成，肛周病变。

2. 白塞病

白塞病是一种全身性免疫系统疾病，可侵害人体多个器官，包括口腔、皮肤、关节肌肉、眼睛、血管、心脏、肺和神经系统等，主要表现为反复口腔和会阴部溃疡、皮疹、下肢结节红斑、眼部虹膜炎、食管溃疡、小肠或结肠溃疡及关节肿痛等。

3. 过敏性紫癜

过敏性紫癜 (Henoch-Schonlein purpura) 为真皮血管炎，全身多个系统可累及，50%～75% 的患儿有消化系统症状。紫癜部位在胃肠道者以小肠上段常见，也可见于结肠、胃。结肠累及的过敏性紫癜除腹痛症状外，便血也较为明显。

内镜检查有助于早期诊断，尤其是以消化系统为首发症状的患者。

小肠镜下过敏性紫癜的表现为黏膜粗糙、充血出血斑、黏膜糜烂、溃疡。

二、小肠肿瘤

小肠肿瘤在临床上较少见，早期常没有临床表现。小肠肿瘤可分为上皮来源和非上皮来源两大类：上皮来源的肿瘤有腺瘤或腺癌；其他肿瘤均为非上皮来源，包括血管瘤、淋巴瘤、间质瘤、脂肪瘤、平滑肌瘤等。多以不同程度的消化道出血与小肠梗阻为临床表现。

1. 黑斑息肉综合征

黑斑息肉综合征 (P-J 综合征) 是一种少见的遗传性良性疾病，常染色体显性遗传，约50% 的患者有明显家族史，临床表现有三大特点：皮肤黏膜色素斑、胃肠道多发息肉及家族史。多发性息肉可出现在全部消化道，分布的部位多见于结、直肠 (约 72%)，其次为胃 (43%)、小肠 (38%)，结肠镜下可见多发和单发息肉，息肉大小各异，有蒂或无蒂，表面呈结节状或不规则，病理上多为错构瘤，其次为腺瘤性息肉。

由于复发率高，P-J 综合征的治疗以内镜治疗为主，内镜下进行息肉电凝切除，当发生肠套叠、肠梗阻等并发症或有恶变时，宜外科肠切除手术治疗。需定期肠镜检查，尽早发现病变。

2. 小肠血管瘤

小肠血管瘤属错构瘤，多源于黏膜下血管丛，亦可来自浆膜下血管。分血管瘤和血管畸形。血管瘤为真性肿瘤，多发生于空肠，其次为回肠，发生于十二指肠者非常少见。临床上以消化道出血为主要表现。血管畸形则是由于肠壁黏膜下层小动脉、小静脉扩张、扭曲变形、毛细血管呈簇状增生并形成沟通。血管畸形并非真正的肿瘤，分为先天性和获得性。先天性包括多发静脉扩张症、遗传性出血性毛细血管扩张症 (Osler Weber-Rendu 综合征)、Turner 综合征等。

后天性血管畸形好发于老年人，如假性黄色弹力瘤、系统性硬化症伴毛细血管扩张症等。血管瘤和血管畸形的临床表现特点为反复无痛性、间歇性出血，常为自限性。

小肠血管瘤 90% 发生于空回肠，其中以空肠最多，约为 48.2%，其次为回肠 (41.6%)，十二指肠血管瘤仅占 8%～10%。对于有症状的小肠血管瘤病例可进行手术治疗。

3. 小肠淋巴管瘤

淋巴管瘤是淋巴系统的少见肿瘤，90% 的患者在 3 岁前发病，无性别差异。通常发生在头颈部及腋窝，也可发生在实质器官，如肝、脾、骨骼。

成人淋巴管瘤多发生在体表或腹腔，男女发病比例 3∶1。

腹腔淋巴管瘤发病率为 1/100 000，最多发生在小肠系膜，其次是大网膜、结肠系膜和腹膜后，空回肠受累者仅占 1%。

小肠淋巴管瘤是一种极为罕见的小肠良性肿瘤。临床上可表现为出血、梗阻和局部激惹症状，症状缺乏特异性，与肿瘤的位置、大小及分型相关。确诊后应积极手术治疗，小肠淋巴管瘤为良性病变，预后良好，术后极少复发。

三、Meckel 憩室

MD 是胚胎发育过程中卵黄管退化不全所形成的回肠远端憩室，一般位于距回盲瓣 10～100 cm 处回肠系膜的对侧缘。MD 是胃肠道最常见的先天性发育畸形，发病率为 2%～3%，男性多于女性。大多数患者终身无症状，只有发生并发症时才出现症状，其中 45% 的患者 2 岁之前出现症状。并发症以急性消化道出血 (40%)、小肠梗阻 (30%) 和急性憩室炎 (20%) 为主。儿童常表现为消化道出血为主，而成人以肠梗阻多见。MD 消化道出血多表现为无痛性暗红色全血便。

MD 多位于距回盲瓣 50～100 cm 处，所以一般结肠镜难以到达，双气囊小肠镜选择经肛门进镜，一般漏诊率极低，但双气囊小肠镜操作技术难度高，检查时间相对较长，不作为常规检查项目。一般在距离回盲瓣 50～100 cm 处可见到异常开口。

四、小肠淋巴管扩张症

IL 是一种少见的蛋白丢失性肠病，以小肠淋巴管回流受阻、肠淋巴管和 (或) 乳糜管扩张及绒毛结构扭曲为特征，淋巴管阻塞及小肠淋巴管压力升高导致淋巴液漏出至小肠管腔，最终导致吸收不良和蛋白丢失，从而出现低蛋白血症、低脂血症、淋巴细胞绝对计数减少，临床表现为不同程度的水肿、腹泻和腹腔积液等。小肠淋巴管扩张症分为原发性和继发性，原发性小肠淋巴管扩张症由 Waldmann 等于 1961 年首次报道，又称 Waldmann 病，多见于儿童及青少年，90% 的患者 30 岁以前发病，平均发病年龄为 11 岁，无性别差异，多散发。该病主要累及空肠和回肠，诊断有赖于内镜及黏膜活检病理检查。内镜下可见十二指肠、空肠肠黏膜水肿、肥厚，绒毛正常结构消失，可见大小不等的黄白色结节、粟粒样改变或呈多发白色假性息肉。服用橄榄油后检查，病变更加明显。

第五节 超声内镜检查法

一、概述

内镜超声检查法 (EUS) 是将微型高频超声探头安置在内镜顶端，当内镜插入体腔后，通过内镜直接观察腔内的形态，同时又可进行实时超声扫描，以获得管道层次的组织学特征及周围邻近脏器的超声图像，从而进一步提高内镜和超声的诊断水平。1980 年，美国的 Di Magno 首次将电子线阵消化道超声内镜进行动物实验并获得成功，同年，日本的 Aloka 与 Olympus 公司合作研制了机械环扫式超声内镜。随着我国科技的发展，超声内镜已进入普及阶段。实践证明，EUS 的应用提高了消化病的诊治水平，开创了某些消化系统疾病新的治疗方法。目前，虽然没有专门用于儿童的超声内镜设备，但有文献报道，现有的设备可用于 3 岁以上的儿童，对于婴幼儿，则可在普通内镜孔道内插入超声微探头进行检查。

二、适应证与禁忌证

1.适应证

(1) 胰腺占位性病变、囊性病变。

(2) 慢性胰腺炎。

(3) 胆道疾病。

(4) 纵隔肿块。

(5) 黏膜下隆起性病变的诊断与鉴别诊断。

(6) 胃腔内的静脉曲张、静脉瘤的评价。

(7) 胃肠道可疑溃疡的良、恶性鉴别。

(8) 判断腔外压迫的起源和性质。

2.禁忌证

(1) 严重心肺疾病。

(2) 已知或怀疑脏器穿孔。

(3) 腐蚀性食管炎的急性期。

(4) 食管重度狭窄畸形。

(5) 严重的食管静脉曲张。

(6) 巨大食管憩室。

(7) 透壁性溃疡。

三、术前准备

1.术前检查

术前检查包括内镜手术前常规检查 (血尿粪常规、肝肾功能、凝血功能、胸部 X 线片、心电图）；全部的影像学检查，如 CT、MRI、体表超声；对于消化道腔内的病变，还要关注内镜检查的照片、录像，或进行内镜检查。

2. 器械准备

超声内镜或超声微探头、内镜系统、超声内镜专用水囊、自动注水装置。其他如心电监护仪、常规药物、急救药物等。常用超声内镜先端部外径 11.4 ～ 13.9 mm、活检钳道 2.2 ～ 3.8 mm、超声频率 5 ～ 20 MHz。超声微探头频率 7.5 ～ 30 MHz，有的微探头产品提供了两种切面的高频率、高分辨率的声像图，并在微探头上加装了水囊，在一定程度上扩大了微探头的使用范围。使用超声微探头要求内镜钳道不小于 2.8 mm。

3. 患者准备

(1) 向患儿及监护人说明本次操作的目的，操作前后的注意事项，操作中及操作后可能出现的并发症及处理措施，安抚患儿，消除其恐惧心理以取得配合，要求患儿法定监护人签署手术知情同意书。

(2) 检查上消化道：术前至少禁食 6 个小时。对年幼儿可予静脉补液防止脱水。

(3) 检查下消化道：检查前 2 天开始进食少渣饮食；检查前一晚用番泻叶冲水喝，直到患儿排水样便，期间应观察患儿有无脱水情况，如果有，应予以口服补液或静脉补液；术前至少禁食 6 个小时，术前 2 个小时用生理盐水清洁洗肠。

(4) 询问患儿有无乳胶过敏史，如果有过敏史，应避免在超声内镜前端安置水囊。

(5) 麻醉：儿童一般选择全身麻醉和气管插管。常用药物有盐酸戊乙奎醚、舒芬太尼、瑞芬太尼、丙泊酚、右美托咪啶、格雷司琼、七氟烷等。

四、操作方法

(一) 插镜

1. 电子线阵式超声内镜插镜方法

操作方式类似于十二指肠镜。插镜前，使患儿头部稍后仰，首先将超声内镜插至咽部，当遇到阻力时，有时在内镜视野中可见到部分破裂，说明内镜已至食管入口处，左手将大螺旋稍向上，右手顺势轻柔地将内镜插入食管。镜身如果通过贲门有困难，可以略向左转镜身并适当调节螺旋。内镜插至幽门口，首先上调大螺旋，显示部分幽门影像，然后将螺旋调回，稍向下调大螺旋后进镜，一般都能通过幽门。操作熟练者也可在内镜视野对准胃小弯的情况下直接将内镜插入幽门。内镜头端通过幽门时只可以见到胃窦小弯侧的角度发生改变，有时可以见到幽门管的上缘，因为内镜头端进入十二指肠时，内镜视野仍然在胃中，此时应立刻向右转身，并拉直镜身，可见到十二指肠上角及降部的环形皱襞，继续顺时针方向旋转内镜，并上调大螺旋，进入降部。在降部，逆时针方向旋转内镜，使其恢复到正常位置，沿肠管轴继续插镜至十二指肠乳头部位，然后拉直内镜。吸尽十二指肠腔内气体，向水囊内注入 3 ～ 5 mL 脱气水，即可进行超声扫描。

2. 电子环扫式超声内镜插镜方法

操作方法与直视胃镜基本一致。值得注意的是，超声内镜的硬性部分较直视胃镜长，由于不能做 U 反转，会有部分胃底穹隆部盲区。当内镜进入十二指肠球部后，为顺利进入十二指肠降部，也需借助拉直镜身的手法进行操作。

3. 探查方式

超声微探头检查可经任何活检孔道直径＞2.8 mm的内镜进行。

内镜直视下观察到病变,先吸尽腔内气体,通过连接在活检孔道上的"T"形管注入脱气水,使病灶完全浸入水中(有些部位需改变体位才能浸没在水中),然后插入超声微探头进行超声扫描,探头与病灶的最适距离为1～2 cm。

(二)操控探头的基本技法

1. 直接接触法

水囊不充盈,探头直接接触黏膜进行扫查,为避免气体干扰,扫描时不断抽吸气体,使探头与管壁充分接触。

2. 水充盈法

先吸尽消化管腔内气体,再向消化管腔内注入脱气水,使病变淹没在水中,探头在水中靠近病灶进行探查。

3. 水囊法

在水囊内注入5～15 mL脱气水,水囊接触消化道壁,显示其层次及外侧相应的器官,根据需要调节注入水囊内的水量。

4. 水囊法加浸泡法

向水囊内注入5～15 mL脱气水,然后吸尽消化管腔内气体,再向消化管腔内注入脱气水,使水囊淹没在水中,在水中靠近病灶进行探查。

五、并发症

消化道超声内镜检查同普通胃肠镜检查相似,安全性较高,多无严重的并发症。可能发生的并发症如下。

1. 咽喉部损伤、梨状窝穿孔。

2. 消化道穿孔。

3. 出血。

4. 麻醉意外。

5. 吸入性肺炎。

6. 窒息。

7. 贲门黏膜撕裂。

第三章 常见消化系统疾病诊疗

第一节 小儿慢性胃炎

慢性胃炎是指各种原因持续反复作用于胃黏膜引起的慢性炎症。慢性胃炎十分常见，占接受胃镜检查患者的 80% ~ 90%，随着年龄增长，发病率逐渐增高。该病常缺乏特异性症状，且症状的轻重和胃黏膜病变程度并非一致。大多数患者常无症状，或有程度不同的消化不良症状。胃镜检查的广泛开展，对胃炎的诊断和临床意义，具有很大的帮助。

一、慢性胃炎分类

20 世纪中期，Schindler 按胃镜形态学观察将慢性胃炎分为浅表性、萎缩性、肥厚性胃炎和伴随其他疾病的胃炎。肥厚性胃炎，过去由胃镜诊断者多未能由活检病理证实，因而目前该名词已废弃不用。

以后，Wood 又将慢性胃炎分为浅表性、萎缩性及胃萎缩三类。纤维胃镜问世以来对胃炎的研究更加深入。

1973 年，Whitehead 从病理角度出发，并按炎症的部位、程度、活动性及有无肠腺化生进行分类。

1973 年，Strckland 及 Mackay 等主张以病变部位结合血清壁细胞抗体的检测结果作为依据，将慢性萎缩性胃炎分为 A 型，抗壁细胞抗体 (PCA) 常阳性，以胃体病变为主，血清胃泌素增高，可发生恶性贫血；B 型，PCA 常阴性，以胃窦病变为主，血清胃泌素正常。但据我国学者的研究认为，上述两型病变难以截然分开，主张还是按病变部位分类较合理，即分为萎缩性胃炎以胃窦为主，及萎缩性胃炎以胃体为主的两类。

1982 年，我国慢性胃炎学术会议将其分为慢性浅表性胃炎与慢性萎缩性胃炎。

(1) 浅表性胃炎：炎症仅累及胃黏膜的表层上皮，包括糜烂、出血，须指明是弥散性或局限性，后者要注明病变部位。

(2) 萎缩性胃炎：炎症已累及黏膜深处的腺体并引起萎缩，如伴有局部增生，称萎缩性胃炎伴增生 (hyperplasia)。

胃炎新分类——悉尼系统：1990 年 8 月第九届世界胃肠病学术大会上，Misiewicz 等提出了悉尼系统一种新的胃炎分类法。此分类法是由组织学和内镜两部分组成。组织学以病变部位为核心，确定三种基本诊断：①急性胃炎；②慢性胃炎；③特殊类型的胃炎。以病因学和相关因素为前缀，组织形态学描述为后缀，并对肠上皮化生、炎症的活动性、炎症、腺体萎缩及 HP 感染分别给予程度分级。内镜部分以肉眼所见的描述为主，并区别病变程度，确定 7 种内镜下胃炎的诊断，即：①红斑渗出性胃炎；②平坦糜烂性胃炎；③隆起糜烂性胃炎；④萎缩性胃炎；⑤出血性胃炎；⑥反流性胃炎；⑦皱襞肥大性胃炎。

二、病因及发病机制

慢性胃炎发病原因尚未明了，各种饮食、药物、微生物、毒素以及胆汁反流，均可能与慢性胃炎的发病有关。近年的研究认为，幽门螺杆菌的胃内感染是引起慢性胃炎最重要的因素，其产生的机制与黏膜的破坏和保护因素之间失去平衡有关。

1. 幽门螺杆菌感染

1983 年，Warren 和 Marshall 发现慢性胃炎患者在胃窦黏液层接近上皮细胞表面有大量幽门螺旋杆菌 (HP) 存在，其阳性率高达 50% ~ 80%，凡该菌定居之处均见胃黏膜炎细胞浸润，且炎症程度与细菌数量成正相关。尤其在活动性胃炎中，胃黏膜的炎症越重，HP 的数量就越多。

据报道，在儿童中原发性胃炎 HP 感染率高达 40%，慢性活动性胃炎高达 90% 以上，而正常胃黏膜几乎很难检出 HP。在小儿，感染 HP 后，病理形态改变主要是胃窦黏膜小结节，小颗粒隆起，组织学显示淋巴细胞增多，淋巴滤泡形成，用药物将 HP 清除后胃黏膜炎症明显改善。

此外，成人健康志愿者口服 pylori 证实可引发胃黏膜的慢性炎症，并出现上腹部疼痛、恶心、呕吐等症状。用 HP 感染动物的动物模型也获得了成功，HP 作为一种病原菌已达到 Koch 定律的要求，因此 HP 是慢性胃炎的一个重要病因。

HP 作为慢性胃炎的病原菌，其致病因素可能包括：pylori 产生的尿素酶、黏蛋白酶、脂多糖、细胞毒素等。pylori 感染后通过上述致病因素的作用，使胃黏液屏障受损，黏膜细胞变性坏死，大量中性粒细胞、淋巴细胞等炎性细胞浸润，从而使腺体的再生受到极大影响，一定时间后，出现不同程度的胃黏膜萎缩。

2. 急性胃炎的遗患

急性胃炎没有及时治疗或治疗不彻底，胃黏膜病变持久不愈或反复发作，均可形成慢性胃炎。

3. 化学性药物

小儿时期经常感冒和发热，反复使用非甾体类药物如阿司匹林、吲哚美辛等，使胃黏膜内源性保护物质前列腺素 E_2 减少，胃黏膜屏障功能降低，而致胃黏膜损伤。

4. 不合理的饮食习惯

食物过冷、过热、过酸、过辣、过咸或经常暴饮暴食、饮食无规律，食时不充分咀嚼，粗糙食物反复损伤胃黏膜等均可引起胃黏膜慢性炎症；食物中缺乏蛋白质、B 族维生素也使慢性胃炎的易患性增加。

5. 其他细菌、病毒和 (或) 其毒素

鼻腔、口咽部的慢性感染病灶，如扁桃腺炎、副鼻窦炎等细菌或其毒素吞入胃内，长期慢性刺激可引起慢性胃黏膜炎症，有报道，40% 的慢性扁桃腺炎患者其胃内有卡他性改变。

6. 十二指肠液反流

研究发现慢性胃炎患者因幽门括约肌功能失调时，使十二指肠液反流入胃增加。十二指肠液中含有胆汁、肠液和胰液，能溶解黏液。胆盐可减低胃黏膜屏障对氢离子的通透性，破坏胃黏膜屏障；并使胃窦部 G 细胞释放胃泌素，增加胃酸分泌，氢离子通过损伤的黏膜屏障并弥散进入胃黏膜引起炎症变化。此外，H^+ 亦能刺激肥大细胞使组胺分泌增加，引起胃壁血管扩

张及瘀血，炎症渗出增多，使得慢性炎症持续存在并形成恶性循环，这也是慢性胃炎难治的原因之一。目前认为，幽门括约肌的正常功能与促胰液素、胆囊收缩素及胃泌素之间的平衡密切相关。当胃泌素分泌增加，而促胰液素、胆囊收缩素分泌绝对或相对减少时，产生平衡失调，导致幽门括约肌功能不全，从而使十二指肠液反流入胃。由此引起的慢性胃炎主要在胃窦部。

7. 免疫因素

免疫功能的改变在慢性胃炎的发病上已普遍受到重视，萎缩性胃炎，特别是胃体胃炎患者的血液、胃液或在萎缩黏膜内可找到壁细胞抗体；胃萎缩伴恶性贫血患者血液中发现有内因子抗体，说明自身免疫反应可能是某些慢性胃炎的有关病因。但胃炎的发病过程中是否有免疫因素参与，尚无定论。此外，萎缩性胃炎的胃黏膜有弥散的淋巴细胞浸润，体外淋巴母细胞转化试验和白细胞移动抑制试验异常，提示细胞免疫反应在萎缩性胃炎的发生上可能有重要意义。某些自身免疫性疾病如慢性甲状腺炎、甲状腺功能减退或亢进、胰岛素依赖性糖尿病、慢性肾上腺皮质功能减退等均可伴有慢性胃炎，提示本病可能与免疫反应有关。

三、病理

(一) 浅表性胃炎

炎症限于胃小凹和黏膜固有层的表层。肉眼见黏膜充血、水肿，或伴有渗出物，主要见于胃窦，也可见于胃体，有时见少量糜烂及出血。镜下见黏膜浅层有中性粒细胞、淋巴细胞和浆细胞浸润，黏膜深层的腺体保持完整。此外，某些患者在胃窦部有较多的糜烂灶，或伴有数目较多的疣状凸起，称慢性糜烂性或疣状胃炎。

(二) 萎缩性胃炎

炎症深入黏膜固有膜时影响胃腺体，使之萎缩，称萎缩性胃炎。胃黏膜层变薄，黏膜皱襞平坦或消失，可为弥散性，也可呈局限性。镜下见胃腺体部分消失，个别者可完全消失，黏膜层、黏膜下层有淋巴细胞和浆细胞浸润。有时黏膜萎缩可并发胃小凹上皮细胞增生，致使局部黏膜层反而变厚，称萎缩性胃炎伴增生。如炎症蔓延广泛，破坏大量腺体，使整个胃体黏膜萎缩变薄，称胃萎缩。

萎缩性胃炎可发生肠腺上皮化生和假性幽门腺化生，在增生的胃小凹和肠化上皮的基础上可发生异型增生 (dysplasia)。异型增生是一种不正常黏膜，具有不典型细胞、分化不良和黏膜结构紊乱的特点，被认为极可能是癌前病变。

四、临床表现

本病进展缓慢，常反复发作，部分患者可无任何症状，小儿慢性胃炎的，症状无特异性，多数有不同程度的消化不良症状，临床表现的轻重与胃黏膜的病变程度并非一致。且病程迁延，主要表现是反复腹痛，无明显规律性，通常在进食后加重。疼痛部位不确切，多在脐周。幼儿腹痛可仅表现不安和正常进食行为改变，年长儿症状似成人，常诉上腹痛，其次有嗳气、早饱、恶心、上腹部不适、返酸。进食硬、冷、辛辣等食物或受凉、气温下降时，可促发或加重症状。部分患儿可有食欲缺乏、乏力、消瘦及头晕，伴有胃糜烂者可出现黑便，体征多不明显。压痛部位可在中上腹或脐周，范围较广泛。

五、实验室检查

1. 胃酸测定

浅表性胃炎胃酸正常或偏低，萎缩性胃炎则明显降低，甚至返酸。

2. 幽门螺杆菌检测

包括胃镜下取胃黏膜直接涂片染色，组织切片染色找 HP，HP 培养，尿素酶检测。其次是非侵袭法利用细菌的生物特性，特别是 HP 的尿素酶水解尿素的能力而形成的呼气试验（^{13}C-尿素呼气试验）检测 HP。血清学 HP-IgG 抗体的测定，因不能提供细菌当前是否存在的依据，故不能用于目前感染的诊断，主要用于筛选或流行病学调查。以上方法中，以尿素酶法最为简便、快速，常一步完成。^{13}C-尿素呼气试验，因此法价格昂贵，临床普及受限制。

3. 其他检查

在 A 型萎缩性胃炎（胃体胃炎）血清中可出现壁细胞抗体、胃泌素抗体和内因子抗体等，多数萎缩性胃炎的血、尿胃蛋白酶原分泌减少，而浅表性胃炎多属正常。恶性贫血时，血清维生素 B_{12} 水平明显减少。

六、X 线钡餐检查

用气钡双重造影显示胃黏膜细微结构时，萎缩性胃炎可出现胃黏膜皱襞相对平坦、减少。胃窦胃炎；X 线征表现为胃窦黏膜呈钝锯齿状及胃窦部痉挛，或幽门前段持续性向心性狭窄、黏膜粗乱等。疣状胃炎 X 线钡餐特征改变为胃窦部有结节状粗大皱襞，某些皱襞结节的中央有钡斑。

但大多数 X 线钡餐检查对小儿慢性胃炎的诊断无多大帮助，依据国外资料，胃镜确诊为慢性胃炎者 X 线检查显示有胃黏膜炎症者仅 20% ～ 25%，虽然过去多数放射学者认为，胃紧张度的障碍、蠕动的改变及空腹胃内的胃液，可作为诊断胃炎的依据，但近年胃镜检查发现，这种现象系胃动力异常而并非胃炎所致。

七、胃镜检查

胃镜检查是慢性胃炎最主要的诊断方法，并可取活检黏膜做病理学检查。浅表性胃炎常以胃窦部最为明显，多为弥散性胃黏膜炎症，黏膜表面黏液增多，有灰白色或黄白色渗出物，病变处黏膜充血、水肿，反光增强，胃小凹明显，黏膜质脆易出血；红白相间或花斑状，似麻疹样改变，有时有糜烂，局限或大片状伴有新鲜或陈旧性出血点及糜烂，如伴有增生性改变者，黏膜表面呈颗粒状或结节状。萎缩性胃炎黏膜失去正常的橘红色，黏膜多呈苍白或灰白色，亦可呈红白相间，白区凹陷；皱襞变细或平坦，由于黏膜变薄可透见呈紫蓝色黏膜下血管。病变可弥散或主要在胃窦部。

活检标本应同时做病理学及幽门螺旋杆菌检测，可先置一标本于含酚红的尿素液中做尿素酶试验，阳性者于 30 ～ 60 分钟内试液变成粉红色，另一标本制作成切片，以 HE 或 Wanhin-Starry 或 Gieemsa 染色。切片上可见在黏膜层中有成堆形态微弯的杆菌，呈鱼贯状排列，即为幽门螺杆菌。

八、诊断与鉴别诊断

慢性胃炎无特殊性表现，单凭临床症状诊断较为困难，对反复腹痛与消化不良症状的患儿确诊主要依靠胃镜检查与病理组织活检。根据有无腺体萎缩诊断为慢性浅表性胃炎或慢性萎缩性胃炎，根据炎症程度分为轻度（炎症浸润仅限于黏膜的浅表 1/3）、中度（炎症累及黏膜的浅层 1/3～2/3）、重度（炎症超过黏膜 2/3 以上），若固有层内有中性粒细胞浸润则注明"活动性"。此外，常规在胃窦大弯或后壁距幽门 5 cm 内取组织切片染色，快速尿素酶试验或细菌培养，或 ^{13}C- 尿素呼气试验检查幽门螺杆菌，如阳性则诊断为 –HP 相关性胃炎"。发现幽门口收缩不良，反流增多，胆汁滞留胃内，病理纤维组织增生，常提示胃炎与胆汁反流有关。

鉴别诊断：

在慢性胃炎，可通过胃镜、B 超、24 小时 pH 值监测综合检查，排除肝、胆、胰、消化性溃疡、反流性食管炎等；另外，在胃炎发作期，应注意与胃穿孔或阑尾炎早期鉴别。

1. 消化性溃疡

慢性胃炎与慢性溃疡两者均有慢性上腹痛，但消化性溃疡以上腹部规律性、周期性疼痛为主，而慢性胃炎性疼痛，很少有规律性并以消化不良为主。鉴别依靠 X 线钡餐透视及胃镜检查。

2. 慢性胆道疾病

如慢性胆囊炎、胆石症常有慢性右上腹疼痛、腹胀、嗳气等消化不良的症状，容易误诊为慢性胃炎。但该病胃肠检查无异常发现，胆囊造影及 B 超检查常可最后确诊。

九、预防

早期去除各种诱发或加重胃炎的原因，避免精神过度紧张、疲劳与各种刺激性饮食，注意气候变化，防止受凉，积极治疗口腔、鼻咽部慢性感染灶，少用对胃黏膜有刺激的药物。

十、治疗

慢性胃炎尚无特殊疗法，无症状者无须治疗。

（一）消除病因

除各种可能致病的因素，如避免进食对胃黏膜有强刺激的饮食及药品，如非甾醇类抗感染药 (NSAID) 和肾上腺皮质激素等；饮食规律、定时、适当、选择易消化无刺激性食物，如过硬、过冷、过酸、粗糙的食物，吃冷饮与调味品。注意饮食卫生，防止暴饮暴食。积极治疗口、鼻、咽部的慢性疾患。加强锻炼提高身体素质。

（二）药物治疗

1. 清除 HP

对 HP 引起的胃炎，尤为活动性胃炎，应给予抗 HP 治疗。选用的药物有：

(1) 枸橼酸铋钾 (CBS)6～9 mg/(kg·d)。

(2) 抗生素：阿莫西林 30～50 mg/(kg·d)，克拉霉素 15～20 mg/(kg·d)，甲硝唑 20 mg/(kg·d)，呋喃哩酮 5～10 mg/(kg·d)。

(3) 质子泵抑制剂：奥美拉唑 0.6～0.8 mg/(kg·d)。治疗方案可在上述药物中选用。组成二联或三联疗法，目前多主张三联疗法；含铋剂方案：铋剂加两个抗生素；不含铋剂方案质子泵抑制剂加两个抗生素组合。

2. 有腹胀、恶心、呕吐者，给予胃动力药物如多潘立酮、西沙必利等。

3. 高酸或胃炎活动期者，可给予 H_2 受体阻滞剂：

西咪替丁、雷尼替丁、法莫替丁治疗 2 周，不作为常规用药。

4. 有胆汁反流者，给予铝碳酸镁、熊去氧胆酸或硫糖铝等，其可与胆汁酸结合或促进胆汁排空，从而减轻症状。

5. 疼痛发作时可用阿托品、溴丙胺太林、颠茄合剂、哌仑西平等。

6. 黏膜保护剂

硫糖铝、麦滋林 -S 等。

第二节 反流性食管炎

一、概述

胃食管反流病 (GERD) 是小儿常见的上消化道动力紊乱，可分为生理性和病理性两种。正常人每天都有短暂的、无症状的生理性胃食管反流，这并不引起食管黏膜的损伤，儿童多在出生后 12 ～ 18 个月自然缓解，少数症状持续至 4 岁左右。而当胃内容物反流至食管导致组织损伤而引起相应症状则为病理性反流，随之出现的一系列食管酸刺激的临床症状及组织损害引起的一些严重并发症和后遗症，我们统称为胃食管反流症 (GERD)。小儿胃食管反流症就是指由于胃内容物不受控制地从胃反流入食管，甚至口腔而引起的一系列顽固性呕吐、反胃、食管炎症状、呼吸道症状，甚至神经精神症状的上消化道运动障碍性疾病。它可以导致小儿营养不良、生长发育迟缓、食管炎，反复发作的肺炎、支气管炎、哮喘，甚至婴儿猝死综合征 (SIDS)。

反流性食管炎 (RE) 是病理性胃食管反流所导致的一个严重的症状，临床上也称为糜烂性胃食管反流。内镜下可以看到黏膜破损、糜烂、溃疡或狭窄等表现，严重的还可出现 Barrett 食管甚至癌前病变，故而该病的诊断和治疗十分重要。

二、流行病学

GERD 是一种消化系统常见病，据报道，美国 GERD 的人群发病率在 25% ～ 35%，其中非糜烂性胃食管反流 (NERD)，也称症状性 GER，占 60% ～ 70%。国内 1999 年人群抽样调查显示在上海和北京两地区，GERD 患病率约为 5.77%，反流性食管炎为 1.92%。

而小儿 GER 流行病学尚缺乏确切完整的资料。据国内 1000 例小儿 GER 综合资料分析，新生儿 GER 占 29.88%，2 ～ 6 个月占 8.35%，7 个月至 14 岁占 61.77%，估计有 1/1 000 ～ 1/300 的儿童因症状性 GER 而就诊。但在婴幼儿、学龄前及学龄期各年龄段儿童的 GER 缺乏细致的分组统计资料，RE 的发生率也无确切的报道。

近年国外研究发现，GERD 在儿童，尤其在新生儿、早产儿中有较高的发病率，并认为它与早产儿的呼吸暂停、喂养困难及吸入性肺炎等密切相关。因此，胃食管反流问题已经越来越被人们所关注，关于反流性食管炎的研究也越来越多。

三、病因及发病机制

目前认为，GERD 的发生和发展而导致食管炎是多种因素综合作用的过程，主要包括防止过度胃食管反流和迅速清除食管内有害物质两种机制的功能障碍。

(一) 抗反流机制

食管下端括约肌 (LES) 张力减低。食管下端括约肌是一段位于食管远端的长 1.0 ～ 3.5 cm

特化的环行肌，它能产生并维持超过胃内压 1.33 ～ 5.33 kPa(10 ～ 40 mmHg) 的静息压来防止反流，还可在咳嗽、打喷嚏或用力而使腹内压突然增高时迅速做出反应。20 世纪 80 年代前，许多学者认为食管下端并无括约肌存在，只是经测压证实该处有一段高压区，有括约肌样作用。近年来，随着微解剖研究的深入，提示这种肌肉结构确实存在，并由此构成食管腹段至膈上的 2 ～ 4 cm 的高压带，其压力随胃内压的增高而增加，构成最有效的抗反流屏障。LES 的功能受神经、体液双重调节。迷走神经、胃泌素使食管下端括约肌静息压 (LESP) 升高，胰泌素、胆囊收缩素 (CCK)、肠抑胃肽 (GIP) 等则使其下降。LES 的成熟还与受孕后日龄 (胎龄 + 出生后日龄) 呈正相关，故新生儿，尤其早产儿更易发生胃食管反流。当 LESP 低下时就不能有效地对抗腹腔与胸腔之间的正性压力梯度而导致持续的胃食管反流，在腹内压突然增加时也不能做出充分的反应则胃内容物将被逆行排入食管。研究发现，GERD 患者，尤其是伴重度食管炎及 Barrett 食管患者的 LESP 明显低于正常人，因而食管下端括约肌 (LES) 功能不全、食管下端括约肌静息压 (LESP) 降低是 GERD 最重要的发病因素之一。

然而多项研究表明，LESP 正常者也会发生胃食管反流，而较轻型的 GERD 患者的 LESP 也往往是正常的。新生儿研究中还发现，新生儿 LESP 并不低于年长儿及成人，所以 GERD 的发生可能不仅仅是由于 LESP 的降低。目前研究认为，LES 一过性松弛 (TLESR) 是正常人生理性胃食管反流及 LESP 正常的 GERD 患者的主要发病机制。在原发性蠕动 (由吞咽引起的蠕动) 过程中，LES 松弛 3 ～ 10 秒以允许吞咽的食团进入胃内，而 LES 一过性松弛并不发生于正常蠕动之后，持续时间也较长，约 10 ～ 45 秒，在此过程中，LESP 下降至 0 时括约肌即不再具有抗反流作用了。这就解释了正常人的生理性反流及 LESP 正常的 GERD 患者的发病原因。国外文献报道，约 50% 以上的 GERD 属于 TLESR。TLESR 伴发酸反流的发生率达 82%。正常受试者中 40% ～ 50% 的 TLESR 伴胃酸反流，GERD 患者中 TLESR 伴胃酸反流则达 60% ～ 70%。这些都提示了 TLESR 是引起胃食管反流的主要因素。

除了 LES 外，这段食管的一些解剖因素无疑也起着抗反流屏障的作用。当腹内压升高时，食管腹段被钳夹呈扁形，从而起到抗反流作用，因此食管腹段越长，此功能则越完善。3 个月以下的婴儿食管腹段很短，所以极易发生胃食管反流；胃食管交角 (His 角) 为锐角，能使胃黏膜在食管口外侧形成一活瓣而抗反流。食管手术、食管裂孔疝可令此角变钝，抗反流作用减弱；另外，膈角在吸气时的主动收缩，起到了食管外括约肌的作用，可加强 LES 的抗反流能力。而食管裂孔疝的形成破坏了外括约肌抗反流机制，因此这类患儿亦常伴有胃食管反流。

(二) 食管清除机制

胃食管反流发生后，如果侵蚀性物质被很快地清除出食管，那么食管黏膜并不会受到损伤。正常情况，在重力、食管蠕动、唾液及食管内产生的碳酸氢盐的共同作用下，食管通过两个步骤进行酸的清除。第一步容量清除，大部分反流物由于其自身重力和 1 ～ 2 次食管蠕动性收缩的联合作用而被迅速清除，但食管黏膜仍为酸性；第二步由吞下的碱性唾液及食管黏膜自身产生的碳酸氢盐缓冲中和残留在食管壁上的酸性物质。

GERD 与食管这种清除能力的削弱密切相关。首先，在一些 GERD 患儿中常可见食管蠕动振幅降低，继发性蠕动减弱或消失。另外，睡眠中发生的反流尤其容易损伤食管。因为平卧睡眠时，反流物失去了重力的作用因而清除的速度被延缓了；其次，人在睡眠时实际上停止了吞咽和大量分泌唾液，所以既无原发性蠕动，也没充分的唾液可用于中和食管内的酸。

（三）食管黏膜屏障

正常的食管黏膜屏障包括 3 部分：上皮前屏障——指附着的黏液，含不移动水及碳酸氢根（HCO_3^-），能对胃蛋白酶起到阻挡作用，也能中和反流物中的 H^+；上皮屏障——指上皮间紧密排列的多层鳞状上皮细胞，使反流物难以通过；上皮后屏障——主要指黏膜下丰富的毛细血管及其提供的 HCO_3^-，又称血管屏障。当食管黏膜屏障防御机制不全时，胃酸和胃蛋白酶以及十二指肠反流物——胆酸、胰酸刺激食管，损伤黏膜，引起反流性食管炎、Barrett 食管，甚至食管腺癌。近来有研究表明，食管黏膜的损伤程度与每一次反流的时间长短密切相关，时间越长损伤程度越深。

（四其他

1. 胃排空功能

有报道证实，相当高比例的 GER 婴儿有胃排空延迟现象，也有研究显示正常新生儿可能一直到出生后几周才出现正常的胃蠕动波，这就解释了为什么婴幼儿较易出现胃食管反流，也提示了胃排空、扩张及胃内容物量的变化均可影响到 GER。目前认为餐后胃排空延迟可使胃内容量增大，胃内压增高，从而刺激胃酸分泌并使 LES 腹内功能区长度缩短，同时可诱发 TLESR 参与 GERD 的发病。另外，胃底部是螺动的发出点，当发生食管裂孔疝时，其胃底部常常纳入胸腔，导致胃底对内容物的排空发生障碍，引起反流。值得注意的是，胃蠕动波与幽门开放之间如果缺乏协调作用也可影响到胃排空。

2. 幽门螺杆菌感染

幽门螺杆菌感染在 GERD 中的作用一直存在争议。流行病学资料显示，与西方国家相比，亚洲国家的 HP 感染率普遍较高，胃十二指肠溃疡的发病率很高，GERD 比较少。而目前，随着抗 HP 治疗的广泛应用，溃疡病患病率下降的同时，GERD 却逐渐增加。Cremonini 等对 HP 感染和 GERD 关系的研究分析表明：HP 阴性与 GERD 症状有显著相关性，抗 HP 治疗与 GERD 的诱发和加重有关。而最近的一个国际多中心大样本临床试验根除 HP 治疗后随访的结果却显示 HP 感染与 GERD 发病无关。因而最终的结论需要更多的证据和长期的随访结果。

3. 药物影响

阿司匹林和其他非类固醇抗感染药物（NSAIDS）对黏膜都具有侵蚀性。流行病学研究提示，服用这类药物可引发 GERD。有食管狭窄的患者尤其易导致 NASIDS 引发的食管损伤。而没有食管狭窄的患者，NASIDS 引发 GERD 的机制尚不明了。

四、反流性食管炎的病理改变

在以上各种因素的作用下，反流性食管炎的黏膜受到损害，其程度主要取决于：反流物对黏膜的特殊作用，黏膜与反流物接触时间的长短以及食管本身对反流物的清除能力。故而食管黏膜的病变程度在不同的发展阶段有各自不同的相应的病理学形态特征，通常可以分为以下几个时期。

1. 早期（病变轻微期）

这一时期，食管黏膜组织学改变主要为上皮层的基底细胞增生，厚度增加。与浅层上皮的厚度比例有所改变。固有膜乳头延长，伸向上皮层。

Ismail-Beigi 制订的早期反流性食管炎的病理诊断标准为:

(1) 基底细胞增生,其厚度超过黏膜上皮厚度的 15%(正常约为 10%)。

(2) 固有膜乳头增加,其深度大于上皮厚度的 66%。

另外,也有一些作者报道曾经观察到食管炎早期可发生食管鳞状上皮细胞气球样变,有数量较多的嗜酸性细胞,甚至弥散性的慢性浸润。Gcbocs 认为固有膜乳头浅表毛细血管扩张并向上皮内生长,以及红细胞渗入上皮内是早期食管炎的可靠标志。

2. 中期 (炎症进展糜烂形成期)

此期食管黏膜组织学检查可以见到病变区域上皮坏死脱落,形成浅表性上皮缺损。缺损处由炎性纤维素膜覆盖,下面可见中性白细胞、淋巴细胞及浆细胞浸润。炎性改变主要局限于黏膜肌层以上部分。有时可见到浅表部位毛细血管和纤维母细胞增生,形成慢性炎性或愈复性肉芽组织。

3. 晚期 (溃疡形成及炎性增生期)

病变发展至晚期,我们可以看到食管出现孤立性或融合性,甚至环行溃疡。组织学改变为溃疡经黏膜层扩展至黏膜下层,但很少累及肌层。溃疡处病变呈层状结构,表面为渗出性纤维素性物质,其下为坏死组织。坏死组织以下是有新生毛细血管、增生的成纤维细胞、慢性炎症细胞以及数量不等的中性粒细胞构成的肉芽组织。底部则是肉芽组织形成的瘢痕组织。

五、临床表现及并发症

(一) 临床表现

反流性食管炎的临床表现主要是 GERD 的症状。GERD 的临床表现轻重不一,随年龄而不同。新生儿常表现为喷射状呕吐乳汁或奶块,婴幼儿则表现反复呕吐,严重的可导致营养不良和生长发育迟缓,年长儿可自诉反酸或餐后及平卧时,有酸性液体反流至口腔。另外,胃灼热是 GERD 的又一主要症状。这是一种位于胸骨后的不适或烧灼样感觉,多起源于上腹部放射至胸部甚至咽喉部或背部。当反流已引起食管黏膜损伤甚至溃疡时,2 岁以后的患者会诉吞咽痛,上腹部不适、痉挛痛、厌食、上消化道出血等,体检可发现剑突下压痛。另外,反复的呼吸道感染、呛咳、声音嘶哑、屏气,年长儿支气管哮喘发作等也与 GERD 有关。国内对哮喘患儿的胃食管反流研究显示:哮喘儿的各项反流指标均高于对照组,其病理性 GER 检出率为 39%。各种原因的哮喘患者都易发生 GER,而 GER 又可诱发或加剧哮喘的发生。在新生儿及婴幼儿中,GER 极易引起吸入性肺炎,有时甚至导致吸入性窒息、早产儿或婴儿猝死综合征的严重后果。

(二) 并发症

严重的食管炎可导致以下一些并发症。

1. 溃疡出血与穿孔

由于反流物不断地刺激食管壁而令其充血水肿,进而出现食管黏膜受损、破溃。程度较轻的可无临床症状;稍重的在年长儿会感到胸骨下烧灼痛,胸闷饱胀,甚至吞咽困难或疼痛;更严重的溃疡会引起慢性贫血、黑便,当病变深入则易出现大量出血、呕血甚至穿孔。

2. 食管狭窄

如果长期反流,食管黏膜则会发生糜烂、溃疡、纤维组织增生、瘢痕形成等一系列改变,最后食管壁的顺应性下降，管壁变硬，弹性消失，形成食管狭窄，患者逐渐出现吞咽困难。这种情况在成人中的发生率为 8%～20%，在儿童中则很少见。环形溃疡最易造成管腔狭窄，有时食管周围炎造成的纤维组织增生也会引起食管受压性狭窄。

3.Barrett 食管

另一并发症是 Barrett 食管。正常人食管下端鳞状上皮与贲门黏膜柱状上皮交错移行，形成齿状线（Z 线）。慢性食管炎时，下端食管的鳞状上皮在某种特异性炎症因子作用下被破坏，由再生性更强的邻接区或腺导管柱状上皮所代替，即形成 Barrett 上皮，上皮增生进而演变为异型增生而致癌变。除了反流因素外，幽门螺杆菌的感染也可促进 Barrett 食管的发生。这种较严重的并发症通常发生于中年人和老年人，儿童中相当少见。内镜下见到大段红色和丝绒样质地的柱状上皮从胃食管交界处向上延伸，与邻近苍白、光滑的鳞状上皮形成鲜明对比为其特征性内镜表现。Barrett 上皮不引起症状，因此大多数患者仅有 GERD 的基本表现，甚至并无 GERD 症状。但它是胃食管交界处发生腺癌的重要危险因素，发病率较正常人群高 30～50 倍。

六、反流性食管炎的诊断

临床上诊断反流性食管炎，除了根据典型病史、症状，如自诉有典型的胃灼热、返酸、吞咽痛等来使诊断成立外，必要的检查也不可缺少。

1.X 线检查

X 线检查是最古老的无创伤性的内脏检查方法，是诊断 GER、食管炎的传统手段。钡餐可显示食管炎的征象，如食管壁的糜烂、溃疡、狭窄，还可显示钡剂的反流从而提示反流程度。参考 Stephen 等提出的诊断标准，5 分钟内反流，3 次即为 GER；反流程度可分为：Ⅰ级反流至食管下端；Ⅱ级反流至食管隆突以上颈部食管以下；Ⅲ级反流至颈部食管；Ⅳ级由完全松弛贲门反流至颈部食管；Ⅴ级反流合并吸入气管或肺。Ⅰ～Ⅲ级为轻度，Ⅳ级以上为重度。但由于早期、轻度反流性食管炎仅仅有器官功能和轻微的黏膜形态的改变，故而此方法在食管黏膜受损程度方面仅适用于对严重食管炎的诊断。

另外，X 线检查对是否合并食管裂孔疝有较好的应用价值，尤其是滑动性疝。此种类型的X 线表现为胃食管前庭增宽，部分胃黏膜位于膈上，可见到上升的食管胃环。

2.内镜检查

胃镜检查是诊断反流性食管炎最主要、最适宜的方法，不仅可以直接观察到食管黏膜损伤情况，而且结合病理学检查，更能反映炎症严重程度，也是 Barreft 食管的主要诊断依据。但内镜并不能判断反流的严重程度，故对判断轻度食管炎仍有困难。

关于内镜下反流性食管炎的分型有很多种，早在 1978 年就有 Savara-Miller 分型：Ⅰ级孤立糜烂灶与红斑灶和（或）渗出；Ⅱ级散在糜烂和溃疡，波及食管周围；Ⅲ级糜烂和溃疡波及食管全周，但未形成狭窄；Ⅳ级慢性病损或溃疡，同时有食管壁纤维化、狭窄、短食管和（或）柱状上皮食管。1991 年第 9 届世界胃肠病会议分型为：Ⅰ级稀疏、垂直的糜烂或溃疡；Ⅱ级融合性溃疡；Ⅲ级溃疡融合成环状；Ⅳ级瘢痕、狭窄形成。而 1994 年在世界消化年会上提出的洛杉矶分类（LA），基于其可重复性强而成为具有普遍临床意义的分类。具体分为 4 级：A 级病变长不超过 5 mm；B 级至少 1 处病变＞5 mm，且互不融合；C 级至少 1 处有 2 条破损且互相融合；D 级融合成全周的黏膜破损。另外将 Barrett 食管、溃疡、狭窄的有无记录于附录中。

3.24 小时食管 pH 值动态监测

24 小时食管 pH 值动态监测是一种在诊断 GERD 中具有更高灵敏性、特异性且更方便、快捷、先进的方法。它检查时间长，不影响睡眠和进食，更符合生理情况，更能客观地反映 GER 的情况。检测的结果可以明确酸反流是否存在其他的形式、频率和持续时间，能反映反流与症状之间的关系，被称之为 GERD 诊断的"金标准"，也弥补了 X 线和内镜在诊断轻度食管炎方面的不足。大量文献报道，该方法弥补了症状分析及内镜检查的局限性，对鉴别生理性与病理性 GER，深入了解 GER 与食管炎的关系，特别是对 GERD 的诊断与疗效判定提供了可靠的依据。目前该法已试行于早产儿 GER 的早期筛查。

七、反流性食管炎的治疗

反流性食管炎的治疗一般根据症状的轻重不同可分为一般治疗、系统性内科治疗和外科手术治疗。目的在于加强食管的抗反流防御机制，减少胃食管反流；减缓症状，预防和治疗并发症以及防止复发。

（一）一般治疗

对于症状较轻、无器质性病变的患儿可采用保守疗法，通过改变饮食和体位以及心理干预来达到治疗目的。

小儿 GER 治疗中，对新生儿、婴幼儿，体位与饮食喂养十分重要。自 20 世纪 80 年代起就有大量的研究表明体位对 GER 有着十分显著的影响。患儿以前倾俯卧 30° 为最佳位置（包括睡眠时间），这种体位使食管胃连接处处于最上方，减少了与酸性物的接触。较大儿童睡眠以右侧卧位上半身抬高为好，以促进胃排空减少反流。

正常情况下，生理性 GER 很少发生在睡眠时，多在餐后 2 小时内发生，所以少量多餐，避免高脂肪、巧克力、刺激性调味品等可能降低 LES 张力、延缓胃排空的食物，婴儿给予黏稠食物，对改善症状有十分明显的作用。

针对婴幼儿 GER，临床医生以生物心理 – 社会的模式寻找引起呕吐和生长不良的原因，积极治疗婴儿的紧张及母亲 – 婴儿关系不良，是近年来治疗婴幼儿呕吐方面的新观点。有研究认为对 GER 患者进行放松训练可以缓解呕吐症状，对生长不良的呕吐婴儿如没有心理 – 社会的综合治疗，可导致治疗无效，甚至加剧临床症状。

（二）系统性药物治疗

对症状较重、非系统性治疗无效或治疗后复发的患儿，需要给予系统的药物治疗。常用的药物包括制酸剂、黏膜保护剂及促胃动力药。

1. 抑制酸分泌药

(1)H₂ 受体阻滞剂：它能阻断组胺与壁细胞膜上 H₂ 受体结合，从而减少胃酸分泌，减少反流物的酸度和量。临床上常用的有西咪替丁、雷尼替丁、法莫替丁等。

(2)质子泵抑制剂：它通过抑制壁细胞上的 H^+-K^+-ATP 酶活力阻断胃酸的分泌。目前认为，质子泵阻滞剂能更快地缓解反流症状，加速反流性食管炎的愈合，尤其对中重度食管炎及其并发症，此药应作为首选。有研究证实，质子泵抑制剂在成人中长期使用（一年以上）能有效控制 GERD 并且安全。在儿童，曾有研究人员对患有 GERD 的弱智儿童群体长期随访，证实该类药物对各种程度的反流性食管炎都相当有效，且未发现副作用。由此可见，质子泵抑制剂是一种有效且安全的 GERD 治疗药。

2. 黏膜保护剂

常用的为铝碳酸镁。其独特的网络状结构，不仅可以迅速中和胃酸，还能吸附胆汁，对胃酸和胆汁反流引起的症状均有较好的疗效。另外，临床上还经常使用硫糖铝、十六角蒙脱石，能增加黏膜对酸的抵抗力及促进黏膜上皮的修复。

3. 促胃动力药

GERD 是一种上消化道动力障碍性疾病，因此，治疗首先应该改善消化道动力。

(1) 胃复安：为周围及中枢神经系统多巴胺受体拮抗剂，能促逆内源性乙酰胆碱的释放，增加食管收缩幅度、增加食管下端括约肌张力并促进胃排空。小儿每次剂量为 0.1 mg/kg。但因其长期应用对神经系统副作用明显，约 1/3 的患儿服用后出现焦虑不安、失眠以及急性锥体外系症状，故临床上逐渐少用。

(2) 吗丁啉 (多潘立酮)：此药为外周多巴胺受体拮抗剂，能促进胃排空，协调胃十二指肠运动，增强食管蠕动和 LES 张力。该药对血脑屏障渗透力差对脑内多巴胺受体几乎无抑制作用，故无精神与神经副作用。儿童剂量每次 0.3 mg/kg，每天 3 ~ 4 次。副作用偶见轻度瞬间性腹部痉挛，血清泌乳素水平增高，但停药后即恢复正常。另外，一岁以下婴儿血脑屏障功能发育尚不完全，仍应慎用。

(3) 普瑞博思 (西沙必利)：为第三代胃肠动力药。它通过促进胃肠道肌层神经丛副交感神经节后纤维乙酰胆碱释放来加强食管、胃、小肠、结肠的推进性运动，加快胃肠道排空，增加食管下端括约肌张力。儿童用量为每次 0.3 mg/kg，每日 3 次；婴儿可以每次 0.15 ~ 0.2 mg/kg，每日 3 次。该药物起效快，一般服用 3 ~ 7 天后即可明显改善反流症状，副作用少，仅有少数患儿发生短暂腹鸣、稀便。但近年来，关于长期超量使用该药引起心脏毒副作用导致猝死的报道引起国内外医学界的重视，因而仍应谨慎给药。

(三) 抗反流手术

儿科 GERD 需要进行手术治疗的比较少见，仅占 5% ~ 15%，这些患儿往往是由于食管外症状，如反复吸入性肺炎、窒息等呼吸道症状，才需要手术治疗。当前，抗反流手术的方式很多，国外开展最多的是 Nissan 胃底折叠术。其机制是人工造成一个加强的食管下端高压区以利抵抗胃内容物反流。Nissan 术应用至今已有 40 余年，仍被认为是最安全有效的方法，能迅速有效地解除 GERD 的症状。

另外，近年来利用腹腔镜下行 Nissan 胃底折叠术日益增多。Lobe 和 Schier 分别在 1993 年、1994 年报道了小儿 GERD 在腹腔镜下的 Nissan 术。理论上，腹腔镜下胃底折叠术有手术更安全、损伤更小、恢复时间更快等优点，但对它的远期疗效尚有争议。有研究显示，这种方法的定期疗效无论从临床上还是各种检查上，都显示出较高的失败率，尤其在重度 GERD 患者中。然而，这一技术无疑为小儿 GERD 的治疗开辟了新途径，并且随着这一新技术的日益成熟，它必将在 GERD 治疗中发挥重要作用。

(四) 内镜治疗

内镜治疗 GERD 是近年来开展的新技术，包括许多方法，目前经美国 FDA 批准的有射频能量传输和内镜下缝合。

前者是将射频治疗针经活检孔送达齿状线附近，刺入食管下端的肌层进行热烧灼，使肌层纤维化增加食管下端张力，起到抗反流作用。有报道证实射频治疗后，胃灼热、GERD 症状、食管炎发生率均明显低于治疗前，而且治疗后 1 年的患者的症状控制和药物使用量均优于少于 1 年的患者，说明射频能量传输射频的治疗效果，是持久的，且手术安全、耐受性好。它的副作用有发热、胸痛、吞咽困难、胃轻瘫和食管黏膜损伤，也存在食管撕裂伤和穿孔的危险性。

内镜下缝合最早由 Swain 等于 1994 年在英国首先应用于人体，我国目前也已开展两年余，又称为经口腔内折叠术或经口腔内镜下胃折叠术 (ELGP)。一般用于有严重胃灼热、反流性食管炎药物治疗不易控制或用药有效、停药复发的患者。该方法是将缝合器置于内镜前端，在齿状线远端胃小弯侧进行胃壁缝合形成皱褶，以增加贲门附近胃壁紧张度和厚度，阻挡胃内容物反流，有环行和纵行缝合两种。该技术是一项安全性较高的治疗方法，常见副作用有术中恶心、术后一过性咽部疼痛、上腹痛等，少数出现出血较多、呼吸困难、缺氧、缝合处穿孔等。

此外还包括黏膜下注射多聚甲基丙烯酸酯 (PMMA) 微球以增加下食管黏膜皱襞厚度，Enteryx 治疗即将乙烯 – 乙烯基 – 乙醇注射到贲门部等内镜下抗反流治疗。这些都是近年来开展的新技术，随着科技的发展必将得到广泛应用，但目前而言其安全性和远期疗效仍需大量的临床研究以进一步评价。

第三节　门脉高压症

儿童门脉高压症是由许多病理因素造成的，包括肝血管系统和 (或) 心脏的原因。儿童门脉高压症少见，其确切的发病率不清楚。本章结合小儿特点介绍门脉高压症的病理生理、诊断及治疗的进展。

一、门脉高压症的病理生理

肝脏接受肝动脉和门静脉的血液供应，其血液量占心输出量的 20% ～ 30%，肝动脉供应肝脏血流的 20% ～ 30%，门静脉供应剩下的 70% ～ 80%。血流以高流速、低压力梯度流经肝血窦。血流阻力增加是大部分门脉高压症的原因。目前认为，肝脏在门脉高压症的病理生理中起着重要的作用，有两种病理类型：机械梗阻和门脉高动力。

（一）机械性梗阻

肝脏血流阻力的增加是产生门脉高压症的关键环节。肝后型梗阻在儿科相对少见，它的代表是 Budd–Chiari 综合征，其病变主要是肝静脉或下腔静脉排血受阻，此外还可能与高凝状态、肿瘤、损伤以及下腔静脉畸形有关。环境或遗传因素可能在发病中起作用，但在多数情况下是特发性的。肝前型梗阻，以肝外门静脉阻塞 (EPVO) 为代表，是儿童门脉高压症的主要原因。接受食管静脉曲张破裂出血治疗的 40% 左右的儿童存在 EPVO。大多数情况下，形成 EPVO 的病理生理是不清楚的。脐静脉插管术、脓毒血症、高凝状态与某些 EPVO 有关。在儿童的 EPVO，发现蛋白 C、蛋白 S、抗血栓素 D 水平降低，但这些是继发现象，而不是原发原因。

先天解剖畸形也许是发展成 EPVO 的最重要原因之一，但许多患者找不到明确的原因。

在肝前型和肝后型梗阻，门脉血流阻力增加的原发病因仅是与解剖上的梗阻有关，而肝内梗阻有更复杂的病因。在儿科，肝脏病变导致肝内门脉血流阻力增高的典型疾病为肝外胆管闭锁 (EHBA)。发生门脉血流阻力增高的机制有很多。门脉炎症最可能导致门脉微血管的紊乱。由于血流阻力与管腔半径 $(r)^4$ 呈反比，故血管直径的轻度改变就可导致阻力的显著改变。Disse 间隙的肝细胞肿胀和胶原沉积可以导致门脉管腔的狭窄，星状细胞的收缩可以导致肝脏微循环的血管收缩，从而门脉压升高。

(二) 门脉高动力

门脉阻力的改变不能完全解释门脉高压的形成。门静脉结扎造成门脉高压的动物模型显示，门脉压力增加的首要原因是血流阻力增加。门脉系统侧支循环的形成会缓解门脉高压，但实验中发现门脉压力并未相应地降低。此动物模型的血流动力学参数显示门静脉血流增加是持续性门脉高压的原因。门静脉血流的增加是由心脏指数的增加和内脏血管阻力降低调节的，即高心输出量和低外周阻力。门脉高动力已在成人肝硬化有很好的认识，在儿童也有初步的认识。这种循环改变的临床意义非常重要，因为纠正这种紊乱是许多门脉高压症的现代治疗方法的基础。

实验发现高动力状态是由许多因子调节的，这些因子可能以协同方式发挥作用。许多调节因子在门脉高压症时使全身血管舒张，包括胰高血糖素、前列腺素、胆汁酸、腺苷、一氧化氮、肿瘤坏死因子 α 以及降钙素基因相关肽等。

二、儿童门脉高压症的认识

(一) 病因

儿童门脉高压症的两大原因是 EHBA 和 EPVO。EHBA 代表了肝胆道疾患伴有进行性肝功能损坏的疾病，而 EPVO 的疾病不伴有肝实质的损害。儿童门脉高压症的病因可以归为三类：肝前型、肝型及肝后型。儿童门脉高压症最常见的原因是肝前型门静脉阻塞，包括门静脉海绵样变性 (CTPV)、门静脉血栓等。

CTPV 是指门静脉完全或部分阻塞后，在其周围形成大量侧支静脉，或阻塞后再沟通，是机体的一种代偿机制。原发性 CTPV 主要是由于肝门及其分支结构先天性发育异常，或生后脐静脉和静脉导管闭锁过程累及门静脉主干和它的属支，使门静脉管腔缺失、狭窄甚至闭锁。原发性 CTPV 多见于儿童，肝脏病变轻微。继发性 ETPV 是各种因素导致门静脉血流受阻，血液瘀滞，侧支循环建立，门静脉再通。CTPV 可继发于门静脉急性栓塞。在儿童中引起栓塞最常见的原因为败血症、脐炎、脐静脉插管、脱水、低血容量休克及血凝障碍。先天性肝纤维化患儿中发生 CTPV 者占 50%，故此病亦是重要病因。

(二) 临床表现

临床上，门脉高压症的典型表现是脾大。其他临床表现还包括脾功能亢进导致的血小板减少和白细胞减少、胃肠道出血、腹水、失蛋白性肠病、肝性脑病、肛直肠静脉曲张以及肝肺综合征。

肝前型门脉高压症的最常见的表现是上消化道出血和脾大。在儿童，一个轻微的感染或口服阿司匹林均可能诱发消化道出血。脾大的同时肝脏通常不大。如果患者出现一次急性大量的出血，脾脏可能回缩。当出血控制以及补液以后，脾脏再次肿大。在肝前型门脉高压症，腹水和肝性脑病很少见。

儿童肝型门脉高压症的原因包括先天性肝纤维化和胆道闭锁、感染性肝炎、α- 抗胰蛋白酶缺乏以及 Wilson 病导致的肝纤维化。大多数的肝硬化患儿，肝、脾均大，且肝功能不良。除了胃肠道出血，还常可见到腹水和肝性脑病，但通常发生在疾病的晚期。先天性肝纤维化通常伴有消化道出血，肝、脾大，但肝功能正常，常同时伴有肾脏畸形。

在儿童，肝后型门脉高压症很少见。Budd-Chiari 综合征 (肝静脉血栓) 分急性和慢性。急性 Budd-Chiari 综合征的表现是腹痛、呕吐、肝大、腹水，无或轻度黄疸以及血清转氨酶显著升高。更常见的是慢性 Budd-Chiari 综合征，其表现是腹水、黄疸、血清转氨酶正常或轻度升高。

(三) 自然发展过程

在门脉压力高于 12 mmHg(1 mmHg=0.133 kPa) 的患者，门脉压力升高的幅度是出血的危险因素。然而，门脉压力的增高并不一定意味着食管曲张静脉内的压力升高，因为每个患者在侧支循环的类型和程度方面是不同的。"红色征"和蓝色的曲张静脉与曲张静脉出血有关，但这种关系还有争议。在一个前瞻性试验，只有 19% 存在以上征象的患者在 2 年内发生曲张静脉破裂出血。增粗的曲张静脉提示破裂出血的可能性增加。

当曲张静脉破裂出血时，通常 2/3 的患者出血自发地停止。30%～40% 的这些患者在 2～3 天有再出血的危险性，60% 的患者在 1 周内再出血。出血后第一周的死亡率大约为 25%。再出血和肝衰竭占了死亡的大部分原因。

EPVO 的自然发展过程相对不可预测，曲张静脉破裂出血与自发的门体静脉分流 (比如胃 - 肾、脾 - 肾分流) 和 (或) 门静脉的再通有关。10%～20% 的 EPVO 患者从未出现明显的胃肠道出血。大多数静脉曲张破裂出血的儿童在 10 岁以前从未出现过明显的胃肠道出血。因此，对 EPVO 的儿童可以不考虑预防治疗。

EHBA 的门脉高压的自然发展过程完全不同于 EPVO。做了肝门肠造口术的 EHBA 患者仍然有 67% 出现静脉曲张。EHBA 发生静脉曲张的儿童近 40% 在 5 岁以前出现明显的出血。门脉高庄和食管静脉曲张出血可导致很高的死亡率；且是 EHBA 患儿肝移植后的重要并发症。甚至在长期存活的 EH8 A；门脉高压症的并发症 (包括胃肠道出血、肝肺综合征) 是发病率及死亡率的重要原因。

三、影像学诊断评价

疑诊门脉高压症时，应该判断：①门静脉梗阻的部位；②门静脉压力有无食管胃底静脉曲张；③肝功能情况。

CTPV 曾被认为是一种罕见病，随着影像技术，特别是彩色多普勒 (超声) 用于腹部血管检查后，本病的报道日趋增多。其诊断要点是：①二维超声显示门静脉正常结构消失，其周围或管腔内有形态不一的管状结构，难以与扩张的胆管鉴别，易误诊为多囊性病变和胆管扩张；②脉冲多普勒在异常的管状结构内引出门静脉样连续状低速血流频谱；③彩超可在不完全栓塞的门静脉内探及蛇状或呈点状、细线样红蓝相间的彩色血流；完全栓塞时，血流信号消失，动静脉分流处可见弥散混杂的彩色血流。

许多方法可用于诊断食管静脉曲张，包括钡餐、多普勒超声及上消化道内镜检查。钡餐检查能够检测相对大的静脉曲张，但不能提供多普勒超声或上消化道内镜所能显示的其他重要的临床信息。超声可以显示重要的解剖信息，特别是关于肝外门静脉的开放。门静脉直径、减少的网膜厚度与主动脉的比率、最大门脉速率都可用于评价门脉高压的严重度及食管静脉曲张的危险度。同时，超声在确定血管解剖上起着重要的作用，且可检测食管静脉曲张。所有患者应首选超声检查，超声检查的非侵袭性适用于儿科。

上消化道内镜是目前最好、最可靠的方法，可查明是否存在食管静脉曲张。在内镜直视下，曲张的静脉呈网状显露，有的呈柱状形，有的呈栅栏形；色泽暗红或蓝色；曲张不明显时，黏膜表面完整光滑，曲张严重时，血管呈现纤曲似蚯蚓状或假息肉样隆起。通过内镜不仅可发现曲张血管，还可以通过判断食管胃静脉曲张的程度、范围和黏膜色泽来分等级。目前，在儿童尚无统一的内镜分级法，国内参照本国成人内科的等级分类法。轻度：曲张静脉局限于食管下段，呈蛇行扩张，直径 < 3 mm；中度：曲张静脉呈结节状隆起，范围不超过食管中段，直径在 3～6 mm；重度：曲张静脉呈明显的结节状隆起，阻塞部分管腔，范围超过中段，直径 > 6 mm。另外，胃镜可以提供可能发生静脉曲张破裂出血的征象。对成人患者的前瞻性研究表明曲张静脉的粗细、胃底静脉曲张以及充血性胃病均提示出血的可能。红鲸纹、樱桃色红点、粗的蓝色曲张静脉均提示出血的危险性增加。这些特征的重要性已在儿童 EPVO 中得到证实。

四、治疗进展

(一) 预防性治疗

虽然儿童的食管静脉曲张的预防治疗不是目前的标准治疗方法，但可以对这种方法进行合理的讨论。β受体阻滞剂治疗是相对安全且有效的方法，对于预防 EHBA 的静脉曲张破裂出血是可行的方法。β受体阻滞剂对于还未出现静脉曲张的门脉高压的患者效果好。非选择性β受体阻滞剂在两个方面降低门脉高压：β受体的竞争抑制剂在影响肌收缩力和影响肌收缩的速率方面均降低门脉高压，因此，阻止高动力循环的重要机制与门脉高压的起因密切相关；内脏的β受体阻滞剂增加内脏阻力，从而降低门脉血流和压力β受体阻滞剂的普萘洛尔最常用。一般地，β受体阻滞剂的剂量为能降低心率的 25% 为宜。

判断哪些儿童有静脉曲张破裂出血的危险性是至关重要的。脾大的程度和内镜显示的曲张静脉的征象均可以提示出血的危险性。发热、咳嗽和服用阿司匹林均可能导致曲张静脉出血。间接测量门脉高压可以帮助临床医生判断出血的危险性。门脉高压可由 HVPG(肝静脉压力梯度) 间接测得。门脉高压定义为 HVPG 大于 6 mmHg，达到 12 mmHg 时，就有静脉曲张破裂出血的可能。

(二) 静脉曲张破裂出血的紧急处理

急性静脉曲张破裂出血是一个危急的情况。早期治疗包括液体疗法以及纠正出血素质。液体量的给予应该既能维持恰当的全身血压，又不过度扩充中心血量，否则将增加门脉压力，再次诱发或恶化静脉曲张破裂出血。中心静脉压的测量非常有助于评估补液量。在处理曲张静脉出血时鼻胃管的放置很关键。关于放置鼻胃管造成的继发性曲张静脉损伤的担心是没有必要的。放置鼻胃管就可以时刻监测出血速度，而且可以移去胃腔内的血，否则胃腔内的血液将促使脑病的发生。一旦患儿临床症状稳定，就应做上消化道内镜，明确出血原因是否因曲张静脉所致，因为在许多情况下上消化道出血并不是由曲张静脉出血所致，且需要完全不同的治疗方法。

静脉曲张破裂出血的部分患者可能自行暂停出血，但是许多患者并不能自行停止。如果持续性出血超过 12 小时或需要输入红细胞，则需考虑药物或外科治疗。这些治疗方法在儿科还未被严密地测试，但是成人的许多试验分析已证实它们的有效性。在儿科，药物治疗通常能成功控制急性曲张静脉出血。未能控制的出血需要其他方法，包括内镜的硬化剂治疗或曲张静脉结扎、经颈静脉肝内体分流、外科门体分流术等。许多儿科中心鼓励早期用药，推荐使用快速收缩内脏血管药物。

垂体后叶加压素是一个强力的血管收缩剂，可使门脉压降低 8.5% 左右，但少数人在减少门脉血流量的同时其门脉阻力增加，以致门脉压并未下降，此时并用血管扩张剂 (如硝酸甘油) 可使门脉压进一步下降。常用量为 0.2 U/min，无效时加至 0.4 ～ 0.6 U/min，止血后以 0.1 U/min 维持 12 小时。本品治疗曲张静脉破裂出血时止血率在 50% ～ 70%。它的使用通常被它的副作用所限制，包括心律失常、血压升高、肠缺血坏死、腹绞痛、加重肝损害等。

生长抑素及其衍生物对于内脏血管收缩有相对选择性，可减少门脉主干血流量的 25% ～ 35%，降低门脉压的 12.5% ～ 50%；还可抑制胃肠道及胰腺分泌，其中抑制胃泌素及胃酸分泌对于上消化道出血者是非常有利的。副作用轻微，仅少数患者出现胃肠道反应，如恶心、腹泻等。而且它们的作用可延长至急性期以后，可防止早期的再次出血。生长抑素衍生物主要有十四肽的施他宁 (Stilamin) 及八肽的奥曲肽 (善得定 Sandostatin)，目前在临床上均有应用。许多医生做法是在持续滴注前给予首剂 1 μg/kg(相当于 1 小时输注量)，然后持续输注量为 1 μg /(kg·h)。有报道奥曲肽止血成功率在 70% ～ 80%。

(三) 预防再次出血

一旦首次曲张静脉出血得到控制，就需注意预防再次出血。有多种治疗选择，包括药物 (β 受体阻滞剂、硝酸盐)、内镜 (硬化剂治疗、结扎、钳夹)、放射学 (经颈静脉肝内门体分流)，以及外科 (门体分流、食管血行阻断、肝移植) 等方法。每种方法都有其相对危险性和优点，同时还需考虑到患者的肝脏情况。

1. 药物治疗

预防再次曲张静脉出血的主要药物是 β 受体阻滞剂 (前已述)。但对于大多数患者，β 受体阻滞剂还不足以降低门脉压力。血管扩张剂，如硝酸异山梨酯，已经作为辅助药物来进一步降低 HVPG。另外，一些简单的方法，如限制钠盐摄入，应用螺内酯均能降低门脉压力。但药物治疗儿童门脉高压症的临床资料仍然很少。

2. 内镜治疗

经内镜注射硬化剂治疗以及曲张静脉结扎在儿科已有运用。这两项技术均使曲张静脉发生血栓，从而根除曲张静脉出血的危险性。

目前，硬化剂治疗是儿科内镜治疗的标准方法。硬化剂治疗主要在于消除最容易出血的食管远端和胃连接处的曲张静脉。在曲张静脉内或周围注射硬化剂来造成静脉血栓和使曲张静脉周围黏膜发生纤维化，可达到急诊止血和预防再出血的目的。理想的硬化剂应首先快速诱导血栓形成来防止急性出血，然后使曲张静脉纤维化，而对食管周围组织的损害最小并且对全身的副作用最小。目前临床常用的硬化剂有 1% 乙氧硬化醇、3% 十四烃基硫酸钠、5% 乙醇胺油酸盐、鱼肝油酸钠和纯乙醇。其中乙氧硬化醇是当前世界上应用最普遍的硬化剂。硬化剂的剂量根据曲张静脉的大小而定，在每一根曲张静脉内注射 2 ～ 3 mL 硬化剂，每次硬化剂治疗的总量通常为 10 ～ 20 mL。注射部位有两种：曲张静脉内和曲张静脉旁。曲张静脉旁注射的目的是形成纤维组织覆盖曲张静脉。注射开始于距胃食管连接处 1 ～ 2 cm 处，只限于远端食管，除非有更近端的出血部位。

曲张静脉结扎是运用一个弹性橡胶带结扎食管曲张静脉，该法近年来受到推崇，是治疗及预防再出血较理想的手段。国外有报道，曲张静脉结扎在儿童比成人更安全和有效。结扎治疗可能避免或减少一些硬化剂治疗出现的普遍的并发症，包括发热、溃疡以及狭窄的形成。缺点是细小突出部显著的曲张静脉无法结扎。近年来，有采用曲张静脉结扎联合应用曲张静脉内、旁注射硬化剂的治疗，其疗效尚需进一步探讨。

3. 介入放射治疗

经颈静脉肝内门体分流 (TIPS) 是一种放射性治疗方法，可以暂时缓解食管静脉曲张。它是经颈静脉插入一个导管到肝静脉，在肝静脉和门静脉的分支产生一个肝内分流。这是一个快速降低门脉高压以及曲张静脉出血危险性的非常有效的方法。另外，对于顽固性腹水它也非常有效。TIPS 的主要问题在于出现脑病、分流的狭窄与闭塞。儿科运用 TIPS 主要见于曲张静脉出血经内镜治疗效果不佳，作为一个肝移植的过渡，或者是临床条件不能用其他方法的患者。

4. 外科治疗

儿童门脉高压症的两大外科治疗方法是门体分流和肝移植。在儿科，EPVO 是曲张静脉出血最常见的原因，通常伴进行性肝脏损害。因此，门体分流成为一种重要的治疗方式。一般地，脾肾远端分流用于儿科患者。分流术能降低门静脉压，但过大量的分流能过多地减少肝脏的门静脉血供，且术后肝性脑病发生率高。

肝移植对于门脉高压是一种确实有效的方法。在肝移植患者，再发曲张静脉出血是一个常见并发症，而在儿科患者，这通常是需要肝移植的主要原因。在儿童的进行性肝脏病变晚期，如 EHBA，肝移植可能是外科选择的治疗方法，同时 TIPS 可作为一种过渡方法。

第四节 功能性消化不良

功能性消化不良 (FD) 是指来源于胃十二指肠的消化功能障碍症状，即有持续存在或反复发作的上腹痛、腹胀、早饱、嗳气、厌食、泛酸、恶心、呕吐等，并可排除可解释该症状的器质性、全身性、代谢性疾病。据报道，每年有 20% ～ 30% 的人群有慢性或反复发作的消化不良症状，部分患者症状可严重或持久，从而影响其生活质量。功能性消化不良的患者主诉各异，又缺乏肯定的特异病理生理基础，因此，对这一部分患者，曾有许多命名，主要有功能性消化不良，非溃疡性消化不良，特发性消化不良，原发性消化不良，胀气性消化不良，上腹不适综合征，目前国际上多采用前三种命名，而"功能性消化不良"尤为大多数学者所接受。随着医学的发展，对功能性消化不良的认识得到明显提高，过去认为该病缺乏器质性病变的基础，现认为是一类独立的临床疾病。2006年新出台的罗马Ⅱ标准从分类上淡化了功能性和器质性的区别，并根据临床表现特点将FD分为两类：①餐后不适综合征(pPDS)；②上腹痛综合征(EPS)。

一、病因及发病机制

功能性消化不良的病因不明，其发病机制亦不清楚。目前认为是多种因素综合作用的结果。这些因素包括了饮食和环境、胃酸分泌、幽门螺杆菌感染、消化道运动功能异常、内脏感觉异常、脑肠肽、中枢神经与肠神经功能的紊乱，心理因素以及一些其他胃肠功能紊乱性疾病的参与，如胃食管反流行性疾病(GERD)、吞气症、肠易激综合征等。

(一) 饮食与环境因素

功能性消化不良患者的症状往往与饮食有关，许多患者常常主诉一些含气饮料、咖啡、柠檬或其他水果以及油炸类食物会加重消化不良。虽然双盲法食物诱发实验对食物诱因的意义提出了质疑，但许多患儿仍在避免上述食物并平衡了膳食结构后感到症状有所减轻。

部分功能性消化不良的患者会出现溃疡样症状，如饥饿痛，在进食后渐缓解，腹部有指点压痛，当给予制酸剂或抑酸药物症状可在短期内缓解。这些都提示这类患者的发病与胃酸有关。

然而绝大多数研究证实，功能性消化不良患者基础胃酸和最大胃酸分泌量没有增加，胃酸分泌与溃疡样症状无关，症状程度与最大胃酸分泌也无相关性。所以，胃酸在功能性消化不良发病中的作用仍需进一步研究。

(二) 慢性胃炎、十二指肠炎

功能性消化不良患者中有30%～50%经组织学检查证实为胃窦胃炎，欧洲不少国家将慢性胃炎视为功能性消化不良，认为慢性胃炎可能通过神经，体液因素影响胃的运动功能，也有作者认为非糜烂性十二指肠炎也属于功能性消化不良。应当指出的是，功能性消化不良症状的轻重并不与胃黏膜炎症病变相互平行。

(三) 幽门螺杆菌感染

HP是一种革兰阴性细菌，一般定植于胃的黏膜层表面。无症状成人中HP的感染率在35%以上，90%以上的十二指肠溃疡患者存在HP。铋剂加抗生素可以根除HP使组织学胃炎消退，还可以使溃疡的复发率从每年的80%以上降低至每年10%以下。所以HP是十二指肠球部溃疡和慢性胃窦炎的重要原因，这一点已基本明确。

但凡pylori慢性感染与功能性消化不良关系的研究结果差异很大。急性HP感染可引起一过性的恶心、腹痛和呕吐等症状，但尚无确切证据表明这种细菌可以引起慢性功能性消化不良。成人中功能性消化不良患者HP的阳性检出率在40%～70%，与人群流行病学结果相近。严格的对照研究未证实功能性消化不良患者HP感染率高于正常健康人。HP阳性和HP阴性者的胃肠运动和胃排空功能无明显差异。且HP阳性的功能性消化不良患者经根除pylori治疗后其消化不良症状并不一定随之消失。最近的一项研究提出，根治幽门螺杆菌从长期来说，可能对症状缓解有益，但不能立即生效。更进一步的研究还证实，pylori特异性抗原与功能性消化不良间不存在相关性，Pylori甚至其特异血清型CagA与任何消化不良症状或任何原发性功能性上腹不适症状均无关系。然而；儿童中的研究却发现功能性消化不良的pylori感染率明显高于健康儿童 *(P < 0.01)*，经抗HP治疗者消化不良症状可以消失。因此，pylori在功能性消化不良

中的作用还需做进一步的研究。

(四) 胃肠运动功能

现在许多的研究都认为功能性消化不良其实是胃肠道功能紊乱的一种。它与其他胃肠功能紊乱性疾病有着相似的发病机制。1990 年，一个由临床研究者组成的国际工作小组在罗马制订出一个有关胃肠道功能紊乱的分类标准，称为罗马标准。近年来随着对胃肠功能疾病在生理学方面 (运动 - 感觉)、基础学 (脑 - 肠作用)、精神社会学方面等的进一步了解，并基于其所表现的症状及解剖位置，罗马委员会又对此诊断标准进行了修订，制订了新的标准，即罗马 II 与罗马 III 标准。罗马 II 与 III 标准不仅包括诊断标准，亦对胃肠功能紊乱的基础生理、病理、神经支配及胃肠激素、免疫系统做了详尽的叙述，同时在治疗方面也提出了指导性意见。因此，罗马 II 与罗马 III 标准是目前世界各国用于功能性胃肠疾病诊断、治疗的一个共识文件。

该标准认为，胃肠道运动在消化期与消化间期有不同的形式和特点。消化间期运动的特点则是呈现周期性移行性综合运动。空腹状态下由胃至末端回肠存在一种周期性运动形式，称消化间期移行性综合运动 (MMC)。大约在正常餐后 4 ～ 6 小时，这种周期性、特征性的运动起于近端胃，并缓慢传导到整个小肠：每个 MMC 由 4 个连续时相组成：I 相为运动不活跃期；II 相的特征是间断性蠕动收缩，III 相时胃发生连续性蠕动收缩，每个慢波上伴有快速发生的动作电位 (峰电位)，收缩环中心闭合而幽门基础压力却不高，处于开放状态，故能清除胃内残留食物；IV 相是 III 相结束回到 I 相的恢复期。与之相对应，在各期还伴有胃酸分泌、胰腺和胆汁分泌。在消化间期，这种特征运动有规则的重复出现，每一周期约 90 分钟左右。空腹状态下，十二指肠最人收缩频率为 12 次 / 分，从十二指肠开始 MMC 向远端移动速度为 5 ～ 10 cm/min，90 分钟后达末端回肠，其作用是清除肠腔内不被消化的颗粒。

消化期的运动形式比较复杂。进餐打乱了消化间期的活动，出现一种特殊的运动类型：胃窦 - 十二指肠协调收缩。胃底出现容受性舒张，远端胃出现不规则时相性收缩，持续数分钟后进入较稳定的运动模式，即 3 次 / 分的节律性蠕动性收缩，并与幽门括约肌的开放和十二指肠协调运动，推动食物进入十二指肠。此时小肠出现不规则、随机的收缩运动，并根据食物的大小和性质，使得这种运动模式可维持 2.5 ～ 8 小时。此后当食物从小肠排空后，又恢复消化间期模式。

在长期的对功能性消化不良病的研究中发现，约 50% 的功能性消化不良患者存在餐后胃排空延迟，可以是液体和 (或) 固体排空障碍。小儿功能性消化不良中有 61.53% 胃排空迟缓。这可能是胃运动异常的综合表现，胃近端张力减低，胃窦运动减弱，胃电紊乱等都可以影响胃排空功能。胃内压力测定发现，25% 的功能性消化不良胃窦运动功能减弱，尤其餐后明显低于健康人，甚至胃窦无收缩。儿童中，FD 患儿胃窦收缩幅度明显低于健康儿。胃容量 - 压力关系曲线和电子恒压器检查发现患者胃近端容纳舒张功能受损，胃顺应性降低，近端胃壁张力下降。

部分功能性消化不良患者有小肠运动障碍，以近端小肠为主，胃窦 - 十二指肠测压发现胃窦 - 十二指肠运动不协调，主要是十二指肠运动紊乱，约有 1/3 的 FD 存在肠易激综合征。

除了胃与小肠，功能性消化不良患者还可能存在着其他方面的动力学异常。Margio 等应用超声波检测发现，有 30.7% 的患者存在胆道排空延迟。国内学者对 FD 儿童进行超声胃排空及餐后胆囊排空的检测发现，约 25% 的 FD 患儿在胃排空障碍的同时也存在餐后胆囊排空延迟。

肛内测压发现肛管静息压明显高于正常对照组，这表明功能性消化不良患者可能并非仅为胃部功能障碍，而是整个消化道平滑肌功能异常。

（五）内脏感觉异常

内脏高敏感是指引起内脏疼痛或不适的刺激阈值降低、内脏对生理性刺激产生不适感或伤害性刺激是反映强烈的现象。许多功能性消化不良的患者对生理或轻微有害刺激的感受异常或过于敏感。一些患者对灌注酸和盐水的敏感性提高；一些患者即使在使用了 H_2 受体拮抗剂阻断酸分泌的情况下，静脉注射五肽胃泌素仍会发生疼痛。一些研究报道，球囊在近端胃膨胀时，功能性消化不良患者的疼痛往往会加重，他们疼痛发作时球囊膨胀的水平显著低于对照组。

FGID 患者内脏高敏感型还表现在内脏 – 躯体牵涉痛的异常放大。约 50% 的 FGID 患者存在内脏 – 躯体牵涉痛异常放大现象。皮肤牵涉痛发生是由于内脏和皮肤感觉传入神经元均位于脊髓后角的缘故。FGID 患者存在脊髓后角神经致敏，大脑接受内脏从脊髓后角传来的信号时无法正确区分对来自内脏还是来自外周。

因此，内脏感觉的异常在功能性消化不良中可能起到了一定作用。但这种感觉异常的基础尚不清楚初步研究证实功能性消化不良患者存在两种内脏传入功能障碍，一种是不被察觉的反射传入信号，另一种为感知信号。两种异常可单独存在，也可以同时出现于同一患者。当胃肠道机械感受器感受扩张刺激后，受试者会因扩张容量的逐渐增加而产生感知、不适、疼痛，从而获得不同状态的扩张容量，功能性消化不良患者感知度明显低于正常人，表明患者感觉过敏。

（六）心理 – 社会因素

心理学因素是否与功能性消化不良的发病有关一直存在着争议。国内有学者曾对 186 名 FD 患者的年龄、性别、生活习惯、文化程度等进行了解并做了焦虑及抑郁程度的评定，结果发现 FD 患者以年龄偏大的女性多见，它的发生与焦虑、抑郁有较明显的关系。但目前尚无确切的证据表明功能性消化不良症状与精神异常或慢性应激有关。功能性消化不良患者重大生活应激事件的数量也不一定高于其他人群，但很可能这些患者对应激的感受程度要更高。所以作为医生，要了解患者的疾病就需要了解患者的性格特征、生活习惯等，这可能对治疗非常重要。

（七）其他胃肠功能紊乱性疾病

1. 胃食管反流性疾病 (GERD)

胃灼热和反流是胃食管反流的特异性症状，但是许多 GERD 患者并无此明显症状，有些患者主诉既有胃灼热又有消化不良。目前有许多学者已接受了以下看法：有少数 GERD 患者并无食管炎；许多 GERD 患者具有复杂的消化不良病史，而仅非是单纯胃灼热与酸反流症状。用食管 24 小时 pH 值监测研究发现：约有 20% 的功能性消化不良患者和反流性疾病有关。最近 Sandlu 等报道，20 例小儿厌食中，12 例 (60%) 有胃食管反流。因此，有充分的理由认为胃食管反流行性疾病和某些功能性消化不良的病例有关。

2. 吞气症

许多患者常下意识地吞入过量的空气，导致腹胀、饱胀和嗳气，这种情况也常继发于应激或焦虑。对于此类患者，治疗中进行适当的行为调适往往非常有效。

3. 肠易激综合征 (IBS)

功能性消化不良与其他胃肠道紊乱之间常常有许多重叠。约有 1/3 的 IBS 患者有消化不良症状；功能性消化不良患者中有 IBS 症状的比例也近似。

二、临床表现及分型

临床症状主要包括上腹痛、腹胀、早饱、嗳气、厌食、胃灼热、泛酸、恶心和呕吐。病程多在两年内，症状可反复发作，也可在相当一段时间内无症状。可以某一症状为主，也可有多个症状的叠加。多数难以明确引起或加重病情的诱因。

1989 年，美国芝加哥 FD 专题会议将功能性消化不良分为 5 个亚型：反流样消化不良、运动障碍样消化不良、溃疡样消化不良、吞气症及特发性消化不良。但后面的两型概念比较模糊，有的学者提出分成 3 型 (即前三型)。以后又采用的是 4 型分类：①运动障碍样型；②反流样型；③溃疡样型；④非特异型。

(一) 运动障碍样消化不良

此型患者的表现以腹胀、早饱、嗳气为主。症状多在进食后加重。过饱时会出现腹痛、恶心，甚至呕吐。动力学检查 50% ~ 60% 的患者存在胃近端和远端收缩和舒张障碍。

(二) 反流样消化不良

突出的表现是胸骨后痛、胃灼热、反流。内镜检查未发现食管炎，但 24 小时 pH 值监测可发现部分患者有胃食管酸反流。对于无酸反流者出现此类症状，认为与食管对酸敏感性增加有关。

(三) 溃疡样消化不良

主要表现与十二指肠溃疡特点相同，夜间痛，饥饿痛，进食或服抗酸剂能缓解，可伴有反酸，少数患者伴胃灼热，症状呈慢性周期性。内镜检查未发现溃疡和糜烂性炎症。

(四) 非特异型消化不良

消化不良表现不能归入上述类型者。常合并肠易激综合征。

但是，除了反流样消化不良，其他几种分类并无重要的临床意义。许多患者并不止归入一个亚型，而且这种分类与病理生理学紊乱和临床疗效无关。例如，动力障碍亚型的消化不良患者胃轻瘫的发生率并不比其他亚型高，促动力药对他们的疗效也并不一定好于其他亚型患者。然而，反流亚型的消化不良患者胃食管反流的发生率确实要高于其他亚型患者，且抗反流治疗效果更好。

在新颁布的罗马 III 标准中，将 FD 分为两个亚型。

1.餐后不适综合征 (FDS) 主要指每周数次，进常规量食物后出现饱胀、上腹胀气或餐后恶心或大量嗳气。

2.上腹痛综合征 (EPS) 该型主要指中上腹痛或烧灼感，不向胸部或其他部位放射，排气或排便后不能缓解。

三、诊断及鉴别诊断

(一) 诊断

对于功能性消化不良的诊断，首先应排除器质性消化不良。除了仔细询问病史及全面体检外，应进行以下的器械及实验室检查：①血常规；②粪隐血试验；③上消化道内镜；④肝胆胰超声；⑤肝肾功能；⑥血糖；⑦甲状腺功能；⑧胸部 X 线检查。其中①~④为第一线检查，⑤~⑧为可选择性检查，多数根据第一线检查即可基本确定功能性消化不良的诊断。此外，近年来开展的胃食管 24 小时 pH 值监测、超声或放射性核素胃排空检查、胃肠道动力检查手段在 FD 的诊断与鉴别诊断上也起到了十分重要的作用。许多原因不明的腹痛、恶心、呕吐患者往往经胃肠道压力检查找到了病因，这些检查也逐渐开始应用于儿科患者。

(二) 功能性消化不良的罗马Ⅰ诊断标准

罗马Ⅱ对小儿功能性消化不良的诊断采用了成人的标准，具体如下。

下列症状在 12 个月内至少出现 12 周，但无须连续。

1. 上腹部持续性或复发性疼痛或不适感。

2. 无器质性疾病的证据。

3. 排便后不缓解，大便的次数及形状无改变。

(三) 功能性消化不良的罗马Ⅲ诊断标准

1. FD 诊断标准

病程至少 6 个月，近 3 个月满足以下诊断标准且至少具备下列 1 个。

症状：①餐后饱胀；②早饱感；③上腹痛；④上腹烧灼感，同时无器质性原因可解释上述症状 (包括上消化道内镜检查结果)。

2. 餐后不适综合征诊断标准

病程至少 6 个月，近 3 个月满足以下诊断标准且至少具备下列 1 个症状：①每周发作数次，进常规量饮食后出现餐后饱胀；②每周发作数次，因早饱感而不能进常规量饮食。患者可同时具有：上腹胀气或餐后恶心或大量嗳气以及可同时具有 EPS 症状。

3. 上腹痛综合征诊断标准

病程至少 6 个月，近 3 个月满足以下诊断标准且需同时具备下列所有条件。

(1) 每周至少 1 次中度上腹痛或烧灼感。

(2) 疼痛间歇发作。

(3) 不向胸部或腹部其他部位放射。

(4) 排气或排便后不能缓解。

(5) 不符合胆囊及肝、胰、壶腹括约肌功能障碍标准。患者可同时具有：疼痛为烧灼样，但不是胸骨后；疼痛可在餐后诱发或减轻，但空腹时亦可发生；可同时具有 PDS 症状。

(四) 鉴别诊断

1. 胃食管反流行性疾病

功能性消化不良中的反流亚型与其鉴别困难，胃食管反流性疾病具有典型或不典型反流症状，内境证实有不同程度的食管炎症改变，24 小时食管 pH 值监测有酸反应，无内镜下食管炎表现的患者属于反流样消化不良或胃食管反流性疾病不易确定，但两者在治疗上是相同的。

2. 具有溃疡样症状的器质性消化不良

十二指肠溃疡，十二指肠炎，幽门管溃疡，幽门前区溃疡，糜烂性胃窦炎。在诊断功能性消化不良溃疡亚型前必须进行内镜检查以排除以上器质性病变。

3. 胃轻瘫

许多全身性的或消化道疾病均可引起胃排空功能的障碍，造成胃轻瘫。较常见的原因有糖尿病、尿毒症、结缔组织病。在诊断功能性消化不良运动障碍亚型时，应仔细排除其他原因所致的胃轻瘫。

4. 慢性难治性腹痛 CCIPA)

CTPA 患者 70% 为女性，多有身体或心理创伤史。患者常常主诉有长期腹痛（超过 6 个月），且腹痛弥散，多伴有腹部以外的症状。大多数患者经过广泛的检查而结果均为阴性。这类患者多数有严重的潜在的心理疾患，包括抑郁、焦虑和躯体形态的紊乱。他们常坚持自己有严重的疾病并要求进一步检查。对这类患者应提供多种方式的心理、行为和药物联合治疗。

四、预防

并非所有的功能性消化不良的患儿均需接受药物治疗。有些患儿根据医生诊断得知无病及检查结果亦属正常后，可通过改变生活方式与调整食物种类来预防。如建立良好的生活习惯，避免心理紧张因素，刺激性食物，避免服用非甾体类消炎药，对于无法停药者应同时应用胃黏膜保护剂或 H_2 受体拮抗剂。

五、治疗

（一）一般治疗

一般说来，治疗中最重要的是在医生和患者之间建立一种牢固的治疗关系。医生应通过详细询问病史和全面细致的体格检查取得患者的信赖。经过初步检查之后，应与患者讨论鉴别诊断，包括功能性消化不良的可能。应向患者推荐合理的诊断和检查步骤，并向患者解释他们所关心的问题。经过诊断性检查之后，应告诉患者功能性消化不良的诊断，同时向他们进行宣教、消除疑虑，抑制"过分检查"的趋势，将重点从寻找症状的原因转移到帮助患者克服这些症状。

医生应该探究患者的生活应激情况，包括患者与家庭、学校、人际关系及生活环境有关的事物。改变他们的生活环境是不太可能的，应指导患者减轻应激反应的措施，如体育锻炼和良好的饮食睡眠习惯。

还应了解患者近期的饮食或用药的改变。要仔细了解可能使患者症状加重的食物和药物，并停止使用它们。

（二）药物治疗

对于功能性消化不良，药物治疗的效果不太令人满意。目前为止没有任何一种特效的药物可以使症状完全缓解。而且，症状的改善也可能与自然病程中症状的时轻时重有关，或者是安慰剂的作用。所以治疗的重点应放在生活习惯的改变和采取积极的克服策略上，而非一味地依赖于药物。在症状加重时，药物治疗可能会有帮助，但应尽量减少用量，只有在有明确益处时才可长期使用。

下面介绍一下治疗功能性消化不良的常用药物。

1. 抗酸剂和抑酸剂

(1) 抗酸剂：在消化不良的治疗用药中，抗酸剂是应用最广泛的一种。在西方国家这是一种非处方药，部分患者服用抗酸剂后症状缓解，但也有报道抗酸剂与安慰剂在治疗功能性消化不良方面疗效相近。

抗酸剂（碳酸氢钠、氢氧化铝、氧化镁、三硅酸镁）在我国常用的有罗内、复方氢氧化铝、胃得乐、胃达喜、复方铝酸铋。这类药物对于缓解饥饿痛、返酸、胃灼热等症状有较明显效果。但药物作用时间短，须多次服用，而长期服用易引起副作用。

(2) 抑酸剂：抑酸剂主要指 H_2 受体拮抗剂和质子泵抑制剂。

H_2 受体拮抗剂治疗功能性消化不良的报道很多，药物的疗效在统计学上显著优于安慰剂。主要有西咪替丁 [20～30 mg/(kg·d)，分 2 次]；雷尼替丁 [5～7 mg/(kg·d)，分 2 次口服]；法莫替丁 [0.6～1 mg/(kg·d)，分 2 次口服] 等。它们抑制胃酸的分泌，无论对溃疡亚型和反流亚型都有明显的效果。

质子泵抑制剂奥美拉唑 0.6～0.8 mg/(kg•d)，每日口服一次，可抑制壁细胞 H^+-K^+-ATP 酶，抑制酸分泌作用强，持续时间长，适用于 H_2 受体拮抗剂治疗无效的患者。

2. 促动力药物

根据对照组的临床验证，现已肯定甲氧氯普胺 (胃复安)、多潘立酮 (吗丁啉) 及西沙必利对消除功能性消化不良诸症状确有疗效。西沙必利的优点是副作用较少。

(1) 甲氧氯普胺 (胃复安)：有抗中枢和外周多巴胺作用，同时兴奋 5-HT_4 受体，促进内源性乙酰胆碱释放，增加胃窦 - 十二指肠协调运动，促进胃排空。儿童剂量每次 0.2 mg/kg，3～4 次 / 日，餐前 15～20 分钟服用。因副作用较多，故临床应用逐渐减少。

(2) 多潘立酮 (吗丁啉)：为外周多巴胺受体阻抗剂，可促进固体和液体胃排空，抑制胃容纳舒张，协调胃窦 - 十二指肠运动，松弛幽门，从而缓解消化不良症状。儿童剂量每次 0.3 mg/kg，3～4 次 / 日，餐前 15～30 分钟服用。1 岁以下儿童由于血脑屏障功能发育尚未完全，故不宜服用。

(3) 西沙必利：通过促进胃肠道肌层神经丛副交感神经节后纤维末梢乙酰胆碱的释放，增强食管下端括约肌张力，加强食管、胃、小肠和结肠的推进性运动。对胃的作用主要有增加胃窦收缩，改善胃窦 - 十二指肠协调运动。降低幽门时相性收缩频率，使胃电活动趋于正常，从而加速胃排空。儿童剂量每次 0.2 mg/kg，3～4 次 / 日，餐前 15～30 分钟服用。临床研究发现该药能明显改善消化不良症状，且副作用少，故应用日渐广泛。

(4) 红霉素：虽为抗生素，也是胃动素激动剂，可增加胃近端和远端收缩活力，促进胃推进性蠕动，加速空腹和餐后胃排空，可用于 FD 小儿。

3. 胃黏膜保护剂

这类药物主要有胶体铋、硫糖铝、米索前列醇、恩前列素、十六角蒙脱石等。临床上这类药物的应用主要是由于功能性消化不良的发病可能与慢性胃炎有关，患者可能存在胃黏膜屏障功能的减弱。

4. 5-HT 受体拮抗剂和阿片类受体动剂

这两类药物促进胃排空的作用很弱，用于治疗功能性消化不良患者的原理是调节内脏感觉阈。但此类药在儿科中尚无用药经验。

5. 抗焦虑药

国内有人使用小剂量多塞平和多潘立酮结合心理疏导治疗功能性消化不良患者，发现对上腹痛及嗳气等症状有明显的缓解作用，较之不使用多塞平的患者有明显提高。因此，在对 FD 的治疗中，利用药物对心理障碍进行治疗有一定的临床意义。

第五节 幽门螺杆菌

幽门螺杆菌的发现及其相关胃十二指肠疾病的认识是近几年来胃肠病学领域中最大的研究进展之一，已对胃十二指肠疾病以及其他相关疾病的防治产生了深远的影响。幽门螺杆菌感染是人类最常见的慢性感染之一，其相关的胃十二指肠疾病如慢性胃炎、消化性溃疡、胃癌等均是常见病，严重危害人们的身体健康，引起了公众、医务界和政府有关决策部门的高度重视。经过 20 多年的努力，幽门螺杆菌及其相关疾病的研究已取得了很大进展。

一、幽门螺杆菌与参与疾病发生机制的相关因子

幽门螺杆菌是一种螺旋状、革兰阴性、微需氧性细菌，进入人胃底 pH 值环境中生长繁殖。人群中几乎有一半终身感染幽门螺杆菌，而只有 10% 的感染者发展为明显的临床疾病。多种因素被认为与幽门螺杆菌的毒力有关。

幽门螺杆菌的致病作用主要表现为：细菌在胃黏膜上的定植、侵入宿主的防御系统、毒素的直接作用及诱导炎症反应等间接作用而损害宿主组织。尿素酶、移行能力、黏附因子是幽门螺杆菌在胃上皮定植及致病的先决条件，而免疫耐受或免疫抑制可以帮助细菌在黏膜中持续生存。幽门螺杆菌引起宿主的炎症及免疫反应也是其致病作用的重要方面。

1. 尿素酶

所有幽门螺杆菌均产生大量的尿素酶，其产量占整个细菌蛋白的 6%，尿素酶将尿素分解为氨和二氧化碳，产生中和酸的"氨云"，从而保护细菌抵御胃酸的破坏。幽门螺杆菌尿素酶的作用为催化尿素水解为氨、二氧化碳和水，产物氨可中和胃酸，由此协助幽门螺杆菌在胃酸性环境中生存。组织损伤可为氨细胞毒的直接作用，或尿素酶诱导包括白细胞聚集及启动中性粒细胞活性氧反应等炎症反应的间接作用的结果。幽门螺杆菌的尿素酶主要为一种胞质酶，其作用为保护幽门螺杆菌抵御胃的酸性环境及在酸性环境下刺激细菌蛋白质的合成。在鉴定幽门螺杆菌菌株的 DNA 分子类型的研究中发现，尿素酶的结构基因 ureA、ureB、ureC 显示出广泛的限制位点多态性。

2. 移行能力

移行能力是幽门螺杆菌定植的首要条件之一，而幽门螺杆菌在黏性环境中也确实表现出很强的移行能力。鞭毛在幽门螺杆菌的移行中起主要作用，并存在于所有幽门螺杆菌菌株中。所以，鞭毛也是幽门螺杆菌定植及感染持续存在的首要条件之一。除参与幽门螺杆菌在局部定植及感染延续外，鞭毛还诱导促炎细胞因子分泌及增强幽门螺杆菌感染部位的炎症反应。

3. 黏附因素

黏附作用是幽门螺杆菌定植、刺激诸如 IL-8 等细胞因子分泌从而诱导炎症反应等致病作用所必需的。

4. 脂多糖

一般而言，表面暴露的脂多糖 (LPS) 分子在细菌与宿主的相互作用中起重要作用，它们也是有效的免疫调节因子和免疫系统潜在的刺激因子。

5.iceA 基因

iceA 是幽门螺杆菌与胃上皮细胞接触后诱导表达的基因，包括 iceAl、iceA2 两个等位基因，分别存在于不同的幽门螺杆菌菌株中。其中 iceAl 被认为与十二指肠球部溃疡的发生密切相关，而具有 igeA2 的幽门螺杆菌菌株与慢性胃炎的发生相关，因此被认为是幽门螺杆菌中的又一致病因子。

6. 空泡毒素

vacA 基因存在于所有幽门螺杆菌菌株的基因组中，但仅有 50% 的菌株能产生有活性的毒素。vacA 基因的表达产物为能使上皮细胞产生空泡变性的毒素蛋白，即被称为空泡毒素 (vacA)。vacA 为一分泌型蛋白毒素，与被感染胃上皮细胞的腐蚀有关，其引起靶细胞的空泡变性是通过干预细胞内膜的融合实现的。表达 vacA 的幽门螺杆菌菌株与消化性溃疡发生的关系更为密切。

7. 毒素相关基因蛋白

与 vac A 产生相对应出现的另一分子量为 128 000 的蛋白质－毒素相关基因蛋白 (cagA)，虽不直接表达毒素活性，但被认为与毒素的表达密切相关。cagA 阳性幽门螺杆菌为毒力菌株，与消化性溃疡、萎缩性胃炎、胃癌发生的关系极为密切。

二、幽门螺杆菌的传播

1. 传染源

人类是目前肯定的幽门螺杆菌传染源。首先，幽门螺杆菌能在人胃内生长和繁殖毋庸置疑，人胃是幽门螺杆菌的储存源。此外，幽门螺杆菌可以排出体外，但传染的载体尚不清楚。

2. 传播途径

(1) 口－口途径：幽门螺杆菌生存的适宜环境是胃，虽也有一些报道表明幽门螺杆菌可以生存于胃之外，但都是球形体，它不是幽门螺杆菌的活性形式，而是死亡的前奏。因此，胃可能是幽门螺杆菌唯一的长期栖居处。通过胃－口反流或呕吐，幽门螺杆菌可在口腔定植，存在于唾液，尤其是牙垢斑，使口腔成为直接或间接传播源。

在一项关于幽门螺杆菌传播的实验中，Lee 等用两种动物进行研究：Toproph-agon 鼠和幼犬。他们发现鼠不相互传播，而幼犬经常进行嘴－嘴接触，它们相互传播幽门螺杆菌。在人类，有报道表明，经常吸取或处理胃液，或嘴对嘴进行人工呼吸的医生可经此途径感染幽门螺杆菌。后续研究的血液转换证明了医生感染的幽门螺杆菌是从患者身上获得的，因为从医生和患者身上获得的幽门螺杆菌基因型是相同的。

儿童是幽门螺杆菌的易感人群，而最可能的传播途径就是口－口。西非儿童的幽门螺杆菌感染率高，可能是由于他们的母亲习惯于先将食物嚼碎后再喂孩子所致。我国是幽门螺杆菌感染率较高的国家，可能与幽门螺杆菌口－口途径传播有关。Dowsett 等人报道，对危地马拉农村 242 个家庭成员进行研究，应用 PCR 方法检测，发现 87% 的患者至少在口腔中的一处发现幽门螺杆菌，而大多数患者是在口腔多处发现幽门螺杆菌。同时发现 58% 的患者的示指指甲幽门螺杆菌阳性，而指甲与舌头幽门螺杆菌阳性相关。因此得出结论：口腔中携带幽门螺杆菌可能在感染传播中起重要作用，而手则是传播的工具。

(2) 粪－口途径：由于胃黏膜细胞的持续更新，幽门螺杆菌不断地脱落入胃腔。这样从胃液中很容易培养出幽门螺杆菌。任何出现在胃液的物质都能到达肠内，最终进入粪便。因此很容易想到幽门螺杆菌可通过粪-口途径传播。

粪便中检出幽门螺杆菌是对粪-口传播的有力支持。有研究结果表明，至少在某些情况下，幽门螺杆菌可以在粪便中具有活性，因此粪便可以是幽门螺杆菌的传染源。

正常人体中的十二指肠液对幽门螺杆菌有很强的杀菌作用，一般情况下幽门螺杆菌不可能通过这一屏障在大便中存活。目前的推测是：①大量饮水使十二指肠液稀释；②肠蠕动过快使幽门螺杆菌快速通过十二指肠；③使用药物使胆汁和胰液分泌减少。

(3) 胃-口途径：Leung 等是从呕吐物中分离出幽门螺杆菌的先驱者。近年 Galal 等对 21 例患者体外无缓冲胃液中的幽门螺杆菌生存做了研究，在 2 小时内采集的标本中，有 62% 培养成功，6 小时内有 42% 成功，24 小时内有 10% 成功。结果表明幽门螺杆菌可能通过呕吐物传播，尤其是儿童。

(4) 经医疗器具传播：医源性感染日益受到人们的重视。而在传播幽门螺杆菌方面，常用的胃镜及活检钳由于暴露于胃液或唾液，易被幽门螺杆菌污染引起幽门螺杆菌的传播。在检查幽门螺杆菌阳性者后，有 PCR 方法可发现 61% 的胃镜表面和钳道受幽门螺杆菌污染，活检钳污染更为严重。常规清洗用 70% 乙醇不能清除幽门螺杆菌，而用戊二醛浸泡可杀灭幽门螺杆菌。为了阻断医源性感染，必须彻底地严格地消毒胃镜及活检钳。

3. 易感人群

儿童是幽门螺杆菌的易感人群，这可能与儿童期胃酸分泌少、免疫功能低下等因素有关而且通过呕吐物的胃-口途径传播在儿童中显得尤其重要。卫生条件差、居住拥挤、儿童与父母或保姆同床等都是幽门螺杆菌感染的高危因素。消化科医护人员，特别是从事内镜检查的医务人员由于接触幽门螺杆菌阳性者的唾液、胃液的机会多而受感染的可能性较大，需注意防护。

三、幽门螺杆菌感染的诊断方法

诊断幽门螺杆菌感染的方法很多，根据是否需要做内镜检查分为侵入性和非侵入性两大类。尿素酶试验、组织学检查、培养、血清学试验、尿素呼气试验、PCR 等方法各有利弊，不少因素可影响诊断的准确性。

1. 尿素酶试验

快速尿素酶试验具有很高的诊断准确率，与培养和组织学检测等方法相比具有两个显著的优点：费用低和诊断速度快。

尿素酶试验有多种类型，如凝胶试验、纸试验和片剂试验。由于使用方法快速、经济，因而持续成为幽门螺杆菌重要的诊断方法。目前应用最广泛的快速尿素酶凝胶试验具有含尿素的标量缓冲琼脂和含制菌物质的 pH 值指示剂。根据该试验一般在内镜检查的当天即可识别由尿素酶存在而产生的阳性反应，其敏感性 93% ～ 97%，特异性 98%。在完成抗生素治疗后 4 周该试验可作为根除的依据。

2. 组织学检查

尽管有尿素呼气试验等准确诊断幽门螺杆菌的方法，但组织学检测仍作为诊断未治疗患者和治疗后患者幽门螺杆菌感染的金标准，其优点包括能够评估幽门螺杆菌感染、炎症程度和萎缩、肠化等相关病理改变，特异性高达 100%，缺点是敏感性差。

组织学检测幽门螺杆菌感染的可靠性依赖于胃活检标本的部位、数量、大小、病理改变、染色方法、染色及观察细菌的技术等因素。

3. 培养

培养是诊断幽门螺杆菌的金标准，但是仅少数实验室常规分离此细菌。由于费用高和费时，这一方法更多用于科研工作。

4. 血清学试验

血清学试验是一项有用的诊断幽门螺杆菌的非侵入性检测方法。患者无须做任何准备，此方法简便易行。

常用的血清学试验诊断技术主要有 4 种。

(1) 固相分析：使用最多且最为方便，主要是 ELISA 法。

(2) 凝集试验：乳胶或明胶凝集试验、协同凝集试验、血凝反应、细菌凝集反应。

(3)Western 印迹。

(4) 免疫反应：免疫层析、放射免疫、放射免疫沉淀分析、免疫莹光。

血清学试验的临床应用于：①诊断幽门螺杆菌感染；②证实幽门螺杆菌根除；③排除幽门螺杆菌感染；④检测毒力标志 (如检测 cagA、vacA、IgG 抗体)。

5. 尿素呼气试验

尿素呼气试验依赖尿素酶活性，检测所反映的是活动性幽门螺杆菌感染。尿素呼气试验阳性表明幽门螺杆菌的存在；但如近期服用过抗生素、铋剂、质子泵抑制剂可造成假阴性结果。在抗幽门螺杆菌治疗后，为证实根除应等待 4 周或 4 周以上复查才具可靠性。停用质子泵抑制剂后，也应等待至少 1 周，才能做细菌检测。

6. 聚合酶链反应试验

聚合酶链反应 (PCR) 技术在检测幽门螺杆菌中的应用正越来越广泛。尤其适用于标本中幽门螺杆菌过少或含大量正常菌群而使培养敏感性较低时。

诊断新方法：粪便幽门螺杆菌抗原测定。

幽门螺杆菌检测方法中最引人注目的是粪便抗原试验的发展，它具有快速、简便、标本易收集、阳性表明有活动性感染等优点。

幽门螺杆菌可从异便标本进行培养，但仅少数患者培养出活菌。由于细菌出现于所有粪便样本，从而使一种新的检测粪便细菌抗原为基础的非侵入性诊断试验成为可能。目前，检测粪便幽门螺杆菌抗原 (RpyloriSA) 的酶免疫试验已获得美国 FDA 批准用于消化不良症状的成年患者幽门螺杆菌感染诊断和治疗反应监测。本项试验不仅对筛选幽门螺杆菌感染患者有用，而且可作为治疗成功的一个早期指标。

四、幽门螺杆菌检测和治疗指征

(一) 幽门螺杆菌治疗共识

1990 年第 9 届悉尼世界胃肠病学会议推荐对复发性或出血性十二指肠溃疡患者进行根除幽门螺杆菌治疗，而当时胃溃疡患者并未在推荐治疗的行列中，这一观点被相继多次召开的有关幽门螺杆菌治疗的国际共识会议所沿用。通过反复的临床研究以及药物治疗的引入，人们对这一领域的了解逐渐趋向成熟，发现幽门螺杆菌确实能引起消化性溃疡，而且在根除感染后能预备溃疡的复发。1994 年，在美国召开了由国立卫生院 (NIH) 主办的幽门螺杆菌与消化性溃疡的共识会议，会上推荐对初发或复发的消化性溃疡患者均需要进行根除幽门螺杆菌的治疗和抗酸治疗。至 1996 年 Maastricht 共识会议上又扩大了推荐范围，包括极力推荐对十二指肠溃疡或胃溃疡 (包括活动期、静止期或缓解期接受抗酸药维持治疗的患者)、消化性溃疡伴出血、低度恶性的胃 MALT 淋巴瘤、无明显异常的胃炎，以及早期胃癌经内镜黏膜切除术等患者进行根除幽门螺杆菌治疗；建议对非溃疡性消化不良 (NUD)、有胃癌家族史、需长期接受质子泵抑制剂 (PPI) 治疗的胃食管反流病 (GERD)、目前正使用或打算使用非甾体类抗感染药 (NSAID)、曾做消化性溃疡手术以及本人要求接受治疗者进行根除细菌的治疗。相继召开的 1997 年有关幽门螺杆菌进展的国际消化卫生促进会议 (Digestive Health Initiative，DHI)，以及同年在新加坡举办的有关幽门螺杆菌治疗的亚太地区共识会议和 1999 年在中国海南举行的共识会议的推荐内容基本相似。

(二) 国际上提议的最新检测和治疗指征

虽然幽门螺杆菌在多数情况下属隐性感染，但目前仍认为幽门螺杆菌感染是一种具有很大危害性的可传播疾病。我们可将其分成数个阶段：无症状阶段是指幽门螺杆菌隐匿性感染；当发生萎缩性全胃炎时 (属癌前病变)，称为晚期幽门螺杆菌隐匿性感染性胃炎。目前主要推荐对症状性幽门螺杆菌相关性疾病进行根除治疗，仅少数情况下主张进行预防性根除治疗 (如胃癌或消化性溃疡家族史)。根除疗法的不足之处在于治疗的复杂性和副作用的发生，它使当今全球范围的杀菌行动变得不切实际。

五、儿童幽门螺杆菌感染

流行病学资料显示，50% 以上的成人幽门螺杆菌相关疾病患者是在儿童期感染了幽门螺杆菌，人的一生中感染幽门螺杆菌的最主要年龄阶段是在儿童期，尤其是生后最初几年内。

幽门螺杆菌在人群中的流行率与患者所居国家或地区的社会经济地位、家庭经济状况、年龄等因素有关。据报道，在西方发达国家和地区的儿童与青少年中一般很少有幽门螺杆菌定植，5 岁以下更少见。在法国，10 岁以内感染了幽门螺杆菌者约 3.5%，但与此相反的是在发展中国家人如阿尔及利亚、内比亚等 10 岁以下儿童的幽门螺杆菌感染率达 45% ～ 90%。我国儿童人群中幽门螺杆菌感染率与其他发展中国家相似，并随年龄递增，与社会经济状况和文化卫生水平呈现反比关系，即社会经济状况与卫生条件越差，幽门螺杆菌感染率越高。

六、儿童幽门螺杆菌的治疗

目前世界范围内有关儿童幽门螺杆菌感染的统一根治方案尚未确定，其主要原因为：①发达国家的小儿幽门螺杆菌感染发生率低；②有些人认为，幽门螺杆菌感染可能为自限性疾病；③由于其他疾病应用抗生素的机会提高；④在小婴儿，尽管根除了幽门螺杆菌，但复发率仍高，故治疗可推迟；⑤未合并十二指肠溃疡的患者，根除幽门螺杆菌后不显著改善症状。

由于大多数抗生素在胃内低 pH 值的环境中活性降低和不能穿透黏液层到达黏膜细胞表面细菌定植的部位，因此临床上幽门螺杆菌不易根除。目前尚无单一抗生素能够有效地根除幽门螺杆菌，因而采用联合方案共同治疗。

七、儿童常用的抗幽门螺杆菌药物

1. 抗生素

阿莫西林，每日 30 ～ 50mg/kg，分 2 ～ 3 次。

甲硝唑，每日 15 ～ 20 mg/kg，分 2 ～ 3 次。

替硝唑，每日 15 ～ 20 mg/kg，分 2 ～ 3 次。

呋喃唑酮，每日 3 ～ 5 mg/kg，分 2 ～ 3 次。

克拉霉素，每日 15 ～ 20 mg/kg，分 2 次。

2. 铋剂

胶体次枸橼酸铋剂 (CBS)，每日 6 ～ 8 mg/kg，分 3 次 (饭前口服)。不宜与牛奶、茶、咖啡、含乙醇饮料同服。服用本药后可见黑色大便，偶有恶心、呕吐等，停药后均可消失。长期大量服用可能发生可逆性的脑病、精神错乱、运动失调等。

3. 抗酸分泌药

(1) H_2- 受体拮抗剂 (H^2-RA)

西咪替丁，每日 20 ～ 30 mg/kg，每 12 小时 1 次或睡前 1 次口服。

雷尼替丁，每日 4 ～ 6 mg/kg，每 12 小时 1 次或睡前 1 次口服。

法莫替丁，每日 0.5 ～ 1 mg/kg，每 12 小时 1 次或睡前 1 次口服。

(2) 质子泵抑制剂 (PPI)

奥美拉唑，每日 0.6 ～ 0.8 mg/kg，每日清晨服用。

兰索拉唑，每日 0.5 ～ 1.5 mg/kg，每日清晨服用。

4. 根除幽门螺杆菌治疗方案

方案 1：质子泵抑制剂 (或 H^2- 受体拮抗剂)+ 两种抗生素。

PPI(或 H^2-RA)+ 克拉霉素 + 阿莫西林 ×1 周。

PPI(或 H^2-RA)+ 阿莫西林 + 甲硝唑 ×1 周。

PPI(或 H^2-RA)+ 克拉霉素 + 甲硝唑 ×1 周。

方案 2：铋剂 4 ～ 6 周 + 两种抗生素铋剂 + 阿莫西林 + 甲硝唑 ×2 周。

铎剂 + 四环素 + 甲硝唑 ×2 周。

铋剂 + 克拉霉素 + 甲硝唑 ×1 周。

方案 3：雷尼替丁枸橼酸铋替代方案 1 中的 PPI(H^2-RA) 或 PPI+ 方案两组成四联疗法，疗程 1 周。

八、如何选择治疗方案

方案因病种稍异：活动性消化性溃疡疼痛症状明显时，选用抗酸分泌剂为基础的方案。以疗效为主：抗生素中包含克拉霉素，可使 HP 根除率提高 10% ～ 20%。考虑经济问题：H_2-RA 或铋剂 + 两种抗生素。

短疗程：含克拉霉素的方案疗程为 1 周。

根除治疗失败者：可酌情更换敏感药物或适当增加抗生素 (克拉霉素、阿莫西林) 剂量与疗程。

九、如何避免耐药菌株的产生

严格掌握 HP 根除指征。

选择根除率高的方案。

治疗失败时，有条件者再次治疗前先做药敏试验，避免使用 HP 耐药的抗生素。倡导对各种口服抗生素的合理使用。

幽门螺杆菌感染是一慢性感染，临床根治较为困难。如治疗方案不当，既不能达到根除幽门螺杆菌的目的，又有诱发抗生素耐药的危险，所以寻找一个安全性大、根除率高、复发率低、疗程短的有效小儿幽门螺杆菌根治方案是目前迫切需要解决的问题。另外，由于幽门螺杆菌感染在儿童中相当普遍，因此无论从经济学角度或药物治疗的必要性和利弊方面考虑，如何规范治疗指征也是个亟待解决的问题。

十、幽门螺杆菌研究展望

自 1982 年澳大利亚学者 Warren 和 Marshall，首先从人胃黏膜中培养出幽门螺杆菌，并将其与胃十二指肠疾病的发病相联系以来，至今已有 20 余年了。在过去的研究中，累计发表的与幽门螺杆菌有关的论著有 14 000 余篇，其中最近 4 年中发表的论著达 6 400 余篇，这充分说明幽门螺杆菌仍是胃肠领域中的热门研究课题之一。未来若干年中幽门螺杆菌将继续成为研究热点之一。

十一、幽门螺杆菌的流行病学

幽门螺杆菌感染率在发达国家正在迅速下降，在一些发展中国家也将有不同程度的下降。感染率下降的主要原因可能与家庭人员数量减少、卫生经济条件的改善、根除幽门螺杆菌治疗普遍开展等因素有关。幽门螺杆菌传染源、传播途径将进一步得到明确，避免与传染源接触、切断传播途径、保护易感人群可能成为最经济有效地预防幽门螺杆菌感染的方法。

十二、幽门螺杆菌的治疗

随着人群中感染的耐药幽门螺杆菌菌株比率的上升，克服耐药性的研究将成为未来若干年幽门螺杆菌研究中的热点之一。目前四联疗法虽然可获得较高的"补救治疗"成功率(80% ~ 90%)，但方案复杂，难以普遍推广。未来治疗的发展方向还不清楚，除非有新的高效的根除幽门螺杆菌抗生素问世，否则治疗方案难有大的突破。幽门螺杆菌基础研究的进展有可能为临床提供更合适的治疗方法，包括幽门螺杆菌疫苗和针对幽门螺杆菌代谢所必需的某些基因功能的干预治疗。

十三、一些有争议的临床问题

幽门螺杆菌感染与功能性消化不良、GERD、服用 NASID 的关系尚未取得一致意见。这些都是临床上的热门问题，有必要做深入研究。

十四、幽门螺杆菌基因组研究

在微生物学发展史上有很多"黄金时代"目前我们正进入基因组时代，这将对幽门螺杆菌今后的研究带来重大影响。基因剔除 (knock-out) 技术的应用使我们能够研究靶基因的功能。微矩阵 (microarray) 技术和计算机技术的发展，使我们可以应用基因芯片 (genechip) 技术来研究幽门螺杆菌基因表达。

1. 蒙古沙土鼠模型的利用

幽门螺杆菌感染的蒙古沙土鼠可发生与人相似的慢性活动性胃炎、胃溃疡和胃癌，这是幽门螺杆菌研究中较为理想的动物模型，将为我们的研究提供更多帮助。

2. 宿主遗传因素的作用

如同其他微生物感染后一样，幽门螺杆菌感染后也可产生不同的临床结局。除了幽门螺杆菌因素外，宿主的因素越来越受到重视。双生子中研究结果提示，幽门螺杆菌感染遗传因素影响占 57%，共同的背景环境因素占 20%，非共同环境因素占 23%。首先明确的遗传与感染结局相关的基因是主要组织相容性复合体 (MHC)。幽门螺杆菌感染与 MHC 相关性的研究刚起步。

3. 疫苗研究开发

疫苗中有两个主要问题需要解决：①搞清楚宿主自然感染未产生免疫保护反应的确切机制；②明确参与免疫反应的所用相关因子，一些因子可能在自然感染的情况下不存在。这样就可针对性地设计疫苗，并容易对其有效性进行监测。对于幽门螺杆菌免疫的研究表明，还需要在确定疫苗候选抗原、开发有效的佐剂、明确胃免疫诱导位点、明确免疫保护机制等方面做更大的努力。

4. 组织病理学研究

基因微矩技术 (GMT) 与激光捕获显微镜 (LCM) 的联合应用可以提供对病变最敏锐的观察，LCM 允许在显微镜下移除微小片组织、单个细胞甚至细胞器，允许检测特殊类型的细胞，如上皮细胞、固有层细胞、神经、内皮和基底层细胞。LCM 和 GMT 自动化联合 (即 Taqnrnn) 的设备已上市，且迅速成熟。这样的方法将用于：①探查动物模型和人类幽门螺杆菌相关的所有疾病；②遗传上不同的幽门螺杆菌亚型感染与患者幽门螺杆菌感染后不同结局等方面关系的研究；③与胃黏膜炎症、萎缩、肠化、异型增生等相关的分子机制和遗传机制研究。

第六节 消化性溃疡

消化性溃疡主要是指胃和十二指肠黏膜及其深层组织的一种局部缺损，因溃疡主要是由于胃酸和胃蛋白酶对自身黏膜的消化而形成的，故称消化性溃疡。小儿消化性溃疡可分为继发性和原发性溃疡两大类。继发性溃疡大多为急性溃疡，主要是胃溃疡，新生儿和婴幼儿较易发生。原发性溃疡大多为慢性，以十二指肠溃疡为主，年长儿多见。急性溃疡病较慢性溃疡病发病率高，前者大约是后者的 2 倍。男女之比为 2：1 ～ 3：1。

溃疡的形成均与胃酸及胃蛋白酶对胃肠黏膜的自身消化作用有关。此外，消化性溃疡的发病与遗传、药物、烟酒、饮食习惯、精神因素、胃肠动力异常、胃肠激素调节失衡、全身某些疾病影响、幽门螺杆菌感染等诸多因素有关。

一、诊断依据

(一) 临床表现

小儿消化性溃疡临床表现多样，并无特异性，且年龄愈小，症状愈不典型。绝大多数表现为不规律的上腹隐痛，由于小儿胃黏膜柔嫩，轻度炎症或有溃疡形成则易并发出血，所以小儿溃疡易出现便血或呕血。不同各年龄阶段患者的临床表现各有其特点。

1.新生儿期

继发性溃疡多见，多属应激性溃疡，原发病常为早产儿伴窒息缺氧史、败血症、低血糖、呼吸窘迫综合征及中枢系统疾病。常急性起病，出现呕血、黑便。生后 2～3 日也可发生原发性溃疡。轻者可痊愈，重者可发生胃肠出血及穿孔。

2.婴幼儿期

继发性溃疡多见，胃和十二指肠发病率相等。多表现为急性起病，主要表现为反复呕吐、腹胀、呕血、黑便，甚至发生胃肠穿孔。

3.学龄前期及学龄期

以原发十二指肠溃疡多见，主要表现为反复发作脐周及上腹部疼痛、烧灼感，饥饿时及夜间多见发作。严重者可出现呕吐、便血、贫血，甚至穿孔，穿孔时疼痛剧烈并放射至背部和上腹部。也有仅表现为贫血、大便隐血试验阳性者。

(二) 辅助检查

1.粪便隐血试验

素食 3 天后检查粪便隐血试验，阳性者提示有活动性溃疡存在。

2.胃肠道 X 线钡餐造影

溃疡病 X 线征象有直接和间接两种，直接征象为胃和十二指肠龛影，是溃疡病的确诊依据；间接征象包括胃大弯侧痉挛性切迹、十二指肠壶腹激惹、充盈不佳、畸形等，对本病诊断有价值。X 线钡餐造影的诊断准确性为 60%，气钡双重造影小儿不能配合。急性溃疡较浅表，愈合较快，X 线检查易漏诊或误诊。

3.纤维胃镜检查

是确诊本病的最好方法，对消化性溃疡确诊率达 95% 以上。不仅对胃十二指肠病变局部形态可直接观察，还可取黏膜组织做组织学和细菌学检查。

消化性溃疡胃镜下所见为黏膜缺损呈圆形、椭圆形、线形、不规则形，底部平坦，边缘整齐，为白苔或灰白苔覆盖；或为一片充血黏膜上散在小白苔，形如霜斑，称"霜斑样溃疡"。根据胃镜下所见可分为如下三期。

(1)活动期：溃疡基底部有白色或灰白色厚苔，边缘整齐，周围黏膜充血、水肿，有时易出血；水肿消退，呈黏膜向溃疡集中。十二指肠溃疡有时表现为一片充血黏膜上散在小白苔，即霜斑样溃疡。

(2)愈合期：溃疡变浅，周围黏膜充血水肿消退，基底出现薄苔；薄苔是愈合期的标志。

(3)瘢痕期：溃疡基底部白苔消失，遗下红色瘢痕，以后红色瘢痕转为白色瘢痕，其四周黏膜呈辐射状，表示溃疡完全愈合，但仍可遗留轻微凹陷。

4.幽门螺杆菌检测

常用方法有胃黏膜组织做细菌染色涂片、细菌培养及尿素酶试验，血清学检测幽门螺杆菌的 IgG、IgA 抗体，PCR 法检测幽门螺杆菌的 DNA 等。但在小儿中尚未广泛开展。

二、治疗措施

消化性溃疡治疗目的：缓解症状，促进溃疡愈合，预防复发，防止并发症。

(一) 一般治疗

饮食规律，定时适当，食物宜软容易消化，避免过硬、过冷、过酸、粗糙的食物和酒类以及含咖啡因的饮料，改变睡前进食的习惯。避免精神紧张。尽量不用或少用对胃有刺激性的药物如非甾体类抗感染药和肾上腺糖皮质激素等药物。继发性溃疡应积极治疗原发病。

(二) 药物治疗

主要从三方面着手：①减少胃酸和胃蛋白酶的损害作用；②增强胃肠黏膜的防御能力；③清除幽门螺杆菌的侵袭作用。

1. 抑制胃酸的治疗

抑制胃酸的治疗是消除侵袭因素的主要途径，最常用的是 H_2 受体拮抗剂，有很好地抑制胃酸和抗溃疡作用。

(1) H_2 受体拮抗剂：雷尼替丁 $3 \sim 5$ mg/(kg·d)，每 12 小时 1 次或睡前 1 次口服，疗程 $4 \sim 8$ 周；西咪替丁 $10 \sim 15$ mg/(kg·d)，每 12 小时 1 次或睡前 1 次口服，疗程 $4 \sim 8$ 周；法莫替丁 0.9 mg/(kg·d)，睡前 1 次口服，疗程 $2 \sim 4$ 周。上述三种药物中以雷尼替丁疗效较好。一般认为，H_2 受体拮抗剂为相当安全的药物，严重的副作用发生率很低。最常见的有腹泻、头痛、嗜睡、疲劳、肌痛、便秘；其他少见的有泌乳，男性乳房发育 (雷尼替丁几乎无此副作用)；血清转氨酶升高 (主要见于大剂量静脉注射患儿)、血清肌酐升高；中性粒细胞减少、贫血、血小板减少；精原细胞破坏；静脉注射还可能引起心动过缓、低血压甚至精神错乱。新型的 H_2 受体拮抗剂尼扎替丁、罗沙替丁，儿科尚无临床用药经验。

(2) 质子泵抑制剂：质子泵抑制剂对胃酸分泌最后的步骤——壁细胞分泌膜内质子泵 (H^+-K^--ATP 酶) 活性具抑制作用，可明显减少任何刺激激发的胃酸分泌，并对幽门螺杆菌有一定抑制作用。奥美拉唑 (洛赛克)$0.6 \sim 0.8$ mg/(kg·d)，每天清晨顿服，疗程 $2 \sim 4$ 周，溃疡大多数能愈合。副作用有恶心、呕吐等，但较轻。由于本药抑酸作用很强，故一般不作为小儿消化性溃疡的首选药物，主要用于对 H_2 受体拮抗剂无效的难治性溃疡。兰索拉唑、泮托拉唑的药理作用与奥美拉唑相似，儿科尚无临床用药经验。

(3) 中和胃酸的药物：常用的有氢氧化铝凝胶、复方氢氧化铝片 (胃舒平)、铝碳酸镁 (胃达喜)、复方碳酸钙等，饭后 1 小时服用。片剂宜嚼 (或研) 碎后服用。此类药物有缓解症状和促进溃疡愈合的作用。但其疗效与剂量、服药时间、次数和疗程有关。临床上一般不单独应用，而与其他抗溃疡药物配伍使用，作为辅助治疗。目前多采用复合制剂，如复方氢氧化铝片和氢氧化铝凝胶。复方氢氧化铝片用法为：10 岁以下小儿每次 1 片，10 岁以上小儿每次 2 片，每日 3 次，口服，疗程 $6 \sim 8$ 周。

(4) 前列腺素拟似品：前列腺素具有细胞保护作用，强化胃肠黏膜防卫能力，但其抗溃疡作用主要在于其对胃酸分泌的抑制。米索前列醇 (喜克溃) 为前列腺素 E_1 衍生物，用法为每次 $100 \mu g$，每日 4 次，餐前和临睡前口服，6 周为一疗程。本品治疗效果大致相当于 H_2 受体拮抗剂，副作用较多，不作为常规治疗药物，主要用于非甾体类抗感染药服用者，预防和减少胃溃疡的发生。

(5)G 受体阻滞剂：丙谷胺主要用于溃疡病的后期，作为其他制酸药 (尤其质子泵抑制剂) 停药后的维持治疗，可抑制胃酸反跳，增进溃疡愈合质量，防止复发。用法为 0.2 g，每日 3 次，饭前 15 分钟服用，疗程 4 ～ 8 周。

(6) 抗胆碱能制剂：抗胆碱能制剂如阿托品、溴丙胺太林 (普鲁本辛) 等，主要是通过拮抗胃壁细胞的胆碱能受体，而抑制胃酸分泌。但单独应用不能促进溃疡愈合，且副作用大，疗效有限，一般不推荐应用，只能作为 H_2 受体拮抗剂或抗酸剂的辅助剂。此外，另一种新型的乙酰胆碱拮抗剂哌仑西平，对 M 胆碱受体有高度亲和力，能抑制胃酸分泌，缓解患儿疼痛，促进溃疡愈合。用法为：10 岁以下小儿每次 20 mg，10 岁以上小儿每次 40 mg，每日 2 次，早、晚餐前半小时服用，疗程 4 ～ 6 周，且副作用小。

2.强化黏膜防御能力

(1) 硫糖铝：该药为硫酸蔗糖和氢氧化铝的复合物，在酸性胃液中可形成多价阴离子胶体，与溃疡表面中的蛋白质结合形成保护膜而防止酸侵入，与胃蛋白酶结合降低酶活性，从而抑制其分解蛋白质的作用，也可刺激局部前列腺素 E_2 分泌和表皮生长因子释放聚集。疗效相当于 H_2 受体拮抗剂，常用剂量 10 ～ 25 mg/(kg·d)，分 4 次于餐前半小时口服，疗程 4 ～ 8 周。主要优点是安全，偶尔可引起便秘、恶心。该药分子中含铝，长期服用，尤其当肾功能不全时会引起铝中毒。

(2) 铋剂类药物：如胶态次枸橼酸铋钾 (CBS)、果胶酸铋钾、复方铝酸铋等。CBS 剂量为 6 ～ 8 mg/(kg·d)，分 3 次于餐前半小时口服，疗程 4 ～ 6 周。作用机制可能为隔离溃疡作用，保护黏膜；促进胃上皮细胞分泌黏液，抑制人体胃蛋白酶对黏液层的降解，促进前列腺素分泌，与表皮生长因子形成复合物，使生长因子聚集于溃疡部位，从而促进再上皮化和溃疡愈合，且具抗幽门螺杆菌作用。CBS 治疗消化性溃疡疗效与 H_2 受体拮抗剂相似，主要优点在于能减少溃疡的复发率。此可能与其对幽门螺杆菌的杀灭作用有关。铋剂可导致中枢神经系统不可逆转损害和急性肾衰竭，尤其是长期、大剂量应用铋剂。小儿应用时尤应谨慎，严格掌握剂量和疗程，最好监测血铋浓度。

(3) 柱状细胞稳定剂：麦滋林 -S(Marzulene-S)、替普瑞酮 (Teprenone)、吉洁酯 (Gefar-nate) 等。主要作为溃疡病的辅助用药。尤其与抗胃酸分泌类药物联合应用，有促进溃疡愈合作用，也用于溃疡病恢复期维持治疗，以促进溃疡愈合质量及胃黏膜功能恢复，防止复发。

(4) 呋喃唑酮：作用机制是抑制体内单胺氧化酶活性，提高体内多巴胺活性，从而抑制胃酸分泌、胃运动和扩张血管，维持胃黏膜完整性，对胃黏膜起保护作用。呋喃唑酮还能抑制幽门螺杆菌生长。剂量为 5 ～ 10 mg/(kg·d)，分 3 次口服，疗程两周。常可有恶心、呕吐、皮疹、末梢神经炎等副作用，从而影响其使用。注意本药不作为推荐用药。

3.抗幽门螺杆菌治疗

幽门螺杆菌是引起消化性溃疡的主要致病源，也是溃疡复发的重要原因。因此，近年来对溃疡病的治疗战略由过去的单纯抑酸转变为根治幽门螺杆菌感染，并主张对有幽门螺杆菌感染的消化性溃疡，不论是初发还是复发，除用抗酸治疗外，均需用抗幽门螺杆菌药物治疗。幽门螺杆菌阳性者要正规抗幽门螺杆菌治疗，临床上对幽门螺杆菌治疗有效的抗菌药物常用的有：CBS6 ～ 8 mg/(kg·d)，阿莫西林 (羟氨苄青霉素)50 mg/(kg·d)，甲硝唑 25 ～ 30 mg(kg·d)

或替硝唑 10 mg/(kg·d)，呋喃唑酮 5 ～ 10 mg/(kg·d)，克拉霉素 15 ～ 20 mg(kg·d)。由于幽门螺杆菌栖居的部位环境特殊性，不易被根除。单用一种药物不能取得较高的根治率，应采用多种药物联合治疗以达根治目的。H_2 受体拮抗剂和质子泵抑制剂与抗生素合用可提高抗生素活性。推荐以下几种方案供临床应用。

(1) 以质子泵抑制剂为中心药物的三联方案：①质子泵抑制剂 + 上述抗生素中的 2 种，2 周；②质子泵抑制剂 + 上述抗生素中的 2 种，1 周。

(2) 以铋为中心药物的三联、四联方案：① CBS 4 ～ 6 周 +2 种抗生素 (阿莫西林 4 周、克拉霉素 2 周、甲硝唑 2 周或替硝唑 2 周、呋喃唑酮 2 周)；② CBS 4 ～ 6 周 +H_2 受体拮抗剂 4 ～ 8 周 + 上述 2 种抗生素 2 周。

4. 治疗实施

(1) 初期治疗

H_2 受体拮抗剂或奥美拉唑 (质子泵抑制剂) 作为首选药物，硫糖铝 (黏膜保护剂) 也可作为第一线治疗药物。疗程 4 ～ 8 周。奥美拉唑更适用于年长儿及难治性溃疡。幽门螺杆菌阳性者要同时进行抗幽门螺杆菌治疗。

(2) 维持治疗：抗酸药物停用后可用柱状细胞稳定剂或丙谷胺维持治疗 2 周。对多次复发、症状持久不缓解，伴有并发症，合并危险因素如胃酸高分泌、持续服用非甾体抗感染药或幽门螺杆菌感染等的患儿，可予 H_2 受体拮抗剂或奥美拉唑长期维持治疗。①正规每日维持治疗：小剂量 H_2 受体拮抗剂或奥美拉唑睡前一次给药，疗程 1 ～ 2 年或更长。②间歇性全剂量治疗：患儿出现严重症状复发，或胃镜证实溃疡复发时，给予一个疗程全剂量治疗。③按症状需要自我监护治疗：当症状复发时，给予短疗程治疗，症状消失后停药。

(三) 手术治疗

如有下列情况，可根据个体情况考虑手术治疗：①消化性溃疡并发大出血，药物治疗无效；②合并有溃疡穿孔；③合并有幽门梗阻；④复发较频繁的难治性溃疡，经药物治疗效果不佳者。

第七节　小儿腹泻病

腹泻指每天大便排出量增加，通常与肠道水电解质转运被破坏而引起大便中水分含量增加有关。小儿胃肠道处理 285 mL/(kg·d) 液体而排出 5 ～ 10 g/(kg·d) 大便，如排大便量超过 10 g/(kg·d) 则为腹泻。急性腹泻病程在 2 周以内；迁延性腹泻病程持续或反复在 2 周至 2 个月；慢性腹泻病程持续或反复超过 2 个月。小儿腹泻又称腹泻病，是一组由多病原、多因素引起的以大便次数增多和大便性状改变为主要特点的儿科常见病。腹泻病是 5 岁以下儿童死亡的主要原因之一。及时、有效的诊断和治疗对于降低婴幼儿的病死率、避免小儿营养不良及生长发育障碍具有重要意义。

一、发病机制的再认识

绒毛是小肠的功能单位，使小肠黏膜的消化与吸收面积大大增加。绒毛顶部为高分化的吸收细胞，隐窝部为低分化的分泌细胞。正常情况下隐窝部细胞不断向顶部转移并成熟，使绒毛顶部的上皮细胞能持续不断的每 4 ～ 5 天更新 1 次。消化酶和负责电解质跨膜转运的转运蛋白均位于绒毛细胞的刷状缘膜上。病理情况下肠上皮细胞转移加快，酶活性降低，主动转运受损，引起营养物质消化吸收不良；由于肠黏膜受损，分泌增加，吸收减少，液体渗出至肠腔，因而丢失水和盐。腹泻病的发病机制有以下几种。

1. 渗透性腹泻

是由于在胃肠道产生大量非吸收性的溶质而引起。典型的例子如乳糖酶缺乏引起的乳糖不耐受，在小肠未被吸收的乳糖完整地到达结肠。结肠细菌分解未吸收的乳糖成短链有机酸，产生渗透负荷，引起水分分泌入肠腔。其他如蔗糖酶 - 异麦芽糖酶缺乏症、葡萄糖 - 半乳糖吸收不良等。如因摄入大量含有糖的碳酸盐饮料而超过肠黏膜的转运能力，或摄入不被吸收的镁盐或山梨糖醇，都会引起渗透负荷增加。另外，乳果糖是一种合成的治疗性糖，在小肠不被消化，也可引起渗透性腹泻。

2. 分泌性腹泻

分泌性腹泻的机制是细胞内介质如 cAMP、cGMP、Ca^{2+} 的激活，刺激隐窝细胞分泌 Cl^-，同时抑制氯化钠吸收。如霍乱和大肠埃希杆菌，肠毒素与肠细胞表面 GM1 受体特异性结合。毒素进入细胞，通过与刺激性 G 蛋白相互作用激活基底膜侧的腺苷酸环化酶，而导致细胞内 cAMP 增加。肠毒素性；人肠埃希杆菌在小肠产生热易感毒素 (LT) 和热稳定毒素 (ST)。热易感毒素与霍乱毒素相似，能与 GM1 表面受体结合而引起分泌性腹泻。其他如血管活性肠肽也可激活 G 蛋白受体而引起分泌面腹泻。

3. 离子转运蛋白的突变性缺乏

Na^+-H^+ 交换、Cl^--HCO_3^- 交换或 Na^+- 胆汁酸转运蛋白的先天缺乏，可致新生儿期的分泌性腹泻和不能生长。Cl^--HCO_3^- 交换缺陷引起的症状更为典型，临床上也更为常见。主要表现为腹泻、低氯性代谢性碱中毒、血清氯浓度低下、大便氯含量增加、尿中无氯、血钾低下、血 HCO_3^- 浓度增高。孕期常羊水过多。

4. 解剖表面积的减少

如短肠综合征，常继发于因坏死性小肠结肠炎、中肠肠扭转、小肠闭锁而导致的肠段切除。麦麸物质敏感性肠病 (teliac 病)，由于饮食中含有麦麸物质，使近端小肠黏膜受损，绒毛变扁平，绒毛上皮细胞的消化与吸收功能受到影响，以体液、电解质、大量营养素和微量营养素的丢失为特征。

5. 小肠动力功能改变

引起肠动力功能改变的因素包括营养不良、硬皮病、假性肠梗阻综合征、糖尿病。营养不良时常为低动力性，导致细菌过度生长而引起分泌性腹泻。

6. 肠道神经系统

肠道液体的吸收和分泌受交感神经、副交感神经和肠神经系统 (ENS) 的多重调控。ENS 是位于胃肠壁内的自主神经系统，呈网状结构，大约含 10 万个神经元，由肌间神经丛和黏膜下神经丛组成，前者控制胃肠运动，后者调节胃肠的分泌和吸收。ENS 含有 20 多种神经递质，其中乙酰胆碱、血管活性肠肽 (VIP) 和神经降压素等，可直接作用于肠细胞或间接作用于其他黏膜下神经元，促进肠液体分泌；而脑啡肽、生长抑素和神经肽 Y 等递质则可能通过抑制神经元活性，起到抗分泌或促进肠的水钠吸收作用。这些递质构成相互协同、相互拮抗的复杂网络，使肠道的水电解质吸收代谢处于相对平衡状态。当病原体感染肠道后，ENS 被继发性激活，通过增强肠道液体分泌效应而参与腹泻的发生。但对不同病原体感染，ENS 的激活和增强分泌的机制可能不尽相同，目前研究已发现了两种作用机制：一是通过肠壁内的神经反射作用；另一是刺激外来感觉神经的轴突反射，两者均可促进肠道液体分泌。

7. 非结构蛋白 -4(NSP4) 传统上认为，轮状病毒 (RV) 感染后破坏小肠绒毛上皮细胞的绒毛结构，从而引发渗透性腹泻和水、盐分泌及吸收失调性腹泻。然而，腹泻可发生在绒毛脱落之前，这提示早期腹泻与其他的因素相关。自 1996 年 Ball 等首次提出 RV 非结构蛋白 -4(NSP4) 可能是一种肠毒素以来，NSP4 在 RV 致病机制中的作用越来越受到重视。NSP4 包括一种称为肠毒素的结构，这种蛋白使细胞内 Ca^{2+} 聚积并引起细胞凋亡。肠毒素还引起 Cl^- 向细胞外流动增加并且减少细胞对 Na^+ 及 H_2O 的吸收，最终导致腹泻。

二、治疗的进展

1. 急性腹泻的治疗

急性腹泻的治疗原则是调整饮食，纠正水和电解质紊乱，控制肠内、外感染，加强护理，防止交叉感染和并发症。

(1) 饮食调整：母乳喂养的婴儿可继续哺乳，暂停辅食；人工喂养儿可喂米汤、稀释牛奶、代乳品，以后可由米汤、粥、面条逐渐过渡至正常饮食；呕吐严重者可暂禁食 4～6 小时 (不禁水)，待呕吐好转后可恢复喂食，由少到多、由稀到稠；对于高度疑为病毒性肠炎者，可暂停乳类喂养，改为豆制代乳品、酸奶等少乳糖食品或去乳糖奶粉，以减轻腹泻、缩短病程。腹泻停止后恢复营养丰富的饮食，两周后恢复正常进食量。

(2) 口服补液：用于预防脱水与治疗轻中度脱水。重度脱水伴休克、频繁呕吐者不用该方法。采用世界卫生组织推荐的口服补液溶液 (ORS)。在 8～12 小时内将累积损失补足，轻度脱水口服液量为 50～80 mL/kg，中度脱水为 80～100 mL/kg。继续损失量根据实际损失补给，此时可将 ORS 液加等量水稀释使用，丢多少补多少，以防止继续脱水。轻度脱水补液总量为 9.0～120 mL/kg，中度脱水为 120～150 mL/kg，重度脱水为 150～180 mL/kg。在此过程中一定要注意观察病情，如病情加重，即刻改为静脉补液。

(3) 静脉补液对严重脱水、酸中毒患儿或伴周围循环衰竭 (休克) 者及吐泻严重或腹胀的患儿必须静脉输液，以扩充血容量、纠正酸中毒，达到水电解质平衡，恢复机体正常生理功能。

第一天补液包括 3 个方面：①补充累积损失量；②补充继续损失量；③补充当日生理需要量。"三补"原则。在补液之前，要做好"三定"工作，做到心中有数。即：①定量：轻度脱水为 90～120 mL/kg、中度脱水为 120～156 mL/kg、重度脱水为 150～180 mL/kg；②定性：等渗性脱水补 1/2 张含钠液、低渗性脱水补 2/3 张含钠溶液、高渗性脱水补 3 张含钠溶液；一般来说，临床医生可以先按照等渗性脱水情况补液，然后再根据实验室检查来及时调整；③定时：如为重度脱水伴周围循环衰竭者则先扩容，以 2：1 等张含钠液 (2 份生理盐水加 1 份 1.4% 碳酸氢钠)20 mL/kg(总量＜ 200 ml)，在 30 ～ 60 分钟内静脉推注或快速滴注，改善循环。继续补液阶段在扩容后按脱水性质选用适当溶液，按总量的 2/3 扣除扩容量继续静脉滴注 (8 ～ 12 小时)，主要补充累积损失量，速度为 8 ～ 10 mL/(kg·h)，8 ～ 12 小时补完。脱水纠正后，补充继续损失量和生理需要量，速度为 5 mL/(kg·h)，12 ～ 16 小时补完。对于中度脱水无明显周围循环障碍者不需要扩容，可直接从纠正脱水开始补液。脱水纠正后可改用 ORS 继续补液；④纠正酸中毒：轻、中度酸中毒在扩容和补液后多可得到纠正，重度酸中毒者需用 1.4% 碳酸氢钠溶液纠正；⑤纠正电解质紊乱：患儿因腹泻、呕吐或进食差均有钾的丢失，在补液过后，血钾稀释，应及时补钾。通常在补液后肾功能改善，有尿排出时补钾。补钾总量按每天 0.15 ～ 0.3 g/kg 补充，静脉浓度不得超过 0.3%，静脉补钾宜慢，其时间不应少于 8 小时，一般应连续补充 4 ～ 6 天。能口服时改为口服补充。其他应注意监测、补充血钙和血镁，防止惊厥发生。出现低钙症状时可用 10% 葡萄糖酸钙 (每次 1 ～ 2 ml/kg，最大量：＜ 10 ml) 加等量葡萄糖溶液稀释后静脉滴注。低镁者用 25% 硫酸镁每次 0.1 mg/kg 深部肌内注射，3 ～ 4 次 / 天，症状缓解后停用；⑥第 2 天及以后的补液主要是补充继续损失量和生理需要量，并继续补钾、供给热量。继续损失量按"丢多少、补多少"、"随时丢、随时补"的原则，用 1/3 ～ 1/2 张含钠液补充；生理需要量按 60 ～ 80 ml/(kg·d) 计算，用 1/3，张含钠液补充。两者相加于 12 ～ 24 小时内均匀静脉滴注。

(4) 药物治疗：某些腹泻特别是轻度腹泻，实际上是宿主防御机制的一种表现，大都为自限过程，经过补液即可纠正。治疗中可加用肠黏膜保护剂，如蒙脱石粉 (商品名思密达) 和 (或) 微生态制剂。至于抗生素的应用，在水样便腹泻患儿 (约占 70%) 的治疗中，一般作为首选；如遇重症患儿、新生儿、体弱者，则应选用抗生素。对黏液脓血便患者 (约占 30%)，应于疾病初期选择广谱抗生素，待大便细菌培养和药敏试验结果回报后再进行调整。

2.迁延性和慢性腹泻的治疗

此类患儿常伴有营养不良和其他并发症，病情复杂，需采取综合治疗措施。应去除病因，预防和治疗水电解质、酸碱平衡紊乱，加强饮食调节并采用中西医结合方法加以治疗。

三、口服补液疗法

世界卫生组织 (WHO) 和联合国国际儿童基金会 (UNICEF) 推荐应用口服补液盐 (标准 ORS) 预防和治疗腹泻脱水。这种口服补液疗法即使没有接受专业训练，也可在家中方便地配制，因而得到广泛的推广和应用。30 余年临床实践证明，标准 ORS 适用于各种年龄、任何病因引起的腹泻，且具有有效、安全、简便、价廉等优点；前提是患者能饮水且脱水不是很严重。口服补液疗法 (ORT) 结合继续喂养，对纠正腹泻患者的脱水、降低发展中国家急性腹泻病死率做出了很大贡献。自从采用这种治疗方法后，死于严重腹泻的儿童数目已从每年 500 万人降至 130 万人，但问题仍很严重。标准 ORS 既不能降低腹泻的次数、减少粪便排出量，又不能缩短病程，导致人们仍广泛地使用抗腹泻药物抗生素，这些存在的问题促使人们致力于改良 ORS 研究，以寻求一种理想的 ORS。

ORT 的原理：ORT 是基于小肠上皮细胞的 Na^+ - 葡萄糖共同转运的吸收机制。小肠微绒毛上皮细胞刷状缘上存在 Na^+ - 葡萄糖的共同载体，只有同时结合 Na^+ 和葡萄糖才能转运。即使在急性腹泻时，这种偶尔转运功能亦不受影响。动物试验结果表明，ORS 中 Na^+ 和葡萄糖比例适宜，有利于 Na^+ 和水的被动重吸收。此外，溶液中含有一定量的钾和碳酸氢盐，可补充腹泻时钾的丢失和纠正酸中毒。

第八节　慢性腹泻与营养不良

婴幼儿腹泻是一种多病因、多因素引起的疾病，是儿科常见病。病程在 2 周以上为迁延性腹泻，2 个月以上则为慢性腹泻，迁延性、慢性腹泻可统称为慢性腹泻。慢性腹泻多由急性腹泻迁延不愈而引起吸收不良、营养不良、反复继发感染的临床综合征，多见于 5 岁以下小儿。因发病时间较长，不易控制，且长期腹泻易伴营养不良及消化、免疫功能低下，造成患儿消瘦，抵抗力下降，而形成恶性循环状态。在第三世界国家是困扰婴幼儿的难治性疾病之一，严重影响小儿体格与智力发育，是小儿腹泻病致死的重要原因，又称难治性腹泻病。因此，及时诊断和有效治疗慢性腹泻对于降低婴幼儿的病死率，避免小儿营养不良及生长发育障碍具有重要意义。对慢性腹泻患儿肠黏膜活检结果表明，小肠黏膜结构和功能持续损害及正常修复机制受损是小儿慢性腹泻迁延不愈的重要原因。

一、小肠解剖和生理因素

小肠是消化和吸收的主要部位。小肠黏膜刷状缘上具有许多消化物质不可缺少的酶类，使营养物质能充分地被消化；同时，食糜在小肠内停留时间较长（3～8 小时），小肠吸收面积巨大，加上小肠的蠕动和绒毛的运动，都使营养物质能与黏膜面保持密切的接触，为小肠黏膜充分吸收各种营养物质创造了有利条件。

二、消化和吸收的三个时期

1. 腔内期

营养物质经肠腔内消化酶的作用，使其理化性状变为准备吸收的状态。即指释放入十二指肠的胰酶对脂肪和蛋白质的水解以及脂肪被胆盐溶解。

2. 黏膜期

被部分消化的营养物质进一步在上皮细胞刷状缘水解、吸收到肠上皮细胞和准备运送出固有膜。包括：①刷状缘双糖酶对碳水化合物的水解；②单糖、脂肪酸、甘油一酯、小肽和氨基酸的上皮细胞转运；③三酰甘油和胆固醇在上皮细胞内形成乳糜微粒。

3. 运送期

已吸收的营养物质从固有膜经淋巴或门静脉血流运送到体循环。

这三个时期中任何一个环节受干扰都可引起一种或多种营养物质的消化和吸收不良。

三、各种营养物质吸收的部位

许多营养物质可被小肠全程吸收。近段小肠主要吸收脂肪酸、三酰甘油、部分单糖、铁、钙、镁、维生素（B_{12} 除外）；中段小肠主要吸收一部分单糖、大部分氨基酸；远段小肠主要吸收胆酸和维生素 B_{12}。

四、吸收转运的类型

营养物质通过小肠上皮细胞膜而吸收转运，共有 4 种机制，即主动转运、单纯扩散（即被动转运）、易化扩散和细胞内摄作用，前两种是主要的吸收转运机制。

五、三种主要营养物质的消化和吸收过程

1. 脂肪的消化与吸收

食物中的脂肪主要为长链三酰甘油，吸收部位主要在小肠上段，其消化吸收必须有胆盐、胰酶的协同作用。胆盐使食物中的脂肪乳化成微胶粒，使其与小肠黏膜的接触面大大增加，同时促进胰脂肪酶的分解。胰脂肪酶将长链三酰甘油分解为脂肪酸和甘油单酰，其产物少量直接经门静脉吸收，大部分进入肠黏膜细胞再酯化成三酰甘油。再酯化的三酰甘油与胆固醇、磷脂、β脂蛋白结合，形成乳糜微粒经由肠淋巴管吸收。中链三酰甘油水解速度快，不需要再酯化，而且在缺乏胆盐和胰酶时也能吸收。

2. 糖的消化与吸收

食物中的糖，在成人主要为淀粉，在婴儿主要为乳糖。淀粉为多糖，需先经淀粉酶分解为寡糖或双糖。乳糖为双糖，需经位于肠黏膜上的双糖酶将其分解为单糖而转运吸收。正常情况下，摄入的糖几乎全部在小肠内吸收。

3. 蛋白质的消化与吸收

胃蛋白酶可使食物中的蛋白质分解为腖，但蛋白质的消化吸收主要在小肠内进行。小肠中的肠激酶能使胰蛋白酶原激活为胰蛋白酶，后者与糜蛋白酶、弹力蛋白酶一起使腖分解为短链的肽类，然后在胰羟肽酶作用下进一步水解为小肽（二肽、三肽）和中性氨基酸，再经肠黏膜刷状缘肽酶水解为游离氨基酸经门静脉吸收。正常情况下，当食糜到达小肠末端时，氨基酸一般都已被吸收。

六、慢性腹泻的病因

慢性腹泻病因复杂，包括感染、过敏、酶缺陷、免疫缺陷、药物及先天畸形等。其中以急性感染性腹泻病未彻底治疗、迁延不愈最为常见。人工喂养、营养不良者患病率高。

常见病因有：①肠道感染：细菌、病毒、真菌、寄生虫，如蓝氏贾第鞭毛虫、微小隐孢子虫、肠黏附性或肠致病性大肠埃希杆菌感染等。②过敏因素：乳糜泻、牛乳和豆类等食物过敏。③肠吸收不良：急性感染性腹泻后肠致病原体对肠黏膜损害，先天性乳糖酶缺乏、葡萄糖－半乳糖吸收不良、继发性乳糖不耐受、先天性失氯性腹泻、先天性失钠性腹泻等。④药物诱发：服用泻药或滥用抗生素而致菌群紊乱。⑤绒毛萎缩：先天性绒毛萎缩。⑥机体免疫功能低下：联合免疫缺陷病、AIDS、自身免疫性肠病等。⑦肠易激综合征。

慢性腹泻引起消化吸收不良的原因可简单分成两类：①肠腔内因素，如胰腺、胆汁酸、肠道方面疾病；②黏膜因素，如黏膜转运、免疫、消化、分泌功能及膜完整性、黏膜面积、肠道解剖构造方面的改变。前者主要与消化过程有关，而后者与消化和营养物质的跨膜转运有关。许多情况下，两种因素常同时并存。不同年龄期的病因不同。

1. 婴儿期

胃肠道炎症后吸收不良综合征、牛奶或大豆蛋白不耐受、继发性双糖酶缺乏、囊性纤维样变等。

2. 幼儿期

慢性非特异性腹泻、继发性双糖酶缺乏、蓝氏贾第鞭毛虫病、胃肠道炎症后吸收不良综合征、麦麸物质敏感性肠病、囊性纤维样变等。

3. 学龄期

肠易激综合征、炎症性肠病、蓝氏贾第鞭毛虫病、乳糖不耐受等。

七、慢性腹泻的病理与病理生理

各种病因引起腹泻的发病机制虽不相同，由于病情均为迁延不愈，所以病理反应和营养并发症相似。其病理生理机制有以下几点。

1. 由于多种因素所致的肠黏膜受损、肠细胞溢出、脱落增加、隐窝上皮细胞更新加速，黏膜再生时间不足，使绒毛萎缩，营养物质吸收、分泌及重吸收能力受损而导致吸收不良，同时肠道黏膜屏障受损、免疫力低下，使病情迁延；肠黏膜萎缩，酶活性降低。各种胃肠激素 (如胃泌素、胰多肽、胆囊收缩素等) 产生减少，致黏膜营养作用降低；腹泻导致大量蛋白质及其他营养物质丢失，使营养不良状态持续，黏膜生长恢复不良；蛋白质不足引起继发性胰腺功能不良；细菌过度生长，尤其十二指肠内厌氧菌和酵母菌过度繁殖，大量细菌对胆酸的降解，使游离胆酸浓度大为增加，损害小肠细胞，同时也阻碍脂肪微粒形成。

2. 腹泻与营养不良互为因果形成恶性循环

慢性腹泻常因为呕吐、厌食、腹泻使营养摄入不足，吸收减少，丢失增加。由于营养素缺乏，使胃黏膜萎缩，胃液酸度降低，使胃杀菌屏障作用明显减弱，胃液和十二指肠液中的细菌和酵母菌大量繁殖，十二指肠和空肠黏膜变薄，肠绒毛萎缩、变性，细胞脱落增加；双糖酶，尤其是乳糖酶活性及刷状缘肽酶活性降低，以至持续性对碳水化合物不耐受，加上小肠吸收面积减少，引起各种营养物质的消化吸收不良。

3. 免疫系统改变

细胞免疫功能低下，分泌型抗体、吞噬细胞功能和补体水平均降低，因此增加了对病原和食物蛋白抗原的敏感性。另外，由于肠吸收不良可降低微量元素铁、锌、硒的吸收和生物活性；而使 T 淋巴细胞功能受抑制，同时导致维生素 A 和维生素 D 摄入不足及吸收障碍，进一步使免疫功能减弱，造成病情迁延不愈或反复感染。

4. 慢性腹泻的病理变化

电镜显示绒毛萎缩呈嵴状、脑回状，严重者为扁平状，表面坏死或微小溃疡；小肠细胞质溢出增加，呈泡状或囊泡状；由于胞质溢出，失去与邻近细胞的联系而被排出，使细胞脱落增加；上皮细胞表面微绒毛改变，使微绒毛暴露、缩短、破损、稀疏及排列紊乱；未成熟上皮细胞增加，呈柱状，微绒毛稀少，胞质内大量游离核糖体，内质网减少、发育不全，细胞核相对减少；细胞器的病变有溶酶体 (多管体、自噬体) 和线粒体增多、肿胀，以及内质网肿胀，游离糖体增加，有的可见空泡变性。

八、慢性腹泻的营养障碍

生长障碍和体重下降占慢性腹泻患儿的 80%。体重下降是营养需要与供给之间不平衡的结果。体格生长的额外需要使小儿容易受到摄入不足的影响，并使营养补偿更为困难。慢性腹泻患儿的生长障碍几乎都是由于营养不良造成，而不是由于内分泌紊乱所致。用通常的激发试验测定患儿生长激素水平的结果正常，血清中类胰岛素生长因子I(IGF-1)的水平低，反映了患儿的营养状况，这一激素的分泌是身体对生长激素的反应，它是参与生长过程的重要物质。因营养不良导致生长障碍的患儿体内IGF-1水平低，但在营养缺乏得到纠正后即迅速恢复正常，这些患儿的生长障碍也迅速逆转。由于经肠道的丢失增多，吸收不良和药物的副作用，特殊配方膳食的供给不足等因素的联合作用，可引起营养素缺乏，常见的为矿物质和维生素缺乏，如：微量元素锌、镁、硒，维生素A、维生素E、硫胺素、核黄素B族、维生素、烟酸等。

九、慢性腹泻的治疗

治疗的首要原则是继续摄入合适的营养素以维持正常的生长与发育。同时要评估身高、体重和营养状态。要是这些指标都正常而大便检查未见脂肪，首先要考虑慢性非特异性腹泻。慢性非特异性腹泻常见于看起来发育良好的1～3岁幼儿，也称幼儿性腹泻。大便为棕色、水样便，有时含有未消化食物残渣。其致病因素包括过量摄入碳酸饮料、过量摄入果汁而引起的非消化性碳水化合物吸收不良、脂肪摄入不足等。若饮食习惯显示患儿摄入果汁过量的话，应相应减少果汁量。山梨糖醇为非吸收性糖类，苹果、梨及梅汁中都含有这种物质，可引起幼儿性腹泻。白葡萄汁是最好的替代物。食物中脂肪摄入量对慢性腹泻有一定影响。要是患儿的脂肪摄入受到严格限制，不妨把脂肪摄入量提升到占每天总热卡40%。根据患者情况，选用合理的治疗方法。

1. 积极做好液体疗法和治疗

脱水，纠正水电解质、酸碱平衡紊乱。

2. 继续饮食，及时调整饮食结构

慢性腹泻病患儿均有不同程度的营养障碍，因此需继续喂养，而让胃肠道"休息"的概念是有害的。尽早给予胃肠道喂哺，有助于小肠绒毛形态学改变，双糖酶活力的恢复。同时，对慢性腹泻患儿，适当增加膳食中的脂肪，有利于病情的改善，因为脂肪供给充足的能量，而且通过胃肠道激素的作用，抑制了肠的蠕动和排空。母乳喂养者继续母乳喂养。人工喂养时，如患儿不满6个月，用牛奶加等量米汤或水稀释，2天后恢复正常饮食，或改用酸奶。

6个月以上患儿，可用已习惯的日常饮食，选用稠粥、面条，并加些熟植物油、蔬菜、肉糜或鱼糜等，但需由少到多。若腹泻继发于碳水化合物不耐受，可试验性减少乳糖或蔗糖的摄入。乳糖酶有助于糖消化。若腹泻仍持续存在，可试用去乳糖或去蔗糖的饮食。如腹泻仍不改善，要考虑是否由于食物蛋白过敏引起的过敏性腹泻，改用其他种类含蛋白饮食，或要素饮食。

3. 要素饮食

即肠道内营养疗法，这种饮食主要含有已消化的氨基酸或水解蛋白、葡萄糖或蔗糖、中链脂肪，仅需极少肠腔内和黏膜表面绒毛上的消化，即使在严重黏膜损害和胰消化酶缺乏的情况下仍可吸收与耐受，适用于吸收不良综合征患儿。本方法简单易行，价格便宜，符合人体生理状态，是肠黏膜损伤者最理想的食物。要素饮食有多种，根据蛋白质、碳水化合物、脂肪来源，结合患儿的状况不同而选用。常用的有Pregestimil、Vivonex等，近来也有推荐Alimentum，其蛋白质为水解酪蛋白。国内也有市售的，如小安素。应用浓度与用量均就患儿临床状态而定。当腹泻停止，体重增加，可逐步恢复普通饮食。

没有条件的地方，可自制要素饮食(modular diet，MD)。以鸡肉为蛋白质来源，玉米面与

蔗糖 (约 1 ∶ 1) 为碳水化合物来源,以 50% 葵花子油为脂肪来源。玉米面加水 700 mL,搅拌煮沸混匀后再煮 5 分钟。1 份葵花子油加 1 份水加乳化剂混匀制成 50% 葵花子油。煮烂的鸡肉糜加蔗糖、50% 葵花子油、玉米面,加水至 1 000 mL,再搅拌煮沸 5 分钟。再加入各种电解质、矿物质,灭菌后分装冰箱保存。100 mL 中各种物质的量相应为:10 g 鸡肉、7 mL、50% 葵花子油、5 g 蔗糖、6 g 玉米面。开始服用时适当稀释 (1/2 ∼ 2/3),耐受后慢慢提高浓度。

4. 静脉

少数严重病例口服营养物质不能耐受,可采用静脉高营养,又称为肠道外营养疗法。也适用于坏死性小肠结肠炎、伪膜性肠炎、严重的难治性腹泻等。静脉营养对提高危重患儿救治成功率和小儿生存质量确有显著作用。

常用的静脉用营养制剂:

(1) 氨基酸:是蛋白质基本单位,小儿用氨基酸制剂增加了支链氨基酸、酪氨酸、半胱氨酸、牛磺酸和精氨酸,减少了蛋氨酸和苯丙氨酸。高氨基酸血症和高氮质血症时禁用。复方结晶氨基酸用量:新生儿及婴儿从 0.5 g/(kg·d) 小量开始,递增至 2.5 ∼ 3 g/(kg·d),稍长儿 1.5 ∼ 2 g/(kg·d)。

(2)10% 脂肪乳剂:较少容积的等张液可供给人体所需要的大量能源。脂肪代谢严重障碍和脂肪运输失常者禁用;血小板减少、肝肾功能不全及严重感染时慎用。用量:1 ∼ 2 g/(kg·d),第 3 天起可增至 2 ∼ 4 g/(kg·d),最大量不超过 4 g/(kg·d)。

(3) 碳水化合物:葡萄糖是非蛋白质热能的主要来源,也是引起渗透作用的主要因素;从周围静脉输注浓度超过 1.0% 能引起静脉炎。用量:葡萄糖 12 ∼ 15 g/(kg·d),一般占总能量的 45% ∼ 50%。

(4) 维生素和微量元素:微量元素铁、锌、硒及维生素 (A、D 和 B 族) 等是必需的。

液体 120 ∼ 150 mL/(kg·d),热卡 209.3 ∼ 376.8 J/(kg·d)。通过外周静脉 24 小时均匀输入,症状好转后改口服。配制方法是先将电解质 (不包括磷制剂)、维生素、微量元素加入葡萄糖溶液后装入营养袋,然后加入氨基酸,最后加入脂肪乳,边加边混匀。小儿静脉营养的并发症较成人更为严重和广泛,特别是未成熟儿和新生儿,主要是与插管和代谢有关:①感染,如败血症、液气胸、血栓形成、静脉炎、灶性心内膜炎;②周围水肿和肺水肿;③大量葡萄糖引起肝脏脂肪浸润、糖尿、渗透性利尿、脱水电解质失衡;④过量氨基酸导致氮质血症;⑤严重感染患儿及未成熟儿滴注脂肪乳后,易发生脂肪超载综合征;⑥还可发生叶酸缺乏、血小板减少、中性粒细胞减少。随着静脉高营养技术的更新和营养液配制的改进,静脉营养的并发症必将进一步减少。

5. 药物治疗

(1) 微生态制剂:目的在于恢复肠道正常菌群,重建肠道天然生物屏障保护作用。如妈咪爱、乐托尔、金双歧、双歧三联活菌等。

(2) 肠黏膜保护剂:如蒙脱石散剂 (思密达),双八面体蒙脱石为其主要成分,因其对消化道黏膜具有很强的覆盖能力,并通过与黏液糖蛋白的相互结合,促进黏膜屏障上皮细胞的再生与修复,同时能有效吸附并清除致病的细菌、病毒。

(3) 抗分泌药物:消旋卡多曲颗粒 (杜拉宝),它是一种外周脑啡肽酶抑制剂,可直接抑制肠道过度分泌，减少体内水电解质流失，而不影响正常水盐吸收。如以水样便为主，考虑为分泌性腹泻时，可选用。

(4) 抗生素：应慎用，仅用于分离出特异病原的感染，并依据药物敏感试验结果选用。要是怀疑小肠细菌过度生长，要考虑外科、药物和营养支持。如有旋转不良或部分小肠梗阻要采用外科治疗。

(5) 补充微量元素和维生素：如锌、铁，维生素 A、维生素 C、维生素 B_1、维生素 B_{12} 和叶酸等。

(6) 中医中药，辨证施治：如沉香散、肠炎宁等。

十、锌与腹泻病

锌是一种广泛存在于体内，且具有多种作用与功能的微量元素，在细胞的增生与分化的基本过程中起着重要作用。锌参与维持离子通道和生物膜的完整性，参与酶的合成与激活，参与激素的合成与分泌，促进糖、氨基酸和脂类代谢，促进生长发育，促进创伤愈合，提高机体免疫功能。在腹泻期间及腹泻后常导致锌缺乏，其原因可能是摄入减少和大便中排泄增加。WHO 建议急性腹泻病患儿每天服 10～20 mg 锌（＜6 个月，10 mg/d；＞6 个月，20 mg/d），疗程 10～14 天。据报道，补锌治疗后可减少粪便排出量、减少腹泻的次数、缩短病程，并在随后的 2～3 个月中腹泻发病率下降。对迁延性腹泻患儿进行补锌治疗后，其尿 Zn/Cr 值增禽接近正常儿童水平，即可使体内锌恢复正常，同时腹泻好转。其疗效可能与以下因素有关：①锌有利于肠黏膜对水和钠的重吸收，使水和电解质的分泌减少。②有利于肠道功能的恢复及肠上皮的再生，改善锌缺乏者肠黏膜的结构和完整性。③增加肠上皮细胞刷状缘的酶水平及活性，因为锌是多种酶的辅酶。④增强抗感染的免疫能力，动物研究表明，锌可提高细胞免疫反应及增加肠道分泌性 JgA 的分泌。⑤维生素 A 是维持黏膜正常状况的重要物质，缺乏时可使黏膜抵抗力下降，易发生感染，且经久不愈，严重时引起蛋白质合成障碍，而这一过程依赖于锌。因此，补锌有利于此过程的顺利进行，有利于肠道功能的恢复。

迁延性、慢性腹泻是一个复杂的病理生理过程，与许多因素有关。腹泻病导致死亡大多与营养不良有关，与单纯锌缺乏无关。一般认为，对迁延性、慢性腹泻患儿，尤其是伴营养不良者，应常规补锌。在急性腹泻时是否照搬 WHO 补锌的方案？慢性腹泻时补锌的量及疗程？常规补锌是否会带来副作用等问题有待于进一步验证。

第九节 消化道出血

一、概述

小儿消化道出血在临床上并不少见，就体重和循环血量而论，儿童患者出血的危险性比成年人高，故迅速确定出血的病因、部位、出血量和及时处理，对预后有着重要意义。

根据出血部位的不同，可将消化道出血分为上消化道出血、下消化道出血。上消化道出血系指屈氏 (Treitz) 韧带以上的消化道，如食管、胃、十二指肠后或胰、胆等病变引起的出血；下消化道出血是指屈氏韧带以下的消化道，如小肠＞结肠、直肠、肛门的出血。据统计，小儿消化道出血 80% 位于上消化道，20% 位于下消化道。小儿消化道出血病因很多，约 50% 为消化道局部病变所致，10% ～ 20% 为全身疾病的局部表现，另 30% 左右病因不易明确。近年来，随着内镜及选择性腹腔动脉造影等技术的开展和应用，小儿消化道出血的诊断率明显提高，治疗效果也得到显著改善。

二、消化道出血诊断的临床思路

（一）呕血、黑便

1.定位

呕血代表幽门以上出血，呕血颜色取决于血液是否经过酸性胃液的作用。若出血量大、出血速度快，血液在胃内停留时间短，如食管静脉曲张破裂出血，则呕血多呈暗红色或鲜红色；反之，由于血液经胃酸作用而形成正铁血红素，则呈咖啡色或棕褐色。呕血常伴有黑便，黑便可无呕血。黑便代表出血来自上消化道或小肠，大便颜色呈黑色、柏油样，黑便颜色受血液在肠道内停留时间长短影响，当出血量较大、出血速度较快、肠蠕动亢进，粪便可呈暗红色甚至鲜红色，酷似下消化道出血；相反，空、回肠出血，如出血量不多、在肠内停留时间长，也可表现为黑便。

2.诊断思路

(1) 出血前有剧烈呕吐或腹内压骤然升高 (如剧烈咳嗽、用力排便等)，呕吐物初为食物，后为鲜血，多为食管贲门黏膜撕裂症。

(2) 慢性上腹痛：每年深秋至次年春末发作，多有典型节律性痛，且出血前数日疼痛加剧，多为消化性溃疡病。

(3) 既往有肝炎病史，表现黄疸、蜘蛛痣、肝掌、脾大和腹水，要考虑肝硬化或肝癌致食管胃底静脉曲张破裂出，血，多表现为喷射性呕血。

(4) 颅脑外伤、脑出血、大面积烧伤、败血症、多脏器衰竭后发生呕血或黑粪，要考虑应激性溃疡。此溃疡多在病后 2 ～ 15 天发生，一般多发，出血为其主要表现且不易控制，预后差。

(5) 长期服用非甾体抗感染药、类固醇激素、阿司匹林、华法林等药物发生出血，多为药物性溃疡或急性糜烂性胃炎所致。

(6) 同时伴有其他部位出血、贫血、肝脾大、发热、骨痛，要考虑白血病的可能。

（二）便血

1.定位与出血速度

大便呈鲜红或深红褐色，出血部位多位于结肠，但是在上消化道大量出血时，由于血液有轻泻作用，会缩短排泄时间，使得大便呈鲜红色。大便性状也受出血量、出血速度的影响，出血量大、出血速度快，大便呈稀糊状；出血量少、出血较慢，则大便成形。

2.诊断思路

(1) 间断小量排暗红色血或鲜血，血附于粪便表面，不和便相混，要考虑肠息肉。

(2) 有不洁饮食史或痢疾患者接触史，夏秋季节发病，起病急，发热，腹泻、脓血便，并伴有里急后重，要考虑细菌性痢疾。

(3) 如伴有低热、盗汗、乏力和腹痛，肠结核可能性大。

(4) 长期腹痛、腹泻并有黏液血便，要考虑溃疡性结肠炎。

(5) 突然出现腹痛、腹胀,大便呈腥臭血便,呕吐,发热,全身中毒症状重,要考虑急性坏死性肠炎。

(6) 反复发生下消化道出血,要考虑肠血管畸形。

三、出血的病因鉴别

消化道出血原因复杂,可由胃肠道本身的疾病引起,也可能是全身性疾病的局部表现。不同年龄引起出血的病因不同。

1.新生儿期

上消化道出血常见的原因有:应激性溃疡、胃炎、新生儿自然出血病、血小板减少等。下消化道出血常见的原因有:坏死性小肠结肠炎、Meckel 憩室、肠重复畸形、中肠扭转、肠套叠、先天性巨结肠、出血性疾病等。

2.婴幼儿

上消化道出血常见的原因有:反流性食管炎、应激性溃疡、胃炎、出血性疾病、Mallory-Weiss 综合征等。下消化道出血常见的原因有:肛裂、感染性小肠结肠炎、炎症性肠病、血管畸形、肠血管功能不全、肠吻合口溃疡、过敏性紫癜、肠套叠、炎性或幼年性息肉、家族性息肉综合征。

3.青少年

上消化道出血常见的原因有 Mallory-Weiss 综合征、溃疡/胃炎;下消化道出血常见的原因有细菌性肠炎、炎症性肠道疾病、息肉、痔。

四、出血的常用检查方法

(一)内镜检查

内镜检查的敏感性和特异性均较高,是消化道出血的首选诊断方法,多主张在出血 24 ~ 48 小时内进行。此法不仅能迅速的确定出血部位、明确出血原因,而且能用于治疗,如注射硬化剂、套扎和钳夹等。根据内镜下出血表现区分活动性出血和近期出血,前者指病灶有喷血和渗血,后者见病灶呈黑褐色基底、粘连血块、血痂或见隆起的小血管。

1.胃镜检查

在急性上消化道出血时,胃镜检查安全靠,是当前首选的诊断方法,其诊断价值比 X 线钡剂检查为高,阳性率一般达 80% ~ 90%。对一些 X 线钡剂检查不易发现的贲门黏膜撕裂症、糜烂性胃炎、浅溃疡,内镜可迅速做出诊断。X 线检查所发现的病灶(尤其存在两个病灶时),难以辨别该病灶是否为出血原因,而胃镜直接观察,即能确定,并可根据病灶情况做相应的止血治疗。做纤维胃镜检查注意事项有以下几点:胃镜检查的最好时机是在出血后 24 ~ 48 小时内进行。如若延误时间,一些浅表性黏膜损害部分或全部修复,从而使诊断的阳性率大大下降。国内报道一组 904 例上消化道出血、24 小时内做胃镜找到出血灶者占 77%,48 小时则降至 57.6%,72 小时降至 38.2%。因此,必须不失时机地抓紧检查。处于失血性休克的患者,应首先补充血容量,待血压有所平稳后做胃镜较为安全。事先一般不必洗胃准备,但若出血过多,估计血块会影响观察时,可用冰水洗胃后进行检秦。

2.结肠镜检查

下消化道出血时在做好肠道清洁准备的前提下,尽早进行结肠镜检查。大量便血时做紧急结肠镜检查往往不易成功,因为大量血液及血凝块难以清除掉,影响操作及观察。如果出血不多或慢性出血，则可以经肠道准备后做纤维结肠镜检查。在排除大肠疾病之后，应进一步做小肠镜检查。

(二)X 线钡餐及钡灌肠检查

尽管内镜检查的诊断价值比 X 线钡剂造影优越，但并不能取而代之。因为一些肠道的解剖部位不能被一般的内镜窥见，而且由于某些内镜医师经验不足，有时会遗漏病变，这些都可通过 X 线钡剂检查得以补救。但在活动性出血后不宜过早进行钡剂造影，否则会因按压腹部而引起再出血或加重出血。一般主张在出血停止、病情稳定 3 天后谨慎操作。对某些诊断困难病例，可以用 Miller-Abbot 管达小肠，分段抽吸肠液，在带血肠液部位注入钡剂检查。此法有时可以提高诊断阳性率。注意残留钡剂可干扰选择性动脉造影及内镜的检查。

一般主张出血停止后 10 ～ 14 天进行，确诊率小于 50%。缺点是不能发现急性微小或浅表性病变如浅表性溃疡、糜烂性出血性胃炎等不能同时进行活检检查。优点是方便、无痛，易被患儿接受。对某些出血病因如胃黏膜脱垂、食管裂孔疝等诊断价值优于内镜检查。

(三) 放射性核素扫描

^{99m}TC-RBC 原理是它能将亚锝离子还原成锝离子，还原型锝与血红蛋白的 β 链牢固结合，使活动性出血时红细胞被标记，在扫描中显示出阳性结果。其优点是灵敏度高、无创伤性，可重复检查，并且由于标记的红细胞在 36 小时后仍能显像，因此，对间歇性出血的诊断有独特的价值，尤其是对小肠 Meckel 憩室出血的诊断具有意义。其缺点是：仅能检出何处有血，而不知何处出血，定性及定位的阳性率不高。但可作为选择性腹腔内动脉造影前的初筛检查，以决定首选造影的动脉，如胃十二指肠内发现有标记的红细胞，则可首选腹腔动脉造影。

(四) 选择性腹腔内动脉造影

适应证为内镜检查无阳性发现的上消化道出血或内镜检查尚不能达到的病变部位，或慢性复发性或隐匿性上消化道出血如憩室炎、血管异常、发育不良或扩张、血管瘤、动静脉瘘等。腹腔动脉和肠系膜上、下动脉可同时进行造影，只要出血量达到 0.5 mL/min 或更大量就可发现出血部位，诊断的准确率可 ≥ 95%。而且，尚可通过导管滴注血管收缩剂或注入人工栓子止血。据国外动物实验结果，若造影剂外渗，能显示出血部位，则出血速度至少在 0.5 ～ 1.0 mL/min(750 ～ 1 500 mL/d)，故最适宜于活动性出血时做检查。

五、治疗措施进展

上消化道出血的治疗策略：迅速稳定患儿的生命体征；确定出血的部位及可能的原因；进行急症内镜检查，根据结果进一步确定治疗方案。

下消化道出血的治疗策略：及时纠正低血容量引起的休克；在血压、心率稳定的基础上进行有计划的诊断；针对病因治疗。

(一) 上消化道出血治疗

1.非食管静脉曲张出血

(1) 抑酸药物抑制胃酸分泌：患儿仅有出血而无血流动力学的改变，且出血能自行停止者，只需给予抑酸药。胃酸分泌的抑制对控制和预防胃、十二指肠出血在理论上有很大意义。体液及血小板诱导的止血作用只有在 pH 值 > 6.0 时才能发挥，故通过中和胃酸，减少胃酸对血小板止血作用的抑制，能有效地控制消化性溃疡出血。此外，控制胃液的酸碱度可以减少氢离子的反弥散和抑制胃蛋白酶的活力，减轻胃黏膜的损害。抑酸药包括 H_2 受体拮抗剂和质子泵抑制剂。H_2 受体拮抗剂：泰胃美（西咪替丁）每日 $25 \sim 30$ mg/kg 先静脉点滴 2 次/日，$2 \sim 3$ 天，病情稳定后改口服，溃疡病连服 6 周，糜烂性胃炎 4 周。溃疡止血率为 86%～90%，应激性溃疡和胃黏膜糜烂止血有效率为 75%。其他 H_2 受体拮抗剂如雷尼替丁每日 $6 \sim 7.5$ mg/kg，法莫替丁每日 $0.8 \sim 1.0$ mg/kg。质子泵抑制剂奥美拉唑每日 $0.6 \sim 0.8$ mg/kg，清晨顿服，疗程 4 周。

(2) 胃镜治疗——药物喷洒：在内镜下对准出血灶，在距出血灶 $1 \sim 2$ cm 处喷洒药物，若发现血管表面覆盖血凝块，可先用冰生理盐水冲去血凝块后再喷洒药物，直到显性出血停止。常用喷洒药物有去甲肾上腺素、孟氏液、精谷氨酸钠和凝血酶及其复合物。国内报道从内镜活检孔插入药管对活动性出血部位喷洒凝血酶 $3\,000 \sim 10\,000$ U 或孟氏液 $10 \sim 30$ mL 进行止血，总有效率达 95.6%。本法可用于溃疡边缘渗血、出血性糜烂性胃炎、息肉摘除后表面渗血等，对动脉喷射性出血效果较差。

(3) 局部药物注射：在内镜直视下经内镜注射针将止血或硬化药物注射于出血灶内，达到止血目的。常用注射药物有无水乙醇、高渗钠－肾上腺素 (HS-E)、凝血酶、5% 鱼肝油酸钠及 1% 乙氧硬化醇。药物可直接注于出血血管内，也可在出血部位周围 $3 \sim 4$ 处注射。国内常用的药物主要是 1% 乙氧硬化醇和 5% 鱼肝油酸钠，一般于出血灶周围分 4 点注射，每点 1 mL，注射深度不超过黏膜下层。Kensa-ketal 研究了注射硬化剂对急性上消化道出血的治疗效果。研究选取 367 个病例，在进行内镜检查前 77% 的病例为急性上消化道出血，且 23% 的病例有近期出血征象。硬化治疗组在急诊内镜时注射酚磺乙胺、葡萄糖酸钙、肾上腺素和高渗盐水，然后注射 1% 的乙氧硬化醇。初期止血率达 100%，仅 7.9% 的病例有复发出血，需进行第二次硬化治疗，5.4% 的病例进行了选择性手术，此外无其他并发症。结果表明，内镜下注射硬化剂可成功地控制上消化道出血，尤其是急性溃疡所致出血。

(4) 机械止血法：主要有内镜下金属止血夹、皮圈结扎法和缝合止血法。

①止血夹止血法所夹必须是有一定弹性的病灶，适用于 Mallory-Weiss 综合征、消化性溃疡和血管性病变等露出血管的出血，本法不引起黏膜变性，且操作简单，是比较常用的一种止血方法。②皮圈结扎法是 Stiegiharmetal 开发的内镜下静脉结扎术，也可用于静脉以外的消化道出血。迪厄拉富瓦氏溃疡等露出血管周围有可吸引正常黏膜时本法为有效的止血手段。③缝合止血法主要用于胃肠小动脉出血如息肉及黏膜下肿瘤摘除后基底部中央小动脉出血，局限性静脉曲张出血，对溃疡渗血及弥散性出血不宜应用。Parraetal 进行的一项回顾性研究比较了止血夹止血、硬化剂治疗和热探头止血三种方法对迪厄拉富瓦溃疡的治疗效果，止血夹初期止血率为 94.4%，表明使用止血夹有较好的止血效果。另一项对内镜下静脉结扎法的研究表明内镜下静脉结扎是治疗门脉高压胃炎和胃黏膜出血的安全、有效的方法，止血率为 77.1%($P < 0.05$)。国内亦报道内镜下静脉结扎治疗食管静脉曲张，显效 70.0%，有效 30.0%，总有效率 100%。

(5) 热凝固法：热凝固法可使局部产生高热，使组织水肿、膨胀、压迫血管，血管内腔变小或闭塞，进一步血栓形成而达到止血效果。现常用的有高频电凝法、Nd-YAG 激光照射法、微波法和热探头法。高频电凝法有单极电凝止血和双极电凝止血，主要应用于血管显露性出血及有直接出血征象的病变，两者对组织都有损伤，双极电凝相对安全些。激光照射法对胃动、静脉扩张 (GAVE) 有很好的疗效。最近的一项研究报道了使用 Nd-YAG 激光成功地治疗了 60

例胃增生性息肉所致出血。微波法是利用微波辐射产生生物学热效应，国内报道镜下即时止血率为 100%，远期有效率为 95.2%，疗效优于激光照射法。热探头法用电热法使出血组织凝固，达到止血目的。该法操作简单、费用低，故有人认为其为热凝固法中最有用的方法。

(6) 其他止血方法：其他尚有冷冻止血法和超声探头给药法。冷冻止血采用液氮作为冷冻液，用冷冻杆接触和喷射冷冻气体的方法达到止血的目的。但因操作比较复杂，需要特制的仪器，所以应用并不十分广泛。超声探头法是通过内镜活检孔利用超声探头成像指示内镜下治疗。利用多普勒超声探头可清楚地发现黏膜下大的出血血管，在超声探头的指示下进行硬化剂注射，可达到快速、准确止血的目的。Fockensetal 报道了利用超声探头成像指示硬化剂注射治疗胃迪厄拉富瓦氏溃疡，该治疗术使高危溃疡的复发出血率由 10% ～ 30% 降至 8%。

总之，内镜治疗上消化道出血安全、方便、创伤性小，是首选治疗方案。Quir-ketal 研究表明，内镜治疗的住院时间、医疗费都明显低于保守内科治疗和外科治疗。目前，国外在急症监护病房对上消化道出血患者首选内镜检查和治疗，疗效也相当肯定。国内在这方面的普及率还较低，主要原因是仪器设备较落后，内镜医师人员不足。国内所开展的检查和治疗方法同国外相比也有一定的差距，不过，随着内镜技术的发展和各种内镜治疗方法的广泛开展，国内外学术交流的扩大，内镜在治疗上消化道出血中的作用必将越来越突出和重要。

2. 食管静脉曲张出血治疗

(1) 气囊填塞：一般用三腔二囊管或四腔二囊管填塞胃底及食管中、下段止血。其中四腔二囊管专有一管腔用于吸取食管囊以上的分泌物，以减少吸入性肺炎的发生。食管囊和胃囊注气后的压力要求在 4.67 ～ 5.33 kPa(35 ～ 40 mmHg)，使之足以克服门脉压。初压可维持 12 ～ 24 小时，以后每 4 ～ 6 小时放气一次，视出血活动程度，每次放气 5 ～ 30 分钟，然后再注气，以防止黏膜受压过久发生缺血性坏死。另外要注意每 1 ～ 2 小时用水冲洗胃腔管，以免血凝块堵塞孔洞，影响胃腔管的使用。止血 24 小时后，放气观察 1 ～ 2 天才拔管。拔管前先喝些花生油，以便减少食管囊与食管壁的摩擦。

气囊填塞常见并发症有以下几项。

1) 气囊向上移位，堵塞咽喉引起窒息死亡。当患者有烦躁不安，或气囊放置位置不当，食管囊注气多宁胃囊或胃囊注气过多破裂时尤易发生。为防止意外，应加强监护，床头置一把剪刀，随时在出现紧急情况时剪断皮管放气。

2) 吸入性肺炎。

3) 食管黏膜受压过久发生坏死，食管穿孔。气囊填塞对中、小量食管静脉曲张出血效果较佳，对大出血可作为临时应急措施。止血有效率在 40% ～ 90% 不等。

(2) 垂体加压素：该药使内脏小血管收缩，从而降低门静脉压力以达到止血的目的。对中、小量出血有效，大出血时需配合气囊填塞。近年采用周围静脉持续性低流量滴注法，剂量 0.2 ～ 0.3 U/min，止血后减为 0..1 ～ 0.2 U/min 维持 8 ～ 12 小时后停药。副作用有腹痛、腹泻、诱发心绞痛、血压增高等，故高血压、冠心病患者使用时要慎重。当有腹痛出现时可减慢速度。

(3) 生长抑素及其衍生物：通过收缩内脏血管和可能抑制胰岛素释放和糖原分泌，降低门脉压力，对食管胃底静脉曲张破裂出血的有效率为 70% ～ 90%。

施他宁 (Stilamin) 含 14 个氨基酸肽类激素，冲击量 250 μg+5% GS 10 ml 静脉慢推 ＞

4 min，维持量 3 000 μg+5% GS 500 ml 静脉滴注 (每小时 3.5 μg /kg)。止血后 (一般 12 ~ 24 小时)，维持治疗 24 ~ 48 小时，防止再出血。

奥曲肽 (Octreotide) 商品名善得定 (Sandostatin)，为人工合成八肽生长抑素。用法 0.1 mg/次静脉滴注或皮下注射，3 次 / 日；或 0.1 mg 首次静推，之后 0.3 mg 静脉滴注 25 μg /h，维持 12 小时。

(4) 内镜硬化治疗：近年不少报道用硬化治疗食管静脉曲张出血，止血率在 86% ~ 95%。有主张在急性出血时做，但多数意见主张先用其他止血措施，待止血 12 小时或 1 ~ 5 天后进行。硬化剂有 1% 乙氧硬化醇、5% 鱼肝油酸钠及 5% 油酸乙醇胺等多种。每周注射一次，4 ~ 6 周为一疗程。并发症主要有食管穿孔、狭窄、出血、发热、胸骨后疼痛等。一般适于对手术不能耐受的患者。

(5) 抑制胃酸及其他止血药：虽然控制胃酸不能直接对食管静脉曲张出血起止血作用，但严重肝病时常合并应激性溃疡或糜烂性胃炎，故肝硬化发生上消化道出血时可给予控制胃酸的药物。雷尼替丁对肝功能无明显影响，较西咪替丁为好。所以从静脉滴入，每次 50 mg，每 12 小时一次。一般止血药物如酚磺乙胺等效果不肯定，维生素 K 及维生素 C 或许有些帮助。

(二) 下消化道出血治疗

1. 加压素

静脉持续低流量滴注加压素或通过血管造影导管选择性滴注加压素 0.2 ~ 0.4 U/min，控制下消化道出血的有效率为 90%，如果出血被控制，加压素减至 0.1 U/min，维持滴注 12 小时。滴注加压素的并发症为心脑缺血、心律失常以及肠梗阻等。

2. 内镜治疗

在内镜能到达的部位进行局部止血治疗，并可对息肉等病变部位进行切除。可选用局部喷洒止血药物如 80% 的去甲肾上腺、凝血酶和医用黏合剂等；若无效，则可行内镜下注射止血药如 0.1% 肾上腺素、95% 的乙醇等，也可行电凝、激光或微波治疗等对于内镜治疗后第二次出血者可进行再次治疗，仍无效者应进行外科手术治疗。

3. 外科手术

治疗经内科治疗无效者应及时手术治疗。手术治疗不仅可以止血，并可将大多数出血病灶切除，达到根治的目的。

第十节　炎症性肠病

炎症性肠病 (IBD) 是指原因不明的非特异性慢性肠道炎症性疾病，主要包括溃疡性结肠炎 (UC) 与克罗恩病 (CD)，以及某些难以区分的结肠炎，即不定型结肠炎。IBD 在欧美国家相当常见，我国发病率虽然较低，但近年来发病率呈持续增高趋势。儿童慢性腹泻病例中也屡见报道。由于溃疡性结肠炎与克罗恩病的疾病过程中表现一系列的肠道破坏性与增生及修复性的病理改变，因此临床上表现多样化，诊断较为困难，内镜检查有时虽可见到具有较鲜明的，与各种病理改变相应的肠黏膜变化，但是均缺乏特异性，诊断不易明确，临床上漏诊率很高甚至误诊。儿科临床医师应予以足够的重视。

一、溃疡性结肠炎

溃疡性结肠炎又称非特异性溃疡性结肠炎，是一种病因不明的炎症性肠病。病变局限于结肠黏膜及黏膜下层，多累及直肠及远端结肠，也可向近端扩展，可波及左半结肠，全结肠，乃至回肠末端。本病病因不明。临床主要表现为腹泻，血性黏液便，腹痛，反复发作，反复缓解，不易根治。UC 常见于北美、欧洲等发达国家，发展中国家较少见。本病以青少年及老年发病率较高。发病率呈双峰分布，显示早期发病在 15 ～ 25 岁，第二个小高峰在 50 ～ 80 岁。据国外资料统计，英国儿童 UC 发病率为 $6.86/10^5$，美国 10 ～ 19 岁年龄组发病率为 $2.0/10^5$。上海交通大学医学院附属瑞金医院在 1997-2005 年 8 月发现了 17 例溃疡性结肠炎病例，发病率为 17/260。

(一) 病因及发病机制

本病病因不明。多数认为是免疫炎性疾病，与感染、饮食、环境、遗传等因素有关。

1. 环境与遗传因素

UC 最早在北美、北欧等发达国家被报道，以后西欧、日本、南美相继出现。我国发病率也逐年增加。其原因可能为随着经济的发展、生活水平的提高、环境越来越清洁、严重肠道感染的控制等，机体暴露于病原体的概率越来越少，使儿童时代的肠道免疫系统未得到锻炼，在以后的生活中对病原体不易产生有效的免疫反应。

本病的发生率存在种族差异及地理差异，且有家族聚集的特点，纯合子发病率比杂合子高。一般白人高于黑人、拉丁美洲人及亚洲人。近年来，在动物中用转基因方法导入与人自身免疫有关的 HLA-B27 基因，已成功制造出与人溃疡性结肠炎相似的模型。我国与日本的学者发现本病患者 HLA-DR2 显著高于当地普通人群。

2. 感染因素

目前尚未找到某一种微生物作为病原体与本病有确切关系。有学者研究认为，除感染和饮食因素外，尼古丁可增加结肠黏膜的血流量及肠黏液，减少肠黏膜的通透性，改变了结肠上皮细胞的功能状态，从而对结肠黏膜有保护作用。

3. 免疫因素

一般认为本病是机体对环境中的抗原性物质如病毒或细菌产生的免疫反应。该病的患者常可表现出免疫异常，如肠黏膜免疫细胞数目、肠道的体液免疫及细胞免疫功能增强，可并发或合并其他与免疫有关的病变。肠道黏膜正常防御作用减弱，黏膜屏障的完整性破坏，通透性增高，使一些不易透过正常肠黏膜的肠道共生菌群、毒素、食物等抗原成分吸收增加，激活一系列抗原特异性免疫反应与炎症变化，导致免疫调节失常。参与的细胞成分有中性粒细胞、巨噬细胞、肥大细胞、T 和 B 淋巴细胞、NK 细胞等。值得一提的是，在疾病炎症过程中有大量氧自由基形成，其在肠黏膜的损害中有重要作用。此外，还有黏膜细胞、上皮细胞、内皮细胞、系膜细胞和神经细胞也参与炎症反应，UC 成为免疫与非免疫综合作用的结果。

4. 精神因素

焦虑、紧张等精神障碍引起自主功能失调，导致肠道运动亢进、肌肉疼挛、血管收缩、组织缺血、血管通透性增高等病理改变，可能促使 UC 的发生与复发。

5. 饮食因素

多年来，饮食一直被认为是本病发生的危险因素。随着我国生活水平的提高，蛋类、肉类、低纤维素食物摄入增多，本病的发病率成倍增加。据 Reif 等报道，患病前的饮食成分与随后发生的 UC 有关，其中蔗糖和脂肪摄入可使发生 UC 的危险性增加，而果糖、水果的摄入则可降低 UC 的发生率。丁酸是一种由食物成分经微生物发酵所产生的短链脂肪酸 (SCFA)，是结肠黏膜尤其是末端结肠黏膜的重要能源物质。丁酸可通过刺激大肠黏膜上皮细胞生长，营养结肠黏膜；通过降低结肠内 pH 值，调节菌群平衡，降低一些细胞代谢酶活性，使次级胆汁酸等结肠毒性产物生成减少，而发挥保护结肠黏膜的作用。因此，丁酸盐减少时，黏膜因失去其保护作用极易受到损伤。多种硫化物对结肠细胞有毒性作用，可导致黏膜损伤。食物过敏对溃疡性结肠炎有一定的诱导作用。

(二) 临床表现

儿童溃疡性结肠炎病变广泛。起病急，30% 表现为中重型。常受以下因素诱发，如全身性感染、肠道炎症、大手术、精神创伤、过度疲劳等，其中感染、精神因素及应激是重要的诱发因素。

1. 消化道症状和体征

反复腹泻，一天数次至数十次，70% ～ 90% 的患儿可出现脓血便或黏液血便。常伴有痉挛性腹痛，便前、便时发生，便后缓解。局限于左下腹或下腹，少数波及全腹。年长儿体征较明显，左下腹压痛或可及肌卫，部分病例可触及左侧肠管。肠鸣音活跃。生长发育迟缓是儿童UC 的早期表现，占 6% ～ 12%。表现为身高与骨龄低于正常标准，而生长激素水平正常。原因为热卡摄入不足，蛋白质丢失，吸收不良，蛋白质分解增加及多种维生素、微量元素缺乏等。

2. 全身中毒症状

发热、乏力、消瘦、贫血、低蛋白血症，脱水电解质紊乱及酸碱平衡失调。

3. 肠道外表现

(1) 关节炎：约 25% 的患儿伴有关节炎，多发生于肠炎病变严重阶段。以四肢脊柱为主，常为单发，表现为关节肿胀、滑膜积液，而骨关节无损害，常与眼、皮肤病损同时存在。

(2) 皮肤黏膜病变：4.7% ～ 6.2% 的患儿出现皮肤黏膜病变。口腔黏膜发生顽固性溃疡、鹅口疮样口炎，皮肤发生多发性脓肿、局限性脓肿、脓疱性坏疽、结节性红斑等。

(3) 眼部病变：5% ～ 10% 的患儿出现虹膜炎、虹膜睫状体炎、葡萄膜炎、角膜溃疡等。

(4) 其他：还可发生硬化性胆管炎、慢性活动性肝炎，少数出现肾损害、心肌炎、栓塞性血管炎及内分泌障碍等。

(三) 实验室检查

1. 末梢血白细胞增多

在急性活动期伴有发热者多见。50% ～ 60% 的患儿可有不同程度的低血色素性贫血。

2. 粪便常规检查

活动期有脓血而呈现不同计数的红、白细胞，但反复大便培养均找不到病原体。

3. 急性相反应蛋白与红细胞沉降率 (ESR)

经典的急性相反应蛋白包括酸性糖蛋白，C- 反应蛋白 (CRP)，纤维蛋白原、乳铁蛋白、血清类淀粉 A 及 ai- 抗胰蛋白酶均与疾病活动度有关。CRP 在炎症缓解后迅速下降，故可及时反映患者临床状态。ESR 与疾病活动度具有，良好相关性，在重症 UC 中 ESR 多大于 30 mm/h。

4. 免疫学方面

活动期 IgG、IgM 增加，T/B 淋巴细胞比例下降，患儿植物血凝素皮肤试验和结核菌素试验与对照组相比呈低反应性，提示本病的非特异性细胞免疫功能低下。

5. 活动期

患儿血浆总蛋白及 A/G 比值可下降，及 γ 球蛋白可增高，重症患儿球蛋白增高，γ 球蛋白反应低下。

6. 放射核医学

^{99m}Tc 扫描是近年来对儿童 IBD 监测、定位、描述疾病性质的一项非侵入性的新技术。已被用于儿童 IBD 的筛查和随访。

(四)X 线检查

钡剂灌肠是诊断本病的重要手段之一。早期表现为病变肠管张力与蠕动增高，使钡剂在局部中断，黏膜皱襞紊乱。

典型表现为：①黏膜粗乱，边缘呈毛刷状，锯齿状改变；②多发性浅溃疡呈龛影，息肉呈颗粒状充盈缺损；③结肠袋消失，肠腔狭窄，肠管缩短、僵直呈管状。

(五) 结肠镜检查

可以直接观察肠黏膜病变的情况，并结合活检组织病理学检查，是本病最具意义的诊断手段。镜下所见：①黏膜有多发性糜烂、溃疡，病变大多从直肠开始，且呈弥散性分布；②黏膜粗糙、充血、水肿、易脆，血管纹理模糊、紊乱，附有脓性分泌物；③可见息肉形成，结肠袋往往变钝或消失。

(六) 组织病理学检查

组织学检查呈炎症性反应，同时可见糜烂、溃疡、隐窝脓肿，腺体排列异常，杯状细胞减少及上皮增生。

(七) 并发症

1. 中毒性结肠扩张

多见于重型和暴发型病例，在急性活动期发生。低血钾、灌肠、结肠造影，使用抗胆碱能药物或阿片类药物可诱发。临床表现为病情进展迅速，中毒症状明显，伴腹胀、压痛、反跳痛、肠鸣音减弱或小时，其死亡率可达 11% ～ 50%。

2. 结肠大出血

发生率为 1.1% ～ 4.0%，多因溃疡累及血管破裂出血，低凝血酶原血症也是重要因素。

3. 肠穿孔

多在中毒性结肠扩张的基础上发生，引起弥散性腹膜炎，出现膈下游离气体。

4. 息肉

结肠假性息肉发生率为 9.7%～39%，息肉可随着炎症的治愈消失，随溃疡的形成而破坏，长期存留或癌变，其癌变率为 5%。病程越长癌变的可能性越高。一般确信在患病 8～10 年后发生结肠癌的危险性开始增加，以后每年增加 5%。

5. 其他

肛周感染、肛瘘较少见。

(八) 诊断

诊断标准：

具有临床表现和结肠镜检查三项中之一项，可初步诊断。

具有临床表现和钡剂灌肠检查三项中之一项，可初步诊断。

具有临床表现，结肠镜检查或钡剂灌肠之一项，可确诊。

临床表现不典型的结肠镜或钡剂灌肠改变者，可初步诊断本病并观察发作情况。

对于本病应该进行综合诊断，包括病史、临床表现、X 线、内镜以及病理检查。由于该病缺乏特异性诊断指标，故在确诊之前必须排除其他的结肠炎症。

一个完整诊断应该包括临床类型、严重程度、病变范围及病态分期。

1. 类型

初发型，慢性复发型，慢性持续型，急性暴发型。初发型指无既往史的首次发作。暴发型症状严重伴全身中毒症状，且可出现中毒性结肠扩张、肠穿孔、败血症等并发症。

2. 病程分度

分为轻度，中度，重度。轻度患儿腹泻＜4 次 / 天，便血轻或无，无发热、脉搏加快或贫血，血沉正常；重度患儿腹泻＞6 次 / 天，明显黏液血便，体温 37.5℃以上，脉搏＞90 次 / 分，血红蛋白＜100 g/L，血沉＞30 mm/h。中度介于轻度和重度之间。

3. 病变范围

直肠炎，直 - 乙状结肠炎，左半结肠炎，右半结肠炎，区域性结肠炎，全结肠炎。

4. 病变分期

活动期，缓解期。

(九) 鉴别诊断

1.Crohn 病

溃疡性结肠炎与 CD 同属于 IBD。Crohn 病变呈节段性分布，可累及消化道任何部位，至肛门任何一段或数段消化道，以回肠末端及右侧结肠最常见。患儿表现为发热、苍白、厌食、腹痛、腹泻。仅少数病例有血便。肛周和直肠周围病灶多见。结肠镜下可见纵行溃疡或"鹅卵石"样改变。病理以非干酪性肉芽肿为主。

2. 慢性细菌性痢疾

常有急性细菌性痢疾病史，体温可正常，有烦躁或精神萎靡。大便性质不定，可为水样便、黏液便，或间断出现脓血便。粪便培养分离出痢疾杆菌。抗菌治疗有效。

3. 慢性阿米巴痢疾

病程迁延，腹泻与便秘交替，腹胀。大便或结肠镜取出分泌物中可找到阿米巴滋养体或包囊。抗阿米巴治疗有效。

4. 血吸虫肠病

在流行区有疫水接触史。表现为食欲减退、腹胀、腹泻，大便为黏液血便，肝脾明显增大。粪便检查可见血吸虫卵，孵化毛蚴阳性。直肠镜检在急性期可见直肠黏膜有黄褐色颗粒，活检牙片或组织病理检查可见血吸虫卵。

5. 其他

需要和肠结核、放射性肠炎、结肠息肉病、缺血性结肠炎鉴别。

(十) 治疗

溃疡性结肠炎的治疗应采用综合疗法。

1. 一般治疗

适当休息。饮食补充果胶和膳食纤维等短链脂肪酸成分；或在饮食中增加低脂肪、低必需脂肪酸(亚油酸和亚麻酸)含量，均应考虑作为 UC 营养支持治疗方法。作为功能性食物的益生元和益生菌由于其营养治疗的双重作用，为 IBD 的治疗带来了新希望。重症患者应行肠外营养 CTPN)。纠正水电解质紊乱和低蛋白血症，改善全身情况，解除精神因素及对症治疗。

2. 药物治疗

(1) 水杨酸偶氮磺胺吡啶 (SASP)：适用于轻、中型患者或经糖皮质激素治疗已缓解者，可缓解症状和预防复发。剂量 30～50 mg/(kg·d)，最大剂量为 2～4 g/d，分 3～4 次，4～6 周症状缓解，改维持量 (1/3～1/2 治疗量)，维持 1～2 年。副作用主要由吡啶磺胺引起，包括消化道反应，头痛，网织红细胞增多，精子减少及过敏反应引起的皮疹、肝毒性、白细胞减少、贫血等。

(2)5-氨基水杨酸 (5-ASA)：5-ASA 是治疗轻、中度广泛性 UC 患者的一线药物。其主要机制是：抑制局部和全身炎性反应，抑制免疫反应，清除氧自由基，抑制肠系膜脂肪酸化等。口服剂量 20～30 mg/(kg·d)，分 3 次，4 周症状缓解后维持量 (治疗量 1/2)，持续 8 周。< 2 岁不用。一般根据病变部位选择 5-ASA 制剂。轻、中度左侧或远端 UC 首选直肠给药，其疗效与 SASP 相仿，优点是耐受性好 (约 10% 的患者不耐受)、直接作用于炎症最重部位，副作用明显减少，最适用于 SASP 不能耐受者。病变局限在直肠及乙状结肠的患者，可予 5-ASA 肛栓剂及灌肠剂，局部用 5-ASA 对维持 UC 缓解也具有重要作用。

(3) 肾上腺糖皮质激素：肾上腺糖皮质激素能抑制膦酸酯酶 A_2，阻止细胞膜磷脂中结合型花生四烯酸转化为游离型，使白三烯等炎症介质减少，降低中性粒细胞趋化活性，减轻 TNF-α 介导的细胞毒性，减轻 UC 的炎症，缓解毒性症状，主要用于中、重度发作期或暴发型及 SASP、5-ASA 疗效不佳的患者。泼尼松 1～2 mg/(kg·d)，最大剂量为每天 40～60 mg，分 2～3 次，治疗 2～3 周症状缓解逐渐减量，每周减量 2.5 mg，维持 4～6 周停药，总疗程 2～3 个月。静脉滴注适用于口服无效的重症暴发型。氢化可的松 10 mg/(kg·d)，甲基泼尼松龙 1～1.5 mg/(kg·d)，10 天为一疗程。新剂型激素：布地奈德对下丘脑－垂体－肾上腺轴的抑制作用比常规皮质醇低，此药对减少儿童因使用激素而诱发的生长受阻及骨质疏松等副作用将是有益的。

(4) 免疫抑制剂：主要用于 SASP 或糖皮质激素治疗无效及糖皮质激素毒性反应或长期持

续依赖使用糖皮质激素的患者。但至今缺乏证医学的证据证明其确切的疗效。最可信的试验是硫唑嘌呤 (AZA) 诱导缓解成功后，继续以 AZA 维持缓解的疗效，12 个月治疗复发率为 31%，而缓解期为 59%。AZA1.5 ～ 2.0 mg/(kg·d)，分 2 ～ 3 次，疗程 2 ～ 3 个月。6- 巯基嘌呤 (6-MP)1 ～ 1.5 mg/(kg·d)。环孢素 A 是一种具有强免疫抑制作用的脂溶性多肽，通过抑制 T 细胞 IL-α 的产生，影响免疫反应的诱导进展，从而发挥抑制作用。据报道，重症 UC 患者应用环孢素 A 具有较确切的疗效，其剂量为 1 ～ 2 mg/(kg·d)。

(5) 中药：温补脾肾，清热利湿，行气通肺，祛毒，散结。

3. 手术治疗

手术指征：

(1) 对症治疗一年以上，症状不能缓解。

(2) 生长发育不良，青春发育延迟。

(3) 病变累及全结肠的晚期病例。

(4) 结肠穿孔，大出血及中毒性巨结肠者须急诊手术。

手术方式：以结肠、直肠切除及回肠造瘘术为主。

4. 生物治疗

主要是针对炎症性肠病发病机制的生物学治疗方法，即针对炎症发生过程中的关键步骤进行抗细胞因子治疗。主要包括阻断抗原的加工递呈、T 细胞的活化、炎症前细胞因子的产生、炎症细胞迁移过程中效应信号的治疗以及干细胞移植治疗等。生物制剂因夫利昔治疗 UC 的 IE 期临床试验尚在进行之中。新的抗感染药 RDP58，可在转录水平上阻断 TNF 产生，也可抑制 INF-α、IL-2、IL-12。在 127 例轻、中重活动性 UC 患者口服 RDP58 药 300 mg、200 mg、100 mg 以及对照组的资料显示，临床缓解率分别是 72%、70%、27% 及 40%，组织学也有明显改善，因此制剂为口服药，使用方便，安全性好，已经引起广泛的注意。

5. 抗生素与益生素

甲硝唑与环丙沙星是经验性治疗急、慢性结肠炎的抗生素。此外，大剂量益生素可作为诱导缓解成功后维持缓解。

(十一) 预后

本病呈慢性过程，大部分病例反复发作。UC 第一次发作时的严重程度、病情的轻重决定着发作后的病死率、缓解率，对疾病的预后影响很大。轻型预后较好，重型或者有严重并发症者则预后不良。

二、克罗恩病

Crohn 病 (CD) 又称为节段性结肠炎、肉芽肿性肠炎或回肠结肠炎，是一种病因不明的非特异性慢性透壁性炎症，最常累及末端回肠和邻近结肠，但也可发生于胃肠道任何部分。与溃疡性结肠炎统称为炎症性肠病 (IBD)。临床以腹痛、腹泻、腹部包块、瘘管形成和肠梗阻为特点，并伴有发热、贫血、生长迟缓和关节、眼部、皮肤、口腔黏膜、肝脏等肠道外表现。本病有终身复发倾向。发病年龄以青壮年为主，儿童一般在 10 岁左右被诊断。英国 CD 的发病率可能接近 10/100 000，美国 CD 的发病率为 3.5/100 000。上海交通大学医学院附属瑞金医院在 1997-2005 年 8 月发现了 6 例 Crohn 病例，发病率为 6/260。

（一）病因学和流行病学

本病病因未明。有证据表明是由于遗传性因素导致机体对外环境、饮食、感染因素产生不能调节的肠道免疫反应所致。然而，激发的抗原还未被证实。吸烟似乎与克罗恩病的发展或恶化有关。

过去的几十年以来，在北欧的西方居民及安格鲁－撒克逊种族的后代，第三世界的人群，黑人和拉丁美洲人中，克罗恩病的发病率越来越高，但无性别差异。在犹太人中更为常见，约1/6 的患者在第一代亲属中至少有一个患有同样的疾病或溃疡性结肠炎，但后者较少见，大多数始发于 30 岁前，发病率高峰在 14 ～ 24 岁。

（二）病理学

克罗恩病最早出现的黏膜病变是隐窝炎症性受损（隐窝炎）和隐窝脓肿，可发展为极小的局灶性口疮样溃疡。有些病例，炎症过程发展为巨噬细胞和其他炎症细胞的侵入和增生，有时形成无干酪样坏死性肉芽肿，伴有多核巨大细胞。

透壁性炎症导致淋巴水肿和肠壁增厚，最后引起广泛纤维化。片状黏膜溃疡及纵向和横向的溃疡与黏膜水肿的发展，往往产生一种典型的"鹅卵石"样外观。

非干酪性肉芽肿可能发生在肠系膜淋巴结以及肠壁的各层中。虽然肉芽肿是特征性病变，但是高达 50% 的患者无这种肉芽肿的存在，所以不能成为诊断克罗恩病的必要条件，它们与临床病程也无明确的关系。

病变肠段与邻近正常的肠段（"跳跃区"）分界清楚，因此被称为节段性肠炎。在所有的克罗恩病例中约 35% 累及回肠（回肠炎）；约 45% 累及回肠和结肠（回肠结肠炎），主要侵犯右半结肠；约 20% 只累及结肠（肉芽肿性结肠炎）。偶尔可见全部小肠受累（空肠回肠炎），口腔、食管、胃、十二指肠受累者少见，1/4 ～ 1/3 也可累及肛周区域。

（三）临床表现

本病在 4 岁以前发病少，多在青春期出现症状。起病隐匿，进展缓慢。

1. 胃肠道症状

(1) 腹痛：85%～90% 的患者有腹痛。为阵发性疼痛，多位于右下腹或脐周，进餐后腹痛加剧，排便或排气后缓解，有些患者最初以"急腹症"出现，酷似急性阑尾炎或肠梗阻。

(2) 腹泻：早期为间歇性发作，后期转为持续性。大便为糊状，每天 2 ～ 5 次或更多，一般无脓血或黏液，若累及下段结肠或肛门直肠，可有黏便或血便。

(3) 腹部包块：10% ～ 20% 的患者出现腹部包块，多位于脐周与右下腹。

(4) 瘘管形成：是 Crohn 病特征之一，是与溃疡性结肠炎鉴别的依据。由于透壁性炎性病变穿透肠壁全层至肠外组织或器官所致。

(5) 肛门直肠周围病变：是 Crohn 病的早期症状，约 1/3 的患者出现肛门直肠周围瘘管、脓肿形成和肛裂。

2. 肠道外症状

在儿童，胃肠道症状如腹痛、腹泻，常常不是 Crohn 病的主要症状，甚至根本不出现这些症状，而主要症状可能是关节炎、发热、贫血或生长迟缓。

(1) 关节炎：通常影响大关节，如膝、踝和髋关节，且关节症状与疾病的活动性一致。

(2) 生长迟缓：在青春期 CD 患者中发生率高达 60%～88%，性成熟延迟常合并于生长迟缓。其原因是热量摄取减少，而生长水平正常。

(3) 口腔溃疡：常发生于疾病早期，频繁发作于疾病活动期。

(4) 发热：与肠道炎症及继发感染有关。为间歇性低热或中等热，极少数为弛张热。有的患儿以发热为主要症状，有的长期不明原因发热后出现消化道症状。

(5) 其他：肾结石、输尿管结石、肾盂积水、硬化性胆管炎等发生率约 4%～6%。

（四）并发症

以肠梗阻多见，其次是腹腔内脓肿、肠穿孔、吸收不良综合征、泌尿道结石、输尿管梗阻、肾盂积水和肾功能不全。

（五）辅助检查

1. 实验室检查

可有贫血，多为小细胞低色素性贫血^白细胞增多，低蛋白血症及急性期反应蛋白的升高，表现为血沉，C-反应蛋白和黏蛋白的增加。结肠疾病伴有碱性磷酸酶、氨酰转肽酶升高，往往反应原发性硬化性胆管炎。

2. X 线检查钡剂

灌肠可显示钡剂反流至末端回肠，并可见肠壁不规则，有结节、僵直和变厚以及肠腔变窄。对回肠末端的小肠连续 X 线点片通常能最清晰地显示病变的性质和范围。仅做上消化道钡餐检查，而未追踪小肠，常常造成该病的漏诊。

在晚期病例中，可见"串珠征"，伴有明显回肠狭窄和肠袢分离。在早期病例中，X 线检查可能无典型表现，但是气钡双重造影和灌肠技术可显示浅表的口疮样和线样溃疡。

3. 结肠镜检查及活检

有助于明确克罗恩病的诊断，并可对回肠末端做直接的观察和活检。直肠、乙状结肠病变的早期常为多发性边界清楚隆起的红斑，病变呈节段性分布。见纵行或匍行性溃疡，周围黏膜正常或增生呈鹅卵石样。

克罗恩病最常见的病理类型：

(1) 炎症型，以右下腹疼痛和压痛为特征。

(2) 由肠狭窄引起的复发性部分肠梗阻，可有严重绞痛、腹胀、便秘和呕吐。

(3) 弥散性空肠回肠炎，伴有炎症和梗阻，可导致营养不良和慢性衰竭。

(4) 腹部瘘管和脓肿，往往在晚期发生，常引起发热，腹部痛性包块及全身性消瘦。

（六）诊断标准

1. 临床表现

慢性起病、反复发作的右下腹或脐周腹痛、腹泻，可伴腹部肿块、肠瘘和肛门病变，以及发热、贫血、体重下降、发育迟缓等全身症状。CD 家族史有助于诊断。

2. 影像学检查

根据临床表现确定做钡剂小肠造影或钡剂灌肠，必要时可结合进行。可见多发性、节段性炎症伴僵硬、狭窄、裂隙状溃疡、瘘管、假息肉形成及鹅卵石样改变等。B 超、CT、MRI 检查可显示肠壁增厚、腹腔或盆腔脓肿等。

3. 内镜检查

内镜下可见节段性、非对称性黏膜炎症、纵行或阿弗他溃疡、鹅卵石样改变，可有肠腔狭窄和肠壁僵硬等，病变呈跳跃式分布。超声内镜检查有助于确定病变范围和深度，发现腹腔内肿块或脓肿。

4. 活检

可见裂隙状溃疡、结节病样肉芽肿、固有膜底部和黏膜下层淋巴细胞聚集，而隐窝结构正常，杯状细胞不减少，固有膜中量炎症细胞浸润及黏膜下层增宽。

5. 切除标本

可见肠管局限性病变、跳跃式损害、鹅卵石样外观、肠腔狭窄、肠壁僵硬等特征；镜下除以上病变外，更可见透壁性炎症、肠壁水肿、纤维化及系膜脂肪包绕病变肠段等改变，局部淋巴结亦可有肉芽肿形成。

(七) 鉴别诊断

1. 溃疡性结肠炎

临床主要表现为腹泻，血性黏液便，腹痛，反复发作，反复缓解；不易根治。并伴有关节炎、皮肤黏膜病变、眼部病变等肠道外表现。结肠镜见黏膜有多发性糜烂、溃疡，病变大多从直肠开始，且呈弥散性分布。组织学检查呈炎症性反应，同时可见糜烂、溃疡、隐窝脓肿，腺体排列异常，杯状细胞减少及上皮增生。

2. 肠结核

绝大多数继发于开放性肺结核。病变主要累及回盲部，有时可涉及临近结肠 V 呈非节段性分布。瘘管形成较少。结核菌素试验阳性，抗结合药物治疗有效。

3. 急性出血坏死性肠炎

好发于儿童和青少年，有地区性和季节性。发病前常有不洁饮食史或暴饮暴食史。起病急，腹痛、腹泻、呕吐。腹泻由水样或黏液便迅速变为血水样便，并伴有全身感染中毒症状，严重时可发生休克。

4. 急性阑尾炎

多发生于学龄儿童。表现为转移性右下腹痛。病初常有恶心、呕吐、厌食、发热及便秘。典型体征为右下腹局限、固定、显著压痛。周围血白细胞总数及中性粒细胞增高。

(八) 治疗

治疗的目的是控制病情，维持缓解及预防并发症。

1. 一般治疗

急性发作期需卧床休息，注意饮食调理和营养补充，应给予高营养、易消化和富含维生素的饮食，适当给予叶酸、维生素 B_{12} 等多种维生素及微量元素。严重病例可禁食，静脉营养 $4 \sim 6$ 周，可改善患儿营养状况，促进肠瘘愈合。出现低蛋白血症的患儿可输入清蛋白或血浆。注意纠正水和电解质紊乱。

2. 药物治疗

(1) 柳氮磺胺吡啶 (SASP)：对控制轻、中度活动期的患者有一定疗效。对治疗左半结肠病变效果明显优于安慰剂。本药在结肠内经肠菌分解为 5- 氨基水杨酸 (5-ASA) 与磺胺吡啶，前者是主要的有效成分，能消除炎症。小儿推荐剂量为 30 ～ 50 mg/(kg·d)，分 4 次口服，最大剂量不超过 3 g/d。长期应用要注意药物的副作用，如恶心、呕吐、皮疹、白细胞减少、溶血反应、性腺损害等。

(2) 肾上腺皮质激素：适用于活动期的患者，可控制炎症、抑制自身免疫过程，特别在以小肠病变为主及有肠外表现者效果明显，但远期效果不肯定，不能预防复发。长期应用副作用大。目前认为，泼尼松及回肠控释性布地奈德诱导轻、中度活动性回肠或回结肠 CD 缓解的疗效均明显优于安慰剂。剂量为泼尼松 1 ～ 1.5 mg/kg·d，分 3 次口服，服用 2 ～ 4 周后缓慢减量。有研究表明，泼尼松诱导 CD 缓解较 SASP 更快而且持久。新的皮质醇制剂如布地奈德，对下丘脑 - 垂体 - 肾上腺轴的抑制作用比常规皮质醇低，对减少儿童使用激素而诱发的生长受阻及骨质疏松等副作用将是有益的。

(3) 免疫抑制剂：硫唑嘌呤 (Azathoprine) 或巯基嘌呤 (6-MP) 能抑制 70% 激素依赖和病情顽固患儿疾病的活动性，从而可减少激素用量或停止使用。Aza-thoprine 剂量 1.5 ～ 2.0 mg/(kg·d)，6-MP 剂量为 1 ～ 1.5 mg/(kg·d)。环孢素静脉滴注用于重症 CD，每日 4 mg/kg，一般 7 天内见效，然后该为口服，环孢素 8 mg/(kg·d) 维持。闭合 CD 瘘管、皮肤坏死性化脓病，环孢素亦为首选。环孢素对急性 CD 有瘘管者有效率达 88%，但毒副作用也达 49%，最常见的是肾功能不全。

(4) 生物学疗法：肿瘤坏死因子 (TNF) 被认为是 IBD 发病机制中一个重要的促炎因子，在组织破坏及炎症反应中起重要作用，因此 TNF 抗体被用于治疗 IBD。Infliximab 在临床试验中被证实能诱导中、重度活动性、激素抵抗性 CD 缓解，重复注射能维持缓解，并能有效治疗肛周瘘管。因夫利昔 (Infliximab) 系肿瘤坏死因子 -α 单克隆抗体。一般用于病情更严重的对激素治疗无效的患者。国外文献报道，单次静脉注射 5 mg/kg，有效率可达 58%，Infliximab 常见副作用包括头痛、上呼吸道感染、恶心、腹痛、腹泻等，严重感染发生率为 2% ～ 3%。其他抗 TNF-α 抗体制剂，如 CDP57 K 人体化鼠单克隆抗体) 及抗 TNF-α 抗体的聚乙二醇化片段 (dD87 Q) 也具有短期 (2 ～ 4 周) 诱导缓解的作用。血清 C 反应蛋白水平增高的患者，使用上述两种单克隆抗体后，可获得较长期的疗效。

3. 手术治疗

手术后复发率高。手术适应证限于完全性肠梗阻、瘘管与脓肿形成，经内科治疗无效的顽固病例，急性肠穿孔或不能控制的大量出血。一般采用病变肠段与相应肠系膜，淋巴结病灶切除的方法。

(九) 预后

本病经治疗可好转，也可自行缓解。但大多数患儿反复发作，迁延不愈。影响本病预后及病程的重要因素包括病变的部位、病情的严重程度以及对营养疗法的依从性。

胃肠道肿瘤，包括结肠和小肠肿瘤，是引起克罗恩病相关性死亡的最主要的原因。长期患小肠克罗恩病的患者发生小肠癌的危险性增高。这种肠癌可发生于病变连续的肠道，也可发生于旁路肠袢。而且，结肠克罗恩病患者有发生结肠直肠癌的长期危险性；若病变范围和病程相同，其发生结肠直肠癌的危险性与溃疡性结肠炎相同。

第十一节 青少年儿童肠易激综合征

肠易激综合征 (IBS) 是一种常见的慢性肠功能紊乱性疾病，其临床表现为腹痛、腹胀和排便习惯 (便秘、腹泻或便秘与腹泻交替) 和性状的改变，多为慢性、间歇性发作，经检查无器质性病变。该病在成人及未成年人中均常见，过去曾将其称为结肠过敏、痉挛性结肠炎、黏液性结肠炎等。

一、流行病学

美国的一项流行病学调查表明，以社区为基础的青少年人口中 IBS 症状很常见，根据罗马 Ⅱ 诊断标准，14% 的高中生和 6% 的初中生具有 IBS 症状，女生患病率高于男生。而最近李定国等对黑龙江省与上海市共 5 403 名中小学生进行流行病学问卷调查，结果推测其中符合罗马 Ⅱ 诊断标准的 IBS 患病率为 13.25%，男女患病率差异无统计学意义。

二、病理生理学

尽管几十年来人们不断提出各种假说试图阐明 IBS 的发病机制及病理生理，但几乎没有一种单一的发病机制能够完全解释所有 IBS 的临床表现，对于达到诊断标准而确诊的 "IBS 患者" 可能各自潜在的发病机制并不相同。

几十年来，对 IBS 动力、感觉、炎症、免疫、激素、心理等方面的研究不断深入。但目前为止，很少有研究针对青少年及儿童 IBS 患者的病理生理机制，人们对此的认识仍主要来自成年患者。

(一) 肠道动力紊乱

在所有 IBS 症状中最常见的症状是腹痛，这种腹痛往往可在便后缓解，伴解松软大便，排便次数增多等症状。这些症状的出现似乎均提示与肠道功能紊乱有关。有研究者观察到腹泻型 IBS 患者的结肠收缩频率增加、收缩幅度增大，在餐后或刺激下更为明显。在餐后，患者直 - 乙状结肠动力的增强可持续达 3 小时。随着研究技术的发展，IBS 越来越被看作为一种存在 "整个胃肠道" 紊乱的疾病，并且发现小肠动力紊乱与 IBS 的多种症状有关。对大部分 IBS 患者而言，小肠空腹 MMC 运动形式并没有本质上的异常。但是，有研究发现部分腹泻型 IBS 患者 MMC 循环间的间期缩短。在 IBS 患者中所记录到的最一致的异常结果是反复出现的收缩暴发或称 "群集性 (cluster) 收缩"。

(二) 内脏感觉异常

有关 IBS 与内脏感觉关系方面的研究晚于对肠道动力方面的研究。Ritchie 于 1973 年首次报道 IBS 患者对直肠气囊扩张的痛觉阈值降低，在其后的 20 余年中，该领域取得了显著的进展，使人们认识到内脏感觉在 IBS 发病中的重要作用。目前内脏过敏已被广泛认为是包括功能性消化不良和 IBS 等在内的多种功能性胃肠疾病的重要发病因素。

IBS 患者的平均感觉阈值是降低的，但研究发现仅 60% 的患者表现为对直肠扩张的感觉增强。大多数研究提示，直肠感觉过敏在大便松软的 IBS 患者中更多见。但是有研究显示在便秘型 IBS 中直肠感觉过敏同样常见，此外，经常表现为排便不尽感的便秘型 IBS 与缺乏自然便意而诉说腹部不适的便秘型 IBS 的直肠感觉敏感发生率相似。这些有趣的发现说明直肠感觉过敏并非特异性地与 IBS 的某种亚型相关。

有研究者认为，如果患者在以下 3 项中至少表现出一项，则可认定其疼痛敏感性增加：①直肠疼痛感觉阈值下降；②直肠扩张后的不适程度增加；③内脏 - 躯体放射痛（如 IBS 患者在肠道扩张后感觉腹部不适的范围比正常人弥散）。有研究者甚至认为可以将直肠感觉异常作为 IBS 的生物学标志。

fMRI 是一种较为直观且准确地观察脑功能活动的脑显像技术，可发现部分肠易激综合征患者（特别是腹泻为主型患者）存在对直肠内气囊扩张刺激引起的内脏感觉过敏。这也是国内外最近研究较多的领域。我们的研究发现，大多数受试者对直肠气囊扩张刺激能明显激活扣带前皮质 (35/37)、脑岛皮质 (37/37)、额前皮质 (37/37) 及丘脑 (35/37)。IBS 患者在直肠气囊扩张 120 ml 时脑岛皮质 (1 C)、额前皮质 (PFC)、丘脑 (THAL) 的兴奋区面积及 MR 信号变化幅度均较正常对照组显著增高。而且，IBS 患者在直肠气囊扩张 90 mL 及 120 mL 时的痛觉评分也显著高于对照组。

除了感觉阈值降低外，研究还发现 IBS 患者内脏 - 躯体放射痛。肠道扩张后，IBS 患者比正常志愿者表现的腹部不适部位更弥散。放射痛还包括腹部以外的部位，比如后背、肩部及大腿。这一发现提示 IBS 患者内脏感觉传入信号在脊髓水平，可能不同于正常人。同时，也可以解释 IBS 患者经常诉说的结肠外症状，比如后背痛、恶心、早饱、尿频、尿急等。

（三）炎症和免疫机制

临床实践中发现部分急性肠道感染的患者，在病愈后出现了 IBS 样症状，提示肠道感染与 IBS 之间可能存在某种关系。经研究，现认为感染是 IBS 的发病机制之一。

英国牛津地区的大规模回顾性调查显示在 IBS 患者中约 1/3 是继发于肠道感染的，称为感染后 IBS(PI-IBS)。我国潘国宗等对北京地区 IBS 的流行病学调查发现，痢疾史阳性可使 IBS 的发病危险性上升 2 倍。通过这些流行病学的调查，至少可以认为肠道感染是 IBS 发病的重要危险因素。但迄今尚未发现能直接导致 IBS 的特异性病原体。

研究发现，广泛分布于肠道黏膜和黏膜下层的肥大细胞很可能是炎症作用的中间环节，因为：① IBS 患者肠道组织中肥大细胞的数量和活化程度均显著高于非 IBS 患者；②肥大细胞在多环节参与肠黏膜的免疫调节，在受到炎症刺激后活化，分泌多种介质，如组胺、5- 羟色胺、白细胞介素和多种神经肽，作用于神经末梢和组织中的内分泌细胞；③电镜下人肠黏膜的肥大细胞与神经轴突及产生神经肽的内分泌细胞紧邻；④心理刺激可致肥大细胞活化脱颗粒；⑤给予肥大细胞稳定剂能降低实验动物对直肠扩张的敏感度。这些研究结果都提示，黏膜中的肥大细胞可能是神经 - 免疫轴和脑 - 肠轴联系之间的桥梁。

炎症显著影响肠道平滑肌和神经的功能，胃肠道炎症也会导致内脏痛觉敏感。在局部组织损伤后，K^+、ATP、缓激肽和前列腺素 E_2 等化学介质的释放，直接作用于神经末梢，引起组胺、5- 羟色胺、神经生长因子等痛觉介质从其他细胞释放，并且反过来刺激邻近的感觉神经末梢和伤害感受器。

在一定的环境中，即使肠道黏膜炎症消退，感染因素被清除，炎症引起的肠道肌肉和神经功能的异常依然会持续相当长的时间。在肠道寄生虫感染的动物模型中，在寄生虫从肠道清除，黏膜炎症消退后，伴发的神经、肌肉功能的改变会持续长达6周。这一模型与PI-IBS相似。此时的肠道组织学改变已完全恢复正语，没有炎症细胞的浸润，这提示局部细胞释放的介质可能导致肠道功能紊乱的持续存在。

（四）自主神经功能紊乱

近年来，不少研究报道提示IBS等功能性胃肠疾病与自主神经功能失衡有关。但是，目前尚不能完全解释这种联系，而且也不能简单地基于这种联系就认定自主神经功能的改变是IBS的原因。

在动物实验中，手术切除腹腔或肠系膜神经节具有广泛影响胃肠功能的作用。此外，在转移性肿瘤患者，侵犯到交感神经节的肿瘤可以导致小肠和（或）结肠的假性肠梗阻。Parkinson病、自主神经病变等影响自主神经功能的状态，对胃肠功能也有显著的影响，糖尿病、淀粉样病变等情况下自主神经变性时也会如此。但是，这些变化似乎并不是大多数功能性疾病患者症状产生的直接原因。

最近，Aggarwal等发现在IBS的一种亚型中存在表现各异的自主神经异常。但是随着研究的深入，发现这些患者的临床表现各不相同，而且并非存在于所有的研究对象中。那些交感兴奋增加而迷走降低的患者易出现便秘，相反腹泻更多见于副交感兴奋增加的患者中。另一项研究发现，无动力异常的功能性腹痛患者的症状与副交感基础兴奋性升高，交感下降有关。

（五）胃肠激素

胃肠激素可以作为肠道肽能神经释放的神经传递介质或调节介质起调节作用，也可以直接作用于胃肠道感觉神经末梢或平滑肌细胞的相应受体调节胃肠道感觉和运动。此外，胃肠肽在中枢神经系统也能够影响胃肠运动。近年来发现许多肽类物质在中枢系统与胃肠道双重分布，称为脑肠肽，迄今已发现60余种。目前研究较多的是5-经色胺、胆囊收缩素、生长抑素、胃动素、血管活性肠肽、P物质、含基因相关肽和一氧化氮等。

（六）心理 - 社会因素

IBS与各种心理因素有关。研究发现，青少年IBS中心理压抑、焦虑烦躁情绪、内向性格（不善于与人沟通）等发生频率明显高于其他同龄人。

心理 - 社会因素与胃肠道生理功能（动力和感觉）间通过中枢 / 肠神经系统 (CNS/ENS) 轴而互相影响。心理 - 社会应激因素会影响正常人和IBS患者的结肠动力，而且功能性胃肠道疾病患者对心理 - 社会因素的动力反应性较高。反之，动力紊乱也会影响心理状态。

三、临床表现

IBS症状缺乏特异性，个体差异较大。其主要表现为腹痛、腹胀和排便习惯及性状的改变等肠道症状。此外，许多患者还表现出不同的肠外症状。

（一）腹痛

腹痛在儿童中常见，1958年，Apley曾经定义"反复性腹痛 (RAP)"的诊断标准为3个月内腹痛至少发作3次，症状严重，影响患儿活动。最近的研究显示，IBS是3岁以上的RAP患儿的最常见的病因，占36%。IBS患儿腹痛多出现在餐后、排便前或冷饮之后。腹痛可发生于全腹部任何部位，多发于脐周、下腹部，多为阵痛，也可表现为痉挛性或绞痛。而便后腹痛往往可以明显缓解。也可伴有腹胀、恶心、面色苍白或疲乏等症状。部分患儿可因腹痛而影响学习。

（二）腹泻或便秘

腹泻发生时，患儿每日大便次数增多，可伴有大便不成形，甚至稀便或水样便。严重时出现里急后重。大便多在餐后，而一般不发生于夜间睡眠时。便秘发生时，患儿大便频率显著减少，可伴有大便困难、大便干结，甚至如羊粪状。患儿的便秘或腹泻症状多为慢性、间歇性发作，部分患儿可表现为便秘和腹泻交替出现。

（三）肠外症状

可有广泛的平滑肌功能异常和自主神经功能紊乱等表现，如非心源性胸痛、纤维肌痛综合征、消化不良症状、腰背痛、排尿困难、头痛、乏力、多汗、潮红等。

四、肠易激综合征的诊断标准

肠易激综合征（IBS）的发病机制迄今尚未完全阐明，由于其症状缺乏特异性，如何正确地诊断 IBS 一直是临床医师面临的难题。长期以来，IBS 的诊断是一种排除性的诊断。医生为了排除器质性疾病，往往使患者接受一些不必要的检查；患者疼痛剧烈时，甚至误行剖腹探查。

1998 年 6 月，在罗马召开的关于胃肠功能性疾病的会议上，制订了全新的罗马 II 标准。对于儿童 IBS，该诊断标准适用于可准确表达其腹痛病史的年长患儿，规定下列症状在最近 12 个月内至少出现 12 周，但无须连续。

1.腹部疼痛或不适，并符合下列 3 项中的 2 项

(1) 便后缓解。

(2) 病初起时排便频率改变。

(3) 病初起时伴粪便性状改变。

2.缺乏可以解释这些症状的器质性或代谢性疾病。

此外，下列症状可进一步支持 IBS 的诊断：①排便频率异常（每天＞3 次或每周＜3 次）；②大便性状异常（羊粪样便／硬便／稀软便／水样便）；③排便异常（排便费力，排便急迫，排便不尽感）；④黏液便；⑤腹胀。

如果患儿发育正常，体格检查正常，临床症状符合上述标准，则可以诊断 IBS。应仔细询问其营养史，比如便秘的患儿是否缺乏膳食纤维摄入，而腹泻的患儿对山梨醇或果糖的摄入量都是有意义的。当出现下列情况时应引起医师注意，如夜间腹痛或腹泻、体重减轻、直肠出血、发热、关节炎、发育延迟、有炎症性肠病家族史等。实验室检查包括有白细胞计数、血沉、粪检等，必要时做内镜检查。在诊治过程中，当与患儿和其家人建立融洽的关系后，医生可以进一步了解患儿及其家庭的心理－社会情况。

五、治疗措施

一旦患儿的 IBS 诊断已经明确，治疗目标在于给予有效的安慰，缓解或减轻相应症状。医生应该向患儿和其家人说明尽管 IBS 带来诸多不适症状，但是这并非是致命的严重疾病。医生应尽力减轻腹痛症状。同时避免诱发症状的各种应激因素和焦虑情绪。

（一）饮食治疗

许多患儿由于不当饮食会诱发 IBS 症状的发生，如不吃早餐，较少食用水果或蔬菜等会引起便秘，咖啡因、乙醇及人工甜味剂如果糖、山梨醇及甘露醇对肠道有直接刺激作用，无糖口

香糖、软饮料及一些防腐剂中均含有上述成分，过量进食可能引起腹泻。过量进食高纤维素食物也可能会引起腹泻。某些患者饮用牛奶及其他乳制品也会引起腹泻。

部分患儿在进食后会发生腹痛或有排便感，这是进食后结肠蠕动加快，而患儿的肠道较正常敏感，因而感觉不适。当遇到这类患儿时，应建议患儿避免暴饮暴食，尤其是高脂类食物，饮食过快会加剧胃结肠反射，应细嚼慢咽。同时亦应避免过量进食蔬菜如卷心菜、豌豆等，因会在结肠内发酵，引起胃肠胀气。

(二) 药物治疗

目前，临床上有许多治疗 IBS 的药物可供选择，但是由于 IBS 的发病机制复杂，没有一种药物适合于所有 IBS 患者的治疗，大多数药物也缺乏在儿童中应用的经验。丙咪嗪则可用于小儿便秘。

1. 纤维素制剂

纤维素制剂治疗便秘型 IBS 有一定疗效，但在缓解腹痛及 IBS 相关腹泻仍有争议。其治疗机制尚未完全明了，通常认为纤维素通过降低结肠内压而缓解疼痛，因为增高的结肠壁张力是引发内脏痛觉的因素之一。目前提倡天然高纤维饮食，逐渐加量以减少肠胀气发生的可能。患儿可根据粪便性状决定进食量。

2. 调节肠道转运为主的药物

IBS 患者的大便习惯改变，有时表现为腹泻，而有时又表现为便秘，这提示可能存在肠道动力紊乱。一些以腹泻为主的 IBS 患者中肠道转运加快伴有测压异常，而在便秘为主的患者中结果相反。抗胆碱能药如盐酸双环维林 (双环胺)、东莨菪碱、美贝维林有解痉作用。洛哌丁胺对腹泻为主的 IBS 患儿疗效确切，1 岁以下小儿禁用。此外，近年来研制的高选择性钙离子拮抗剂和 $5-HT^4$ 受体激动剂是两类发展迅速的治疗药物。

(1) 高选择性钙离子拮抗剂：胃肠道高选择性 L- 型钙离子通道阻滞剂匹维溴铵可以竞争方式与平滑肌细胞膜表面 L 通道的双氢吡啶位点结合，抑制钙离子内流，缩短慢波平台期，消除伴随的结肠收缩活动，也通过缩短慢波平台期间减少慢波频率而抑制平滑肌活动。临床上，匹维溴铵通过消除肠平滑肌的高反应性，从而缓解 IBS 患者的腹痛、腹泻、便秘，特别是交替出现的腹泻和便秘症状。奥替溴铵是另一种同类药物，有研究认为其对改善患者腹痛、腹胀，提高痛阈方面效果较好。

(2) $5-HT^4$ 受体激动剂：替加色罗是一种新型的高度选择性 $5-HT^4$ 受体的部分激动剂。可促进大肠的自主运动，提高整个胃肠道的运动指数，使正常结肠蠕动加速。

3. 调节内脏感觉的药物

腹痛是 IBS 症状群中关键症状，故而有人认为这些患者存在肠道感觉过敏。替加色罗作为选择性 $5-HT^4$ 受体部分激动剂，除了促动力作用外，它还具有减慢直肠传入神经的传导率，提高结肠直肠扩张的疼痛阈值的作用。临床应用可有效缓解患者腹部疼痛、不适、腹胀、便秘等症状。其他一些可通过影响内脏感觉而对 IBS 可能有效的药物包括抗抑郁药、K 受体激动剂、生长抑素及其类似物等。

4. 抗抑郁药

对存在抑郁症状的 IBS 患者应试用抗抑郁药，这不仅能提高患者的情绪，还能帮助改善肠道症状。三环类抗抑郁药阿米替林有较强的镇静及抗胆碱能的作用，对于患儿的夜间腹痛及腹泻效果好。新型的抗抑郁药包括氟西汀、帕罗西汀等选择性 5-HT 再摄取抑制剂。

（三）非药物治疗

心理治疗是对患者潜在心理矛盾及情绪障碍导致症状的治疗手段。心理治疗主要是使患儿缓解紧张及情绪问题。心理治疗较单独药物治疗能显著改善腹痛及肠道功能紊乱。腹泻、疼痛、IBS 相关的精神症状，以及一些由于应激导致的间歇性疼痛对心理治疗反应较好。持续性腹痛患儿对心理治疗通常反应不佳。

其他非药物治疗，包括催眠疗法、生物反馈治疗、行为治疗等。

第十二节 周期性呕吐

周期性呕吐综合征 (CVS) 是功能性胃肠道疾病。CVS 的概念，最早于 1882 年由 SamuelGee 阐述。目前公认的定义为：三次或更多次的发作性的顽固的恶心和呕吐，每次发作持续数小时至数日，2 次发作间有长达数周至数月的完全无症状的间歇期。患者不存在任何代谢、神经、胃肠等各系统的异常。

一、周期性呕吐的研究史

对周期性呕吐的认识和报道已有两个世纪。最早以英文描述的是 §amUelGee，报道于1882 年，当时描述为："这些病例看来全部有相同的类型，发作性呕吐，在不定的间歇期后再发作，此呕吐可持续数小时或数天，如病情严重，患者会非常疲惫。"该描述概括了目前对CVS 认识的，三个基本特点，即严重的、分散发作的呕吐；间歇期正常；发作呈固定形式。

CVS 的研究可分为 2 个阶段，第一阶段为 1806-1990 年，研究包括对 CVS 的最初描述和认识，CVS 与偏头痛的关系，CVS 涉及的代谢异常的发病原因，及 CVS 与癫痫和癫痫等位症、自主神经功能失调、精神心理因素等的关系；第二阶段为 1990 年至目前，研究包括由 Kathleen Adamsyu 于 1993 年组织患者、家庭和医师会议，在会上发起成立 CVS 协会(CVSA)。以后相继在美国、英国、澳大利亚建立地区性组织。1994 年于伦敦和 1998 年于美国的 Milwaukee 召开了两次国际研讨会，制订了 CVS 诊断标准和进一步研究 CVS 的基础和临床，包括 CVS 临床特点，胃肠动力，恶心呕吐，下丘脑传导通路、促皮质素释放因子 (CRF)、应激反应、脂肪酸氧化反应、线粒体障碍、离子通道、5-HT、速激肽受体、基因和生物钟在发病中的作用。已有近百篇论文发表于各专业期刊上。

二、流行病学

CVS 确切的流行病学尚未完全清楚。b20 世纪 60 年代，Cullen 和 MecDonald 等发现占3 440 名调查对象的 2.3%；90 年代 Abu-Arafeh 的资料为 2 165 名 5 ～ 15 岁儿童的 1.9%。21世纪初，LiBuk 等研究发现 CVS 发病率低于以上数字，并分析发病数有差异的原因，可能是先前统计的是周期性呕吐 (CV) 的发病率，而不是周期性呕吐综合征 (CVS) 的发病率。CVS 的发病年龄早至生后数天，有报道小于 18 岁人群中发病年龄中位数为 4.8 岁。男、女均可发病，

女稍多于男 (女：男 =55 ： 45)。从症状发生到做出明确诊断的平均病程国外为 2.5 年，国内资料为 3.5 年 (3 个月至 12 年)。

三、病因和发病机制

CVS 的病因和发病机制仍在研究中，目前认为与以下方面有关：偏头痛、下丘脑－垂体－肾上腺轴和应激反应、自主神经系统功能不良、遗传因素。

(一) 偏头痛及相关机制

偏头痛和 CV3 在临床和病理生理方面都广泛联系。临床上两者均为发作性疾病，有苍白、厌食、恶心等共同表现。近 80% 的 CVS 患儿有偏头痛家族史，此类患儿对抗偏头痛制剂有较好疗效，有较高发展为偏头痛倾向。80% 的 CVS 因伴发腹痛而同时被分类为腹型偏头痛，54% 的腹型偏头痛因伴发呕吐而同时被诊断为 CVS。基础研究显示，有典型偏头痛表现的 MELAS(线粒体脑病、乳酸酸中毒、偏瘫) 综合征与 CVS 相同，都被发现有线粒体 DNA 突变而造成呼吸链障碍及神经元离子通道病变。

与月经性偏头痛类同，月经性 CVS 对雌激素调控药物的治疗作用提示经前雌激素水平下降可能对发病起作用。

(二) 下丘脑－垂体－肾上腺轴和应激反应

由下丘脑－垂体－肾上腺轴调节的应激反应显示对 CVS 发病起作用。感染、生理和心理因素被鉴定为 CVS 的触发因子。临发作时前血清促肾上腺皮质激素 (ACTH) 和可的松水平升高及随后血清抗利尿激素 (ADH)、前列腺素 E^2，血清和尿的儿茶酚胺水平升高，解释了某些患者发病时有高血压、液体潴留。神经抑制剂和前列腺素抑制剂的治疗作用也证明了该机制。近年引起关注是促皮质素释放因子 (CRF) 的作用。动物模型显示，CRF 类似物通过迷走神经作用于 CRF-R2 受体引起胃撤积和呕吐。而 CRF 的清晨峰值也可解释 CVS 多于清晨发作的原因。

(三) 自主神经系统

自主神经系统对 CVS 发生既有中枢又有周围的作用。CVS 发病时的很多症状如：苍白、面红、发热、嗜睡、过量流涎、呕吐、腹泻等都由自主神经系统调节。To 等近期验证，CVS 患者心血管交感神经张力明显高于对照组。CVS 患者的胃电节律失常已被国内外临床证实。Vanderhoof 等研究显示，胃动素受体兴奋剂——红霉素对预防 CVS 有作用。

(四) 遗传因素

近期 Haan 等报道一个家族三代 4 个 CVS 患者，提出 CVS 发病有遗传因素，认为有呕吐的基因存在。

Wang 和 Boles 等近年研究发现，偏头痛和 CVS 患者线粒体 DNA(mtDNA) 控制区序列变异，提示了 CVS 的母亲遗传倾向。Wang 等检测了 62 个患 CVS 和神经肌肉病变 (CVS+) 儿童的 mtDNA，并与 95 例正常儿童对照。在 CAS 儿童中发现 6 例在 mtDNA 控制区有 1～2 个罕见的序列变异，对照组为 0(P=0.003)。这些变异包括 6 个点的和 2 个长度的改变，均位于 mtDNA 控制区的高变异区 1.(HV1) 和 2(HV2) 内。其中半数发生在 HV1 的核苷酸序列 16 040～16 188 片段，HV1 内含调节 mtDNA 复制的重要功能部位即终止相关序列 (TAS)。在核苷酸序列 16 040～16 188 片段序列变异在 CVS 和无先兆的偏头痛患儿中高于对照组 3 倍。

四、临床表现

(一) 发病特点和呕吐

CVS 患儿发病期非常衰弱、倦怠，严重影响学习，而缓解期完全健康如常。呕吐通常是独特的快速发生和难以忍受，最严重的呕吐可达每小时 10 余次。呕吐物可含胆汁 (76%)、黏液 (72%)、带血 (32%)。约 50% 的患儿发作期需静脉补液，其中 28% 则每次都需要。

CVS 患儿家长描述，病情发作呈现一种"开–关"的刻板形式，就如有开关控制突发突止。有 68% 的患儿仅在发作前半小时有恶心、苍白等前兆。呕吐在发作后 1 小时即可达高峰强度，持续 1～2 天，而在呕吐停止到能进食仅需数小时。98% 的家长描述发作刻板，如准时发作，有相同的强度、发作过程和相关症状。小于 1/2 的 CVS 患儿有稳定周期，较常见的间歇期为 2～4 周。在 24 小时的昼夜周期中，发作大多于清晨 (2～4 AM 和 5～7 AM)。每次发作有明显自限性。

(二) 自主神经和胃肠道症状

自主神经症状很常见，尤其是嗜睡 (91%) 及苍白 (87%)，有些患者有明显的流涎 (13%)，少数可有轻度高血压。

除呕吐外，腹痛 (80%)、干呕 (76%)、厌食 (74%)、恶心 (72%) 是最常见的症状。其中恶心是最窘迫的，因为直至发作结束，没有短暂缓解。发作数天后的胃肠疼痛，通常是由于呕吐和干呕引起的食管和胃黏膜损伤。另有发热 (29%) 和腹泻 (36%)，推测可能因为细胞因子释放和自主神经作用。

(三) 神经系统症状

CVS 发作时有典型的神经系统症状，如头痛 (40%)、畏光 (32%)、害怕高声 (28%)、眩晕 (22%) 等。

(四) 触发因素

68% 的家长能说明应激事件的触发作用，包括生理、心理应激和感染。感染 (41% 最常见；心理应激 (34%) 包括：正面因素如生日、节日等。有家长陈述，因患儿发病易被各种因素诱发，全家已数年不能外出度假。负面因素如家庭和学校相关因素。正面因素触发率高于负面因素；饮食 (26%)；体力消耗和缺乏睡眠 (18%)；特弃事件 (13%)；经期女孩 (13%) 被证明月经是典型触发因素。

五、诊断和鉴别诊断

虽然 CVS 有独特的临床表现，但因周期性呕吐 (CV) 的非特异性，并与某些器质性疾病的症状重叠，从而产生误诊。笔者曾遇到反复呕吐 5 年的肠旋转不良合并肠扭转及反复呕吐 8 个月的颅内肿瘤患儿。所以要诊断 CVS，首先应除外器质性疾病。

(一) 诊断的关键问题

文献提示以下关键问题的肯定性答复，诊断 CVS 的可能性占 70% 以上的患者是否以前有过 ≥3 次类似的呕吐、间歇期完全正常、每次发作都类同、呕吐最严重时超过 1 次 /15 分钟、合并苍白和嗜睡、合并腹痛厌食和恶心、有偏头痛家族史。"

(二) 诊断标准

1. 诊断标准 I（制订于 1994 年伦敦 CVS 国际研讨会）

(1) 必需条件

1) 反复发生的、严重的、分散发作性的呕吐。

2) 在 2 次发作间有数周至数月的完全健康间歇期。

3) 呕吐发作持续数小时至数天; 没有明显的呕吐原因 (实验室、影像学、内镜检查结果阴性)。

(2) 支持条件

1) 发作形式: ①刻板型: 在各个体中每次发作有相同的发作时间、强度、间歇期、频率、相关的症状和体征。②自限性: 如果不治疗, 发作可自行消退。

2) 相关症状: 恶心、腹痛、头痛、动力障碍、畏光、嗜睡。

3) 相关体征: 发热、苍白、腹泻、脱水、过度流涎、社交能力丧失。

2. 诊断标准 I (制订功能性胃肠道疾病诊断标准的多国工作组即罗马委员会于 1999 年修订发表的罗马 I 标准)

(1) 有 ≥ 3 次之强烈发作, 表现为急性恶心、不间断呕吐的病史, 持续数小时至数日, 伴有数周至数月的无症状期。

(2) 无代谢性、胃肠道, 或中枢神经系统的结构性疾病或生化异常。

(三) 鉴别诊断

呕吐是小儿常见的非特异性症状, 很多病症均可表现反复发作的呕吐。诊断 CVS 须与以下疾病鉴别, 即中枢神经系统疾病、胃肠道疾病、全身系统性疾病和遗传代谢疾病。

(四) 消费最合理的诊治步骤

对于每个 CV 患儿, 应注意既不漏诊器质性疾病, 又不进行过多的辅助检查。最近, Olson 等比较了以下三种诊治方案: 方案一, 广泛的实验室检查除外各系统疾病; 方案二, 实验性的抗偏头痛治疗 2 个月; 方案三, 全消化道钡餐造影后给予经验性抗偏头痛治疗 2 个月。方案二和方案三如治疗无效则给予全面检查。评估结果显示方案三既避免了方案一过多无意义的检查, 又避免了方案二漏诊消化道畸形, 是消费最合理的诊治步骤。协和医院儿科的诊断步骤包括胃肠动力检查、消化道钡餐造影和 (或) 胃镜、脑 CT, 除外胃肠道中枢神经系统器质性疾病后开始相应治疗, 2 ~ 3 个月后根据疗效决定是否改变治疗方案或需进一步检查。近 10 余年未发生误诊和漏诊。

六、治疗

因 CVS 的病因和发病机制尚未完全明确, 故治疗仍然是经验性的综合治疗。

(一) 避免触发因素

避免感染、食物、晕车等触发因素, 对某些心理应激如家庭和学校因素也应避免, 适当应用抗焦虑药物 (如去甲劳拉西泮) 偶尔可预防发作。

(二) 发作期的支持治疗

发作期应予患儿安静舒适环境, 避免光和强声刺激, 按需给予补液, 纠正水电解质紊乱和酸碱失衡, 保证热卡供应。文献提示单纯葡萄糖和电解质的输入, 有效率可达 42%。镇静剂如氯丙嗪、劳拉西泮等的应用可使患儿安静休息, 缓解顽固的恶心和镇吐。呕吐重者可用 5-HT$_3$拮抗剂 Granisetron (格雷司琼) 和 Oiidanse-tron (恩丹司琼) 静脉输入。有明显胃肠黏膜损伤 (呕吐咖啡样物) 时适当加用黏膜保护剂和抑酸剂。

(三) 预防性药物治疗

对于发作超过每月 1 次, 且每次发作持续 3 ~ 7 天的, 应进行预防用药。目前常用的药物有抗偏头痛剂、精神安定剂、止吐剂和促胃肠动力剂等。近年来以上药物的应用已明显改善了 CVS 的临床过程。Li 报道各种药物的有效率为：小剂量普萘洛尔 (57%)、赛庚啶 [(0.3 mg/(kg·d) 分 3～4 次)](39%)、阿米替林 25～50mg/d(67%)。苯噻啶在英国和澳大利亚被广泛应用。Aanpreung 等研究显示，阿米替林和苯噻啶的有效率分别为 83.3% 和 50%。北京协和医院儿科用多塞平、丙戊酸钠和赛庚啶三联治疗，有效率达 85% 以上。患儿用药剂量根据病情和对药物的依从性进行个体化。也有报道胃动素受体激动剂红霉素达到 75% 的有效率。

七、病程和预后

20 世纪 60 年代小样本研究发现 43/44 发作结束于 14 岁前，病程中位数是 6 年。近期资料显示有 27% 发展为偏头痛；小于 3 岁发病者，病程 3～8 年；8 岁以后发病者，病程 3～6 年；估计 50% 在 15 岁后发展为偏头痛。目前对发病机制的深入研究 (线粒体 DNA、离子通道缺陷、CRF 异常、脑－肠关联等)；前文所述的有效经验治疗和新药开发 (离子通道稳定剂等) 已经显示控制病情的临床效果；及医师和家长对本病的认识逐年增进，并采取适当的诊治措施。故可以预测在以后的 10 年内，对 CVS 的病程和预后会有新的评估。

第十三节 贲门失弛缓症

贲门失弛缓症 (achalasia) 是一种食管运动障碍性疾病，食管缺乏蠕动和下食管括约肌 (LES) 松弛不良为其特征。临床上表现为吞咽困难、体重减轻、餐后返食、夜间呛咳和胸骨后疼痛等。食管吞钡检查可发现贲门鸟嘴样狭窄和食管扩张，LES 压力测定显示静息压力升高，吞咽引起的反射性 LES 松弛失调、减弱或消失。此病并非罕见，但我国目前尚缺乏大样本人群发病率的统计资料。贲门失弛缓症在小儿是较少见的，尤其是新生儿、婴幼儿病例更为罕见。一旦发病将严重影响小儿生长发育。因此，对可疑病例应尽快确诊并尽早治疗。

一、病因

贲门失弛缓症的病因还不十分清楚，可能与遗传、自身免疫和感染等因素有关。

1. 遗传因素

该病可发生于兄弟姊妹、父母与子女之间，并且可与家族性自主神经功能异常：家族性糖皮质激素不足和遗传性小脑共济失调等遗传性疾病共存，提示本病可能为常染色体隐性遗传。OBrien 等报道，在一个父母健康的家庭，7 个子女中有 5 人患食管运动障碍性疾病，其中 4 人食管吞钡表现为贲门失弛缓症。但 Mayberry 等调查了 100 例的亲属，未发现贲门失弛缓症的发病率增高，因而人们怀疑本病另有原因。

2. 病毒感染

有人发现，在脊髓灰质炎后遗症患者中，如果延髓受累，33% 的患者可出现严重吞咽困难。Robertson 等用补体结合试验检测 58 例患者的血清，14 例中发现水痘－带状疱疹病毒，而对照组均未发现，并用原位 PCR(聚合酶链反应) 检测贲门失弛缓症 9 例的标本，3 例标本中水痘疱疹病毒阳性。但是儿童中水痘感染相当常见，而贲门失弛缓症发病率却不高，因此，水痘疱疹病毒是否是真正的病因，有待进一步研究。

3. 自身免疫

HLA基因复合体的特异性等位基因与某些自身免疫性疾病形成以及基因遗传性疾病有关。Annes 等发现，同患贲门失弛缓症的父女具有相同的 HLA 表型。Tottmp 等检测了贲门失弛缓症 9 例的下食管标本，发现平滑肌细胞间质存在嗜酸细胞阳离子蛋白 (eosinophil cation protein，ECP)——嗜酸细胞脱颗粒产生的一种毒性蛋白，而正常对照组则未发现。ECP 具有高细胞毒性和神经毒性，因此他们认为贲门部位的肌间神经细胞的丧失是 ECP 毒性作用所致。免疫性疾病多表现为全身性，但为什么大多数患者只表现食管症状，而其他神经肌肉都正常，有待进一步研究。

4. 其他感染

目前已经证实，南美锥虫病感染有可能引起 LES 痉挛，导致贲门失弛缓症的发生，其机制可能与其毒素有关。研究发现 100% 的患者胃内均有幽门螺杆菌感染，是否幽门螺杆菌释放的 VacA、CagA 等毒素作用的结果尚待进一步研究。

二、发病机制

贲门失弛缓症的发病机制有先天性、肌源性和神经源性三种学说。

1. 先天性学说

认为本病为常染色体隐性遗传，但至今未发现引起本病的缺陷或突变基因。

2. 肌源性学说

认为贲门失弛缓症 LES 压力升高是由 LES 本身病变引起。研究表明，正常人 LES 的平滑肌与食管平滑肌不同，具有较高的张力，发生贲门失弛缓症时 LES 最明显的病理变化是肌层的肥厚。Goldblum 等检查贲门失弛缓症 42 例的食管标本中，LES 以环行肌层增厚最明显，电刺激肌肉产生高幅收缩，但单位肌肉产生的肌力相同，提示增厚的 LES 可能是继发性改变。在制备犬和猫贲门失弛缓症动物模型的研究中，发现 LES 肌肉对乙酰胆碱及硝普钠引起的舒缩反应无明显差别，说明 LES 本身不是引起静息压升高的根本原因。

3. 神经源性学说

是目前人们广泛接受的学说。认为贲门失弛缓症是支配 LES 的肌间神经丛中松弛 LES 的神经元和神经纤维减少或缺乏引起。贲门失弛缓症由于调节 LES 的抑制性神经，尤其是含一氧化氮合酶 (NOS) 的神经元受损，导致抑制性神经递质 NO、血管活性肠肽、磷酸己酸异构酶、降钙素基因相关蛋白、癌相关性多肽抗原和 CO 等减少，从而引起调节 LES 的兴奋性和抑制性神经失衡，最终引起 LES 压力增高而出现一系列的临床表现。Mearin 等对贲门失弛缓症 8 例和非贲门失弛缓症 6 例的 LES 标本进行对比研究发现，贲门失弛缓症 LES 中缺乏 VIP 和 NO 阳性神经元和神经纤维。

三、临床表现

贲门失弛缓症临床表现为吞咽困难、进食后呕吐、营养不良和反复的吸入性呼吸道感染。较大儿童会诉说胸骨疼痛、胸闷等不适症状。婴幼儿经常呕吐、反复呼吸道感染和体重不增等营养不良表现应考虑本病。

1. 吞咽困难

是本病最早、最常见，也是最突出的症状，占95%以上，出现多较缓慢，常因情绪波动或进食刺激性食物后诱发。疾病早期咽下困难常呈间歇性发作，后期呈持续性。通常液体咽下困难占40%～60%，固体吞咽困难占80%～98%。部分患者采取体位改变，如双臂抬高超过头部，胸背伸直或挺胸站立等姿势以增加食管内压力，促进食管排空。

2. 胸骨后疼痛

占40%～90%，可为闷痛、灼痛、针刺痛或锥痛，疼痛部位多在胸骨后或中上腹部，有时可放射到颈部或背部，服用硝酸甘油或进食热饮后可获缓解。

3. 食物反流

为最常见症状，占95%～100%，多在进食时或餐后数分钟内出现，也可在餐后数小时或夜间发生。80%～95%的患者夜间反流引起呛咳导致惊醒，少数可引起吸入性肺炎。

4. 体重减轻

吞咽困难轻微者体重减轻不明显，随着症状加重，病程延长，可出现消瘦、营养不良和维生素缺乏等表现。

四、并发症

1. 吸入性肺炎

是贲门失弛缓症的常见并发症，发病率为10%～30%，有时可出现肺脓肿、肺不张和胸腔积液等，主要是食管反流物被吸入肺内所致。30%～70%的患者可出现夜间呛咳，少数可出现哮喘，严重时出现胸闷、呼吸困难。

2. 食管本身并发症

大量食物和分泌物长期潴留于食管内，对食管黏膜不断刺激，最终可导致缩留性食管炎，久之可发生食管糜烂，甚至溃疡或瘢痕狭窄。成年人中并发食管癌为2%～7%，是正常人的20倍。

五、诊断

食管吞钡X线检查可显示上段食管扩张，下段呈鸟嘴状狭窄，钡剂通过时有不同程度受阻。婴幼儿可插入鼻胃管至食管上段，然后经导管注入适量稀钡或泛影葡胺溶液进行检查。根据病史、X线检查一般能做出诊断。必须强调的是，对新生儿或幼小婴儿的X线检查是较困难的，哭闹乱动状况下，往往观察不清，拍出的照片常常看不到典型的病征，因此可能会误诊或不肯定诊断。Myers等收集到175例患儿中，婴儿期出现症状的占18%，但1岁内得到确诊的仅为6%。

诊断标准：①具有吞咽困难、返食、夜间呛咳和胸痛等症状，时好时坏；②X线钡餐显示食管下段黏膜光滑，狭窄，呈鸟嘴样改变，食管体腔扩大；③内镜检查食管腔内有食物潴留，食管扭曲，LES部位痉挛，胃镜通过稍有阻力，并排除贲门胃底瘢痕狭窄和新生物；④食管测压食管下2/3段推进性蠕动波减弱或消失，LESP压力增高，吞咽时LES松弛度和松弛率显著降低或消失。

根据①并具备②、③、④中的一项即可确诊，其中食管LES静息压力，松弛度和松弛率测定尤其重要。部分早期患者仅有LES压力升高或松弛率和松弛度异常。诊断时尤其要与食管下段或贲门良恶性肿瘤和良性狭窄（外压或瘢痕）引起的假性（继发性）贲门失弛缓症相鉴别。

六、治疗

原发性贲门失弛缓症病因不清，缺乏特异性根治方法。药物治疗效果差，目前主要采用气囊扩张术、肉毒杆菌毒素 (BT) 局部注射和外科手术等治疗，基因治疗是今后的研究方向。

1.药物治疗

目前尚无治疗本病的特效药物。

(1) 钙离子拮抗剂：可降低 LES 压力而改善症状，但其长期疗效不显著。硝苯地平 $10 \sim 20$ mg，餐前 15 分钟舌下含服，每日 3 次。副作用有头痛、直立性低血压等。地尔硫是苯噻嗪类钙离子拮抗剂，$30 \sim 90$ mg 舌下含服，每天 $3 \sim 4$ 次，只有半数患者有效，副作用有头痛头晕、胃肠不适、心动过缓和谷丙转氨酶升高等。

(2) 硝酸盐类药物：在体内降解产生 NO 松弛 LES，减轻症状。硝酸甘油 $0.3 \sim 0.6$ mg，每天 3 次，餐前 15 分钟舌下含服。戊四硝酯或亚硝酸异戊二酯应用后 15 分钟起效，可持续 90 分钟，餐前 5 分钟舌下含服。异山梨酯：餐前 $10 \sim 20$ 分钟，$5 \sim 10$ mg 舌下含服。

(3) 抗胆碱能药物：阻断 M 胆碱能受体，使乙酰胆碱不能与 M 受体结合而松弛平滑肌。常用药物有山莨菪碱、阿托品、溴丙胺太林等，该类药物有防止或解除食管痉挛性疼痛的作用，可出现口干、颜面潮红、心悸、尿潴留等副作用。

(4) 镇静药物：是贲门失弛缓症的辅助用药。其药理作用主要是抑制中枢神经兴奋，降低机体对外界的反应，从而降低患者的紧张情绪，缓解症状，但不能长期应用。

(5) 其他：卡布特罗 (Carbuterol) 是一种 β 肾上腺素能激动剂，口服 4 mg 能使 LES 压力下降 $50\% \sim 60\%$，作用可持续 90 分钟。此外，某些消化道激素 (如胰高血糖素、血管活性肠肽等) 也能降低 LES 压力，理论上可用来治疗贲门失弛缓症，但距临床应用尚存差距。

2.扩张治疗

扩张治疗是较满意的一种治疗方法。有探条扩张、内镜下气囊、水囊、钡囊扩张等。其目的是通过机械方法使部分 LES 肌纤维断裂，降低 LESS 力，缓解其梗阻症状。气囊扩张术是目前临床上最主要的疗法之一。常用的扩张器气囊直径 30 mm、35 mm 和 40 mm。成人多采用 35 mm 直径的气囊，儿童及有手术史者应选用 30 mm 为宜，35 mm 无效者可选用 40 mm。气囊扩张术的并发症有出血、穿孔、感染、胸痛和反流性食管炎，其中穿孔是最严重的并发症，占 $2\% \sim 6\%$。

3.肉毒杆菌毒素治疗

肉毒杆菌毒素 (BT) 是肉毒杆菌产生的一种高分子蛋白的神经毒素，能抑制胆碱能运动神经末梢释放乙酰胆碱，引起肌肉麻痹性松弛。贲门失弛缓症的 LES 压力增高是由于支配 LES 的抑制性神经受损，兴奋性胆碱能神经相对占优势引起 LES 痉挛，局部注射的 BT 在神经肌肉连接处与乙酰胆碱神经末梢突触结合，阻断胆碱能神经释放乙酰胆碱，从而松弛 LES。1993 年 Pasricha 首次发现，BT 局部注射可松弛豚鼠的 LES。1994 年在内镜下对贲门失弛缓症患者的 LES 进行局部注射，21 例中有效 19 例。有人长期随访发现该疗法短期有效率为 90%，6 个月疗效为 71%，1 年为 68%，疗效平均持续 13 年。初治复发后，再次注射能使大部分患者重新缓解，且持续时间与初治时无差异。

4. 硬化剂治疗

1996 年西班牙 Mono 首次报道，用乙醇胺 LES 局部注射治疗贲门失弛缓症，其机制可能是硬化剂引起 LES 坏死和纤维化，减轻其痉挛。33 例平均 36 次注射后随访 11 个月，有效率达 939%，但需重复注射，4 例发生狭窄。此技术有引起出血和溃疡等并发症的危险，应当慎用。

5. 手术治疗

手术治疗的原理是将痉挛的 LES 纵行切断，横向缝合，降低压力，改善食管排空。经腹或胸做 Heller 术是目前治疗本病的有效方法。开放式 Heller 手术适用于扩张治疗失败或扩张治疗有困难者，如贲门失弛缓症伴膨出性憩室、膈肌裂孔疝、食管极度扩张者。目前常用的是改良 Heller 手术，即下食管括约肌纵行切开加抗反流术 (Dor 术式、Toupet 术式或 Nisson 术式)。内镜下改良 Heller 肌切开术具有传统手术的有效，手术操作简化，减少了创伤，缩短了术后住院日和康复时间。胃 - 食管反流是术后最重要的并发症，改良 Heller 手术引起反流性食管炎的发生率低于 10%。食管瘘是手术的严重并发症，当黏膜破襞修补不佳时，食管瘘可形成，甚至可出现感染、脓胸等。

贲门失弛缓症的治疗目前国内外比较一致的观点是：首先进行气囊扩张或局部 BT 注射治疗，无效者再行手术治疗，手术后复发者，也可再进行气囊扩张或局部 BT 注射治疗。贲门失弛缓症是松弛 LES 的神经节和纤维被破坏，不能释放 NO 或 VIP。随着分子生物学技术的研究进展，用基因重组技术成功地构建了上皮性 NO(eNO) 基因腺病毒载体，然后多点注射在用 BAC 制备的猫贲门失弛缓症动物模型的 LES 压力部位，发现升高的 LES 显著下降，说明基因治疗贲门失弛缓症前景广阔。今后的研究方向是将 eNO 基因转入到人的干细胞内，再注射到贲门失弛缓症患者的 LES 部位，释放 NO，松弛 LES，有望彻底治愈贲门失弛缓症。

第十四节 乳糜泻

乳糜泻 (celiac disease，CD) 又称特发性脂肪泻、成人乳糜泻、非热带口炎性腹泻、麦胶敏感性肠病等，是一种在遗传易感个体摄入麦麸物质后不耐受引起的慢性小肠吸收不良综合征。本病是因摄入小麦中的麦胶和黑麦，大麦及燕麦中相类似的蛋白引起的，给予无麦胶饮食后可恢复正常，再给予麦胶饮食又复发。荷兰一位儿科医师 Dicke 观察到乳糜泻儿童在第二次世界大战食物短缺期间病情得到改善，而在恢复谷物供应后病情复发。其特征是小肠黏膜的损伤和多种营养成分的吸收不良；病理改变包括小肠黏膜平坦、绒毛萎缩、隐窝肥大、细胞增生、黏膜内炎性细胞浸润。20 世纪 70 年代以来，发现编码 HLA 区的基因与本病易感性密切相关，提示免疫学机制在本病发病机制中起着重要作用。本病的临床表现各异；血清学检测和小肠黏膜活检是当令诊断的金标准，进无麦胶饮食是主要的治疗手段。

一、流行病学

过去认为乳糜泻是一种少见病，近年随着血清学检测方法的进展，许多有轻度或无症状的乳糜泻患儿 (亚临床或潜伏期患儿) 被发现，发病率有所上升。欧洲发病率最高，一般人群可达 0.05% ～ 0.2%。在英国和北欧，乳糜泻的发病率在成人是 1/4000 ～ 1/2 000。在美国，乳糜泻的发病率在成人是 1/10 000 ～ 1/3 000。本病的儿童发病率在欧洲部分地区如芬兰，似乎正在下降，但瑞典则否。乳糜泻在印度、巴基斯坦南部、古巴、墨西哥、中东地区亦有发病，但日本、东南亚和非洲人后裔很少有发病者。在我国，本病报道甚少。

在任何年龄组均可出现乳糜泻，但 50 ～ 60 岁的患者是发病高峰期，女性比男性多见，且发病在育龄期，女性与男性发病比约为 3：1。儿童乳糜泻通常发生在断奶和食入谷类后，母乳喂养可延迟发病年龄，降低本病发生的危险性，但不能防止成人发病，目前儿童病例报道越来越少，这种变化的影响因素还不清楚，但部分解释可能是在 20 世纪 70 年代后期许多商家实行了在婴儿饮食中除去麦麸物质的做法。还有一种假设就是有潜在可能发生乳糜泻的儿童，在后来的生活中接触了所需的触发因素才发病。

二、病因和发病机制

本病病因明确，即麦胶饮食，包括小麦、大麦、裸麦、燕麦等类食物，其中分别含有麦胶蛋白、大麦醇溶蛋白、裸麦醇溶蛋白及燕麦蛋白。乳糜泻易感人群在进食麦胶饮食后即可发病。

关于乳糜泻的发病机制，有几种假说。比较有说服力的一个假说是，认为乳糜泻患儿小肠肽酶缺乏，麦胶蛋白及其他的谷类醇溶蛋白直接损伤小肠黏膜，部分结肠黏膜区也发生炎症反应。但经无麦胶饮食治疗后，其生化异常和小肠肽酶活性通常恢复正常。因患儿小肠黏膜含有多种具有重叠底物特异性的肽水解酶，提示这些酶异常在其发病机制中并非起主要作用。另一种假说认为，麦胶蛋白的碳氢侧链在本病发病机制中起一定作用，但是某些激发乳糜泻的 CT 麦胶蛋白缺少碳氢侧链不支持这一假说。因此，目前最受推崇的假说认为本病的发病有三种机制参与，即由环境、遗传和免疫因素三者共同作用导致乳糜泻患儿肠道黏膜损伤和肠外多种并发症的发生。

1. 环境因素

乳糜泻是由于对饮食中的麦胶过敏，致小肠黏膜受损引起的疾病，只有在饮食中加入麦麸物质才会发生腹泻。患儿对含麦麸物质的麦类食物异常敏感，其中麦胶蛋白是主要的致病性植物蛋白抗原，麦胶分子量为 32 000 ～ 58 000，富含谷氨酰胺和脯氨酸（每 100 个氨基酸残基中含 32 ～ 56 个谷氨酰胺和 15 ～ 30 个脯氨酸），一种小麦可以含有 40 种或更多相近的麦胶蛋白。用电泳技术将麦胶蛋白分为 α、β、γ、ω 四种成分，它们均可诱发小肠黏膜损害，其中 α 麦胶蛋白对小肠黏膜具有毒性，脯氨酸在 CD 的免疫反应中起激活剂的作用。正常人小肠黏膜细胞内有多肽分解酶，可将麦胶蛋白分解为小分子的无毒物质，但如活动性 CD 肠黏膜受损，细胞酶活性不足，不能将其分解。麦胶蛋白与其他植物，蛋白有交叉免疫活性，参与肠黏膜免疫复合物形成，促进杀伤性淋巴细胞聚集，增肠黏膜细胞通透性、绒毛萎缩，肠道上皮淋巴细胞增生，导致对脂肪、碳水化合物、纤维素、矿物质等吸收不良。禁食含麦胶的饮食能使症状缓解，小肠黏膜恢复正常和抗麦胶抗体消失。麦麸物质中抗麦胶蛋白抗体 (AGA) 在肠道淋巴结激活免疫系统，通过细胞免疫和体液免疫途径最终导致肠黏膜甚至全身各系统免疫损害，在肠道局部泌物或血清中可检测到 AGA 抗体 IgG 和 IgM。

除饮食外，其他的环境因素在乳糜泻的发病机制中也起重要作用。A- 麦胶蛋白 (α- 麦胶蛋白的主要成分) 与从人类肠道分离出的 12 型腺病毒的 Elb 蛋白具有氨基酸序列相似区。它们所共有的氨基酸序列被认为是乳糜泻患者机体免疫识别的抗原决定簇。该区的肽类能诱发乳糜泻患儿的小肠病变，提示分子模拟可能参与乳糜泻的免疫学发病机制。据报道，乳糜泻患儿感染 12 型腺病毒者比正常人高。

2. 遗传因素

本病与遗传因素有关。孪生兄弟的发病为 16%，一卵双生者可达 75%，因遗传关系肠黏膜缺少麦胶蛋白分解酶；另外，遗传影响机体免疫功能，对麦胶产生过敏反应。

3. 免疫因素

该遗传性疾病是对麦麸物质中的麦胶蛋白过敏所致。它可累及基因易感个体多个系统病变，如肠道、皮肤、肝脏、关节、甲状腺、脑、心脏等器官的免疫性损伤，有的是敏感个体对麦麸物质反应表现在其他系统，有的是共同存在的自身免疫疾病魂免疫反引起的继发改变。众多研究表明，细胞免疫和体液免疫在 CD 病变过程中起重要作用。

三、病理学

乳糜泻主要累及小肠黏膜层，而黏膜下层、肌层及浆膜层常不受侵犯，病变的严重程度和范围因人而异。未经治疗的重症乳糜泻患儿肠道病变以近段小肠黏膜结构和炎症变化为特征，典型的病理组织学改变有小肠黏膜苍白平坦、绒毛萎缩变短呈细线形、肠道皱襞减少或呈扇形、表面有隆起的嵴和开口到肠腔的隐窝，隐窝层深度增加、隐窝肥大增生；位于底部的柱状上皮腺散在的 IELs 增多，两者比例为 (6 ~ 10) : 1；黏膜固有层水肿，巨噬细胞、中性粒细胞、嗜酸性粒细胞、碱性粒细胞、肥大细胞数量增加。潜伏期患儿黏膜大致正常，可仅表现为绒毛增加。

无麦胶饮食可使患儿肠道病变显著改善。肠黏膜表面吸收细胞的形态在几天内得到改善，高柱状细胞、分化良好的刷状缘细胞取代异常立方形细胞，多数患儿上皮内淋巴细胞与吸收细胞的比例下降。继之，绒毛结构转向正常，绒毛延长，隐窝缩短，固有层细胞成分减少。远端小肠比严重受累的近端小肠恢复快。数月或数年的无麦胶饮食，才可使黏膜结构最大限度地恢复正常。

另一类极为罕见、易混淆的疾病是胶原性腹泻，这些患儿初始症状和活检所见与乳糜泻相同，但经无麦胶饮食治疗无效。随时间延长，吸收上皮下固有层出现广泛的胶原沉积，本病预后很差。除了小肠的典型病变外，某些患儿可出现直肠黏膜轻微的非特异性炎症及上皮细胞受损。这些类似于轻度直肠炎的变化包括直肠腺体的分支和排列紊乱，固有层和上皮层淋巴细胞浸润。

有些严重的未经治疗的乳糜泻患儿，可出现胃肠外其他器官的继发性病理学改变，如骨质疏松、肌肉萎缩及周围神经病变等。

四、临床表现

乳糜泻患儿的临床表现因人而异，大多数症状是由于肠道吸收不良所致，与其他肠道吸收不良疾病相似，故无特异性。从近端十二指肠到末端回肠整个小肠受累的严重病例，表现为衰竭和威胁生命的消化不良，并可因广泛的吸收障碍导致多器官继发性受累。病变仅累及十二指肠和近端空肠的患儿可以没有明显的胃肠道表现，或仅因铁或（和）叶酸缺乏而致贫血，或发生骨质减少性骨病。因此，乳糜泻的病变程度和累及范围很大程度上决定了该病临床表现的严重程度。乳糜泻是一种缓解和发作交替的自身免疫性疾病，特点为进食麦胶类食物时症状加重，停食麦胶类食物症状缓解。儿童可到摄入麦麸物质食物时才出现症状，如排大量淡色恶臭粪便、疼痛性腹部膨胀、缺铁性贫血、生长发育滞后（排除蛋白质－热量不足性营养不良或恶性营养不良病）、易激惹，有时伴发 1 型糖尿病和自身免疫性甲状腺炎。女性临床症状出现较男性早 10～15 年，闭经或妊娠时贫血、骨质疏松、不育不孕均应怀疑是否患有 CD。患儿还可有内分泌、心血管、皮肤黏膜、中枢神经和生殖系统等胃肠道外的全身病变，表现为青春期延迟、偏头痛、心肌炎、疱疹性皮炎、抑郁或癫痫、肠道淋巴瘤、黑色素瘤等。

根据血清学和病理组织学特点，可将乳糜泻分为潜伏期、静止期和活动期。

(1) 潜伏期：又称隐匿型，带有 HLA 易感基因 (DO2 或 DO8)，仅抗 EMA 和 tTG 抗体阳性，肠道黏膜结构无异常变化，可出现肠道 T 淋巴细胞增生，其自然病程尚不明确，有发展为活动性 CD 的报道。

(2) 静止期：具有典型的麦麸物质敏感性肠道病变，无临床症状，属于高危人群（如父母是 1 型糖尿病，或 CD 患儿一级亲属），此型患儿多有心理精神异常。

(3) 活动期：具有典型的肠道内外症状和病理表现，抗体 tTG 在免疫缺陷患儿中可能为阴性。严格的无麦胶饮食 (gluten-freediet, GFD) 饮食可使 CD 由活动期恢复到静止期，但 GFD 饮食对症状和远期并发症是否有效，还不很明确。

典型情况下，患乳糜泻的婴儿多在出生后 4～24 个月发病，出现发育障碍、腹泻和腹胀。大便次数可达每日 10 余次，性状为水样或半成形，浅灰色，有典型的恶臭、腐败气味。重症患儿出现严重脱水，电解质紊乱，甚至酸中毒。在年幼婴儿中呕吐、苍白和水肿很常见。这些症状是逐渐发生的，于饮食中加入谷物后出现。在出现体重下降之前，先有体重增加速度的缓慢下降。尽管腹泻是更典型的症状，但仍一些儿童出现便秘。未经治疗的严重乳糜泻患儿可能出现身材矮小、青春期延迟、因铁和（或）叶酸缺乏而致贫血以及佝偻病。不典型乳糜泻通常见于年龄较大儿童及青少年，他们常常没有明显的吸收不良特征，除出现反复腹痛、高转氨酶血症、复发性溃疡性口炎、关节痛和牙釉质损害外，患儿还可出现行为障碍如抑郁，也可能有易怒、学习成绩差等表现。

由于肠道营养物质吸收不良，可引起机体其他器官的代谢障碍，因而大多数患儿多伴其他器官的症状。

患儿的体征因病变程度不同而有显著的差异，这些体征为吸收不良所致，并非乳糜泻特有。当病变局限于近端小肠时，可以完全无异常体征，或仅有贫血的表现。若病变累及整个或大部分小肠时可有以下体征：体重减轻，皮肤松弛、皱纹，因体液和电解质丢失，可致低血压。有脱水时皮肤干燥、弹性差。当清蛋白合成不足或肠道丢失可致低蛋白血症，出现全身和双下肢水肿。重症患儿皮肤色素沉着明显。因低凝血酶原血症可出现瘀斑，维生素 A 缺乏可致滤泡角化病。口腔检查可发现口唇干裂，舌炎伴舌乳头减少，牙釉质常有减少。腹部常膨隆，叩诊呈鼓音。由于肠袢积气、积液，触诊时出现特征性的揉面感。肝大及腹部触痛不常见，重症低蛋白血症患儿偶尔可检测到腹水，严重病例可有杵状指。

患儿可有四肢各种感觉功能障碍，包括光度觉、振动觉、位置觉异常，可有痛觉过敏。这些改变由周围神经病变所致，罕见病因为脊髓脱髓鞘病。神经病变产重时深部腱反射减弱，甚至消失。Chvostek 征或 Trousseau 怔阳性，提示严重的钙、镁缺乏。这些患儿可出现骨质减少相关性骨触痛，尤其是在脊柱塌陷或骨折时。

五、实验室检查

实验室检测结果依肠道病变的范围和严重程度不同而异。本病可出现与其他小肠吸收不良疾病类似的实验室异常。

1. 粪便检查

严重乳糜泻患儿大便的性状和气味较典型，出现特征性的腐臭气味，大便呈水样，量多，泡沫状或为半成形、亮褐色或浅灰色油脂状大便。大便悬液经乙酸，水解和加热后用苏丹Ⅲ或苏丹Ⅳ染色，显微镜下发现脂质颗粒，有助于筛选检查。然而，病变局限于近端小肠的患儿不出现脂肪泻。病变累及回肠以后，少数可表现为暴发性腹泻。

2. 血液学检查

贫血可继发于铁、叶酸或少见的维生素 B_{12} 缺乏，红细胞的形态可为巨细胞性、小细胞性或混合性。血清铁下降常见。白细胞和血小板减少少见，但当出现严重的叶酸或维生素 B_{12} 缺乏时则可发生。血清维生素 B_{12} 吸收试验在确定病变是否累及远端回肠有价值。若出现血小板增多、凹状红细胞、Howell-jolly 小体，可能反映脾功能减低。维生素 K 吸收不良，可使凝血酶原时间延长。

3. 血生化检查

腹泻严重时，可发生血清钠、钾、氯、碳酸氢盐水平降低。个别患儿因大便中碳酸氢盐丢失可出现严重的代谢性酸中毒。腹泻和脂肪泻患儿血清钙、镁、甚至锌降低。骨质减少症患儿血清磷降低，碱性磷酸酶升高。由于血清蛋白过多地向肠腔渗出，人血清蛋白和球蛋白可降低。脂肪泻的患儿血清胆固醇和胡萝卜素水平常降低。如果患儿持续存在高转氨酶血症，则也应考虑是否患有乳糜泻。

4. 血清学试验

高敏感性和高特异性血清学标志物的应用极大地促进了乳糜泻的诊断。这些血清学试验常被用来有可疑疾病的患者，监测患者是否坚持进食无麦胶饮食及其反应，筛查具有不典型表现和肠外表现的患者。

(1)IgA 抗肌内膜抗体 (endo mysial antibodies，EMA)：IgAEMA 是一种针对人和猴组织中平滑肌细胞外基质成分的抗体，目前认为其靶抗原是一种组织转谷氨酰胺酶 (tissue trans glutaminase，tTG)。最初时其检测以猴食管为底物，费用较高，现多数实验室采用来源丰富的人脐带或人空肠作为底物。血清中的 IgAEMA 与肌内膜相结合，产生特殊染色，可通过间接免疫荧光法观察。此抗体特异性高，仅在乳糜泻中出现，但仅能定性，在低滴度的 IgAEMA 水平中，或为阳性或为阴性。最初报道中，检测 IgAEMA 的敏感性几乎为 100%，但后来发现，随着肠道损伤的减轻，其敏感性降低。在一项研究中，IgA EMA 对小肠黏膜完全萎缩患儿的敏感性达 100%，但对部分萎缩患儿敏感性仅 31%。

(2)tTG 抗体：tTG 是由被损坏的上皮组织所释放的一种细胞质内蛋白质。乳糜泻患儿 tTG 的自身抗原可通过 IgAEMA 识别。tTG 抗体有 IgA 和 IgG 两种亚型。IgA 酶联免疫吸附测定 (ELASA) 可定量检测 tTG 抗体水平，避免了 IgA EMA 检测费时、费力、费用偏高以及结果需主观判断的缺点，现已广泛应用于临床。利用豚鼠或人 tTG 做底物的 IgAt TG 抗体检查方法不久就可广泛应用，将有助于对伴 IgA 缺陷的乳糜泻患儿的诊断。IgAt TG 抗体和 IgA EMA 敏感性均较高。IgAtTG 抗体的敏感性和特异性分别为 95% 和 94%。

(3) 抗麦胶蛋白抗体 (AGA)：AGA 是针对麦醇溶蛋白产生的抗体，麸蛋门白是麦麸物质的主要蛋白成分。AGA 有 IgA 和 IgG 两种亚型，曾是诊断乳糜泻的指标之一。乳糜泻时小肠分泌物中抗麦胶蛋白 IgA 和 IgG 产生增多，同时血清中抗麦胶蛋白抗体也升高，可以作为潜伏期乳糜泻的标志物。作为辅助乳糜泻小肠黏膜活组织检查的方法，用于筛选可疑患儿和追踪对无麦胶饮食的顺从性。通常本病抗麦胶蛋白 IgA 比 IgG 更具特异性，但敏感性较差。连续检测血清抗麦胶蛋白抗体 (AGA)，可用来观察患儿对治疗的效果和顺应性，经无麦胶饮食病情改善后抗体滴度降低，受麦胶激发后又升高。多种胃肠疾病，如炎症性肠病、消化性溃疡、胃食管反流病和胃肠炎等均可见 AGA 假阳性。在无麦胶饮食治疗中，IgA 比 IgG 更快地恢复正常。儿童患儿检测血清中抗麦胶蛋白聚合 IgA 水平比检测单体 IgA 或 IgG 更具特异性，因为 HLA-DR17 或 HLA-DR7 单倍体阴性的乳糜泻患儿比阳性患儿抗麦胶蛋白抗体滴度更低。

5.HLA 基因

95% 以上的乳糜泻患儿存在 HLAD 类等位基因 DQA1*0 501 和 DQB1*0 201 编码的 HLA-DQ2 分子。缺少 DQ2 分子的患者，多数有 HLAHDQ 等位基因在 DR4 单倍型上的 DQA1*0 301 和 DQB1*03 G2 编码的 DQ8 分子。如果经黏膜活检、抗体检测仍不能确诊时，检测这些基因编码的 DQ2 和 DR4 分子，可作为排除诊断的辅助手段。同时缺乏 DQA1*0 501 和 DQB1*0 201 或同时缺少 DQA1*0 301 和 IDQB1*0 302 的人很少患乳糜泻。HLA 分型有助于分析哪些家族成员可能患乳糜泻。也可对无症状的、带有相关易感基因的人群作为一种筛选试验。

6. 放射学检查

小肠放射学检查的特征性变化通常与疾病的严重程度相平行，包括近端小肠扩张和钡剂通过时间延长。正常空肠的羽毛状黏膜可被粗糙的黏膜代替，黏膜褶可消失。症状轻微或无症状的患儿，小肠钡餐结果可能正常。典型的放射影像学特征是：在 X 线片上表现为小肠扩张伴黏膜皱襞增厚或消失、环形皱襞变直，长骨表现为骨密度普遍降低。此外，偶可见到因骨质减少所继发的脊柱压缩性骨折和假性骨折 (milkmam 线)。腹部 CT 或磁共振显像可通过显示脾功能减退、腹水或淋巴结病而提示乳糜泻诊断，而肠壁增厚可能提示淋巴瘤。

7. 黏膜活检

高度怀疑乳糜泻的患儿应做小肠活检。活检时需取三样标本：①标准饮食条件的异常组织；②没有谷蛋白饮食条件下的正常组织；③再次给予谷蛋白饮食后的异常组织。乳糜泻的小肠活检特征包括：①绒毛部分或完全萎缩；②隐窝增生；③上皮内淋巴细胞或浆细胞浸润。按 Marsh 分类，小肠损害分四期：0 期，病变侵及黏膜层；1 期，上皮内淋巴细胞数目增加，固有层出现淋巴细胞；2 期，隐窝增生伴绒毛萎缩；3 期，全部绒毛萎缩。患儿经去麦麸物质饮食治疗几周后，小肠黏膜表现开始改善，特征性损害完全缓解并恢复正常结构可能需要 3 年。单纯绒毛萎缩也可见于一些其他胃肠道疾病，但 EMA 和 tTG 抗体很少见于这些疾病。牛奶不耐受、热带口炎性腹泻、放射损伤或化疗药物导致的腹泻、移植物抗宿主疾病、慢性贫血、蓝氏贾篁虫病、克罗恩病、自身免疫性肠病、肠病相关 T 细胞淋巴瘤、胃肠炎、嗜酸细胞性胃肠炎、重度营养不良、胶原性结肠炎等疾病的黏膜变化与乳糜泻类似。小肠活检有几方面的局限性，如定位不准、标本不完整或取材不当，可能导致过度或过低诊断乳糜泻。近年出现的色素内镜和放大内镜可提高活检的准确性。2岁以下儿童不适合行小肠活检。小肠活检是一项有创伤且费用昂贵的检查方法，不适于乳糜泻可能性小和血清学检查阴性的患儿。

六、诊断和鉴别诊断

乳糜泻的临床症状和体征并无特异性，可与其他原因的吸收不良类似。小肠病损广泛而严重的患儿，吸收不良症状很明显；病变局限或仅有轻微吸收不良的患儿，其症状体征则不典型。脂肪泻和血清钙、凝血酶原水平降低等不能鉴别乳糜泻与其他吸收不良疾患。血清抗麦胶蛋白抗体检测有助于诊断的确立。小肠钡餐X线影像也有助于鉴别黏膜吸收不良与其他疾病，异常的黏膜像以及肠腔扩张强烈提示黏膜病。临床上未经治疗的患儿近端小肠活检正常，可排除乳糜泻的诊断。若活检标本具有典型的乳糜泻病变特征，则强烈提示本病。

由于乳糜泻患儿的黏膜组织学表现并非绝对特异，因而仅依据典型的黏膜组织学改变也不能确诊本病。热带性腹泻与乳糜泻黏膜病变非常类似，但热带性腹泻只发生在热带性腹泻患病区居住或旅行的患儿。另外，小肠弥散性淋巴瘤、卓－艾综合征、过敏性胃肠炎、克罗恩病、不能分类的腹泻、婴幼儿病毒性肠炎以及牛奶不耐受等疾患亦应与乳糜泻相鉴别。因此，明确乳糜泻的诊断，除具有典型的乳糜泻病理特征外，必须观察无麦胶饮食的临床疗效。从饮食中完全除去麦胶，患儿临床症状常在几个星期内明显好转，黏膜组织学亦随之改善，但黏膜逆转至正常需要数月甚至数年时间。疗程中反复活检观察组织学变化并无必要，而代之以监测血清抗麦胶抗体或抗肌内膜抗体滴度变化。总之，乳糜泻的诊断包括：①确定小肠黏膜功能损害；②具有典型的小肠黏膜病变；③从饮食中除去麦胶后患儿临床症状及黏膜组织学得到改善。

七、治疗

1. 饮食

坚持无麦胶饮食是乳糜泻治疗的根本，无麦胶饮食兼有治疗与诊断两方面的作用。由于需要终身采用无麦胶饮食，费用比普通饮食昂贵，并且可能限制患者的活动，对于儿童和青少年尤其如此，因而在未诊断乳糜泻之前绝对不要对患者建议无麦胶饮食。无麦胶饮食的经验性试验治疗是不起作用的，因为患者治疗反应通常很模糊，而且小肠活检和血清学试验这两种检查的异常结果也可转为正常，因此增加以后明确诊断的难度。已知大米、大豆、玉米粉不含麦胶成分，患儿可以安全食用。但是麦胶存在于大量加工食品中，完全消除麦胶是难以实现和维持的。因此对于高度怀疑的患儿，需要医生和营养师提供大量反复的咨询和指导。乳糜泻患儿对少量麦肢的耐受能力差异很大，一些患儿可摄入少量麦胶而不出现临床症状，而另一些患儿对摄入微量麦胶则十分敏感，数小时内可出现急性霍乱样大量水样泻，可因急性脱水而发生休克，即所谓麦胶性休克。所以在治疗初期应避免所有含小麦、黑麦、大麦和燕麦麦胶的食品。开始治疗时乳制品也应避免，原因是未经治疗的说糜泻患儿经常伴有继发性乳糖酶缺乏。在治疗3～6个月后，如果患者未出现疾病表现，则可重新食用乳制品。持续接受无麦胶饮食的婴儿和儿童，生长发育正常。

2. 替代疗法

对严重患儿除无麦胶饮食外、应接受适当的替代治疗。贫血患儿可选择性补充铁、叶酸或

维生素 B_{12}。如果出现紫斑、其他出血征象或凝血酶原时间显著延长，应补充维生素 K 或类似物。严重腹泻患儿出现脱水和电解质丢失时，可静脉输液补充。手足抽搐的患儿应静脉给予葡萄糖酸钙。如果静脉给予 $1 \sim 2\,g$ 葡萄糖酸钙无效，手足抽搐可能是低镁血症所致可缓慢静脉给予 $0.5\,g$ 的硫酸镁稀释液，或每天分次口服 100 mEq 氯化镁。临床上有低钙血症或 X 线显示有骨质减少的患儿应给予口服钙剂，并口服维生素 D 或 25- 羟维生素 D。所有严重脂肪泻的患儿应补充适量的钙剂和维生素 D，以防止骨钙转移，直到无麦胶饮食后吸收不良改善为止。补钙治疗时必须监测血清钙，一旦出现高钙血症应立即停止补给。维生素 B_1、维生素 B_2、维生素 B_6、维生素 B_{12}、维生素 C、维生素 E 及烟酸可以复合维生素制剂补充。对重症患儿可试用皮质类激素，此外，重度乳糜泻患儿对药物的吸收不恒定，在应用无麦胶饮食治疗前，胃肠外的药物治疗是必须的。

八、预后及并发症

1. 预后

如果乳糜泻患儿漏诊、误诊和未得到适当治疗，可发生严重的营养不良和衰竭，死于出血或感染等致命并发症。由于无麦胶饮食治疗效果好，因而获正确诊断并得到适当治疗的患儿预后良好。据有限的资料，乳糜泻的总死亡率 (特别是成人患者) 为 1.9%。给予无麦胶饮食后婴儿和儿童吸收不良症状迅速消失，不影响其正常生长和发育。在儿童成长为青年阶段，乳糜泻的自然病程常常是静止的，患儿可能摄入麦胶饮食而无明显的症状；然而，如继续摄入，大多数患儿 30 岁或 40 岁时，再出现乳糜泻的临床表现。

2. 并发症

(1) 恶性疾病：据文献报道，乳糜泻患儿恶性疾病的发生率分别是 13%，比一般人群高。淋巴瘤 (肠道和肠外) 和食管鳞状细胞癌最常见，也可发生胃肠外其他恶性肿瘤。

(2) 难治性腹泻：随着病程延长，小部分乳糜泻患儿进展为难治性腹泻综合征。这些患儿在疾病的早期对无麦胶饮食有效，待病情缓解一段时间后，尽管继续坚持严格的无麦胶饮食仍然复发。其中少数人对皮质类固醇或其他免疫抑制剂治疗有效，而另一些患儿对所有已知的治疗无效，平坦黏膜病损持续存在，表现为严重和进行性的吸收不良，最终死亡。

(3) 小肠溃疡和小肠狭窄：这两种罕见的并发症是否为一独立疾病尚有疑问，因为通过仔细观察或经过一段时间后这些患儿最终诊断为淋巴瘤。研究表明，严格坚持无麦胶饮食可以减少所有与乳糜泻有关的肿瘤的危险，因此，向所有乳糜泻患儿推荐终生坚持严格无麦胶饮食是一明智的做法。

第十五节　婴儿肝炎综合征

婴儿肝炎综合征 (infantile hepatitis syndrome) 系指一组于婴儿期 (包括新生儿期) 起病，具有黄疸、肝脏病理体征 (肝大、质地异常) 和肝功能损伤 (主要为血清谷丙转氨酶升高) 的临床综合征，又称婴儿肝病综合征。病因复杂，主要有宫内和围生期感染、先天性遗传代谢病、肝内胆管发育异常等，由环境、遗传等因素单独或共同引发病变。国外亦有将其称为特发性肝炎。随着诊断水平的不断提高，目前认识的病种也较以前显著增加。这类疾病在明确病因之前统称为婴儿肝炎综合征，一旦病因明确，即按原发病诊断。

一、病因和发病机制

婴儿肝炎综合征的原因包括：

1. 感染

包括肝脏的原发性感染和全身感染累及肝脏。临床上所谓的 TORCH 综合征包括了主要的感染病原，即弓形虫 (toxoplasma)、风疹病毒 (rubella virus)、巨细胞病毒 (cytomegalo virus，CMV)、单纯疱疹病毒 (herpes simplex virus，HSV)，以及嗜肝病毒、EB 病毒、柯萨奇病毒 B 组、埃可病毒、腺病毒等。细菌感染，如金黄色葡萄球菌、大肠埃希菌、沙门菌、厌氧菌、肺炎球菌、链球菌等，以及一些条件致病菌，往往在全身感染时累及肝脏。近年来，梅毒螺旋体以及结核分枝杆菌等引起的肝炎综合征仍不容忽视，人类免疫缺陷病毒 (HIV) 等新病原体的母婴传播引起的肝炎综合征亦应引起注意 (参见新生儿感染的相关章节)。

2. 先天性代谢异常

先天性代谢异常一般为酶缺陷，使正常代谢途径发生阻滞，常可累及肝脏，但只有少数会引起严重的、持续的肝损害。一般来说，代谢 I 型贮积症都伴有显著的肝大，而有肝损伤者往往为中等度肝大。按其种类包括：

(1) 碳水化合物代谢异常：如遗传性果糖不耐受症、半乳糖血症、糖原贮积症等。其中与肝炎综合征相关的糖原贮积症主要有 I、III、IV 型 (参见第八章相关内容)。

(2) 氨基酸及蛋白质代谢异常：如遗传性酪氨酸血症、高蛋氨酸血症等，可以造成持续性肝脏损伤。

(3) 脂质代谢异常：系一组遗传性疾病，由于类脂质代谢过程中某些酶的遗传性缺陷，使得原本能被该酶分解的某些类脂质沉积在单核、巨噬细胞系统及其他组织内，呈现充脂性组织细胞增生，如戈谢病、尼曼，皮克病、Wolman 病等。

(4) 胆汁酸及胆红素代谢异常：如进行性家族性肝内胆汁淤积症 (PFIC)，包括 PFIC-1 型：Byler 病，FIC1 缺乏，ATP881 基因缺陷；PFIC-2 型：BSEP 缺乏，ABCB11 基因缺陷；PFIC-3 型：ABCB4/MDR3 基因缺陷。Citrin 缺乏致新生儿肝内胆汁淤积症 (NICCD)、Aagenaes 综合征 (遗传性胆汁淤积伴淋巴水肿)、新生儿 Dubin-Johnson 综合征 (MRP2 缺乏症)、Zellweger 综合征 (脑 - 肝 - 肾综合征) 等。

(5)α_1- 抗胰蛋白酶缺乏症：由于 α_1- 抗胰蛋白酶缺乏，中和白细胞弹性蛋白凝固酶等抗蛋白酶作用减弱，使自体组织遭到破坏而致病。可造成肝细胞损伤、汇管区纤维化伴胆管增生以及胆管发育不良等类型改变。

3. 胆道闭锁、胆管扩张和肝内胆管发育不良

(1) 胆道闭锁：是发生于胎儿后期、生后早期及新生儿期的一种进行性病变，由于各种原因导致肝内和肝外胆管阻塞，使胆汁排泄的通道梗阻，并逐步形成不同程度的胆道闭锁。多数学者认为，围生期感染 (特别是病毒感染) 所致的炎症病变是导致本病的重要因素，因胆道炎症原因造成胆道闭锁占 80%，而因先天性胆管发育不良造成胆道闭锁仅占 10%。

(2) 先天性胆管扩张症：又称先天性胆总管囊肿，是多种因素参与的先天性发育畸形。胚胎时期胰胆分化异常，胆总管和胰管未能正常分离，胰液反流入胆管，胆总管远端狭窄，胆道内压力增高，Oddi 括约肌神经肌肉功能失调，是本病的综合致病因素。

(3)Caroli 病：又称先天性肝内胆管扩张症，为常染色体隐性遗传，以男性多见，一般以复发性胆管炎为主要特点。可伴有先天性肝纤维化、肝外胆管扩张或其他纤维囊性病。

(4)Alagille 综合征、新生儿硬化性胆管炎、胆管狭窄、胆汁黏稠 / 黏液栓等。

4. 毒性作用

如药物作用、胃肠外营养相关性胆汁淤积 (parenteral nutrition-associated cholestasis，PNAC) 等。

5. 其他

包括肝内占位病变、累及肝脏的全身恶性疾病，如朗格汉斯细胞组织细胞增生症、噬血细胞淋巴组织细胞增生症等；以及唐氏综合征等染色体异常疾病。

部分病例病因不明。

二、病理

病因虽多，但主要病理改变为非特异性的多核巨细胞形成。胆汁淤积、肝间质和门脉区有炎症细胞浸润，程度与病情轻重有关。轻者肝小叶结构正常，重者可紊乱失常，肝细胞点状或片状坏死，库普弗细胞和小胆管增生，病情进展，门脉周围可有纤维化。

三、临床表现

主要表现为黄疸。往往因为生理性黄疸持续不退或退而复现前来就诊。病史中母孕期可有感染 (主要是孕早期病毒感染)，或服用药物，或有早产、胎膜早破、胎儿宫内发育迟缓等病史。患儿生后可有感染，如脐炎、臀炎、皮肤脓疱疹，口腔、呼吸道、消化道、泌尿道感染等。亦可出现其他症状，如发热、呕吐、腹胀等。尿色呈黄色或深黄色，染尿布，大便由黄转为淡黄，也可能发白。可有家族肝病或遗传疾病史。体检有肝脾大。多数在 3 ～ 4 个月内黄疸缓慢消退，可并发眼干燥症、低钙性抽搐、出血和腹泻。少数重症者病程较长，可致肝硬化、肝衰竭。可有其他先天性畸形 (脐疝、腹股沟疝、先天性心脏病、幽门肥厚性狭窄等)、生长发育障碍，以及与本综合征有关的原发病的临床表现，如消化及神经系统症状。体检中一些阳性体征对提示病因有帮助，如发现紫癜、肝大和脾大提示宫内感染、脓毒症和噬血细胞淋巴组织细胞增生症的可能；体表的畸形提示 Alagille 综合征或唐氏综合征的可能；白内障提示半乳糖血症或甲状腺功能减退的可能；视网膜病变提示 TORCH 感染、视隔发育不全 (SOD) 或 Alagille 综合征的可能；心脏杂音提示 Alagille 综合征的可能；皮肤血管瘤提示肝血管瘤的可能。

四、辅助检查

1. 全血常规

细菌感染时白细胞增高，中性粒细胞增高并核左移，CMV 感染时，可有单个核细胞增多、血小板减少、贫血、溶血等改变。

2. 肝功能实验

结合胆红素和非结合胆红素可有不同程度、不同比例的增高；谷丙转氨酶升高；甲胎蛋白持续增高则提示肝细胞有破坏，再生增加；血清 γ- 谷氨酰转肽酶、碱性磷酸酶、5 核苷酸酶等反映胆管性胆汁淤积的指标增高，但是，在 PFIC-1、PFIC-2 型时 γ- 谷氨酰转肽酶不增高或降低；反映肝细胞合成功能的指标，如凝血因子和纤维蛋白原、人血清蛋白等可能降低。

3.病原学检查

病毒感染标志物和相应的病毒学、血清学检查，如肝炎病毒、CMV、EBV、HSV、风疹病毒、HIV 等检查；弓形虫、梅毒螺旋体检查；血培养、中段尿细菌培养等可提示相应的感染原。

4.疑似遗传代谢、内分泌疾病时，可行血糖测定、尿糖层析，T_3、T_4、TSH、α_1-抗胰蛋白酶、尿有机酸测定，血液、尿液串联质谱氨基酸测定，血气分析，特异性酶学、染色体、基因检查等。

5.影像学检查

肝、胆、脾 B 超、肝脏 CT 或肝胆磁共振胆管成像 (MRCP) 检查，可显示相应的畸形或占位病变。

6.肝胆核素扫描

正常 ^{99m}Tc-EHIDA 静脉注射后迅速被肝细胞摄取，3～5分钟肝脏即清晰显影，左右肝管于5～10分钟可显影，15～30分钟胆囊、胆总管及十二指肠开始出现放射性，充盈的胆囊于脂餐后迅速收缩，肝影于12～20分钟逐渐明显消退。在正常情况下，胆囊及肠道显影均不迟于60分钟。先天性胆道闭锁时肠道内始终无放射性出现。

7.胆汁引流

可行动态持续十二指肠引流，查胆汁常规、细菌培养，行胆汁中胆红素、胆汁酸检查。

8.肝活组织病理检查

可经皮肝穿刺或腹腔镜检查获取活体组织标本。

五、治疗

婴儿肝炎综合征在查明原因后，应按原发疾病的治疗原则进行治疗，但大多数病例在疾病早期病因较难确定，临床上往往以对症治疗为主。主要包括利胆退黄，护肝、改善肝细胞功能和必要的支持疗法。

1.利胆退黄

可应用苯巴比妥口服，具有改善与提高酶活力及促进胆汁排泄的作用。也可以用中药利胆治疗 (茵陈、山栀、大黄等)。

2.护肝、改善肝细胞功能

ATP、辅酶 A 有保护肝细胞，促进肝细胞新陈代谢的作用，也可辅以 B 族维生素及维生素 C。可以应用促进肝细胞增生的肝细胞生长因子、保肝解毒的葡醛内酯、促进肝脏解毒与合成功能的还原型谷胱甘肽、降酶作用显著的联苯双酯、甘草酸二铵及补充微生态制剂等。

3.其他处理

补充多种维生素 (包括脂溶性维生素 A、维生素 D、维生素 E 和维生素 K) 和强化中链脂肪酸的配方奶喂养。低蛋白血症时可用白蛋白制剂；凝血因子缺乏时可用凝血酶原复合物；有丙种球蛋白低下及反复感染时可用静脉丙种球蛋白；有感染时可适当选用抗生素、抗病毒制剂，如更昔洛韦、干扰素等。疑诊 Citrin 缺乏致新生儿肝内胆汁淤积症时，可以给予去乳糖配方奶。

4.胆汁分流术及肝移植

如疑为胆道闭锁，则应尽早行剖腹探查或腹腔镜胆道造影，必要时行 Kasai 手术；肝硬化失代偿，则待条件允许时行肝移植术。

第十六节　小儿便秘

　　小儿便秘是儿科临床常见的功能性胃肠病或胃肠动力疾病，可不同程度影响小儿的生活和学习质量。美国人群便秘的患病率在 2%～28%，我国目前尚缺乏大宗统计资料。西安地区流行病学调查结果显示：小儿慢性便秘的患病率为 3.8%，国外资料报道，小儿便秘发生率为 3%～8%，女童与男童没有明显差异；精神心理因素对便秘的发病可能有重要影响。小儿便秘与胃食管反流及消化不良症状的关系密切。以往由于对小儿便秘定义及诊断标准不尽一致，流行病学调查结果也有较大的差异。目前，各国仍以罗马Ⅱ标准为基础，制订慢性便秘的诊断标准及诊治流程。功能性胃肠病罗马Ⅱ体系 (1998 年世界胃肠病罗马会议) 与胃肠动力疾病新概念 (2002 年世界胃肠病学大会曼谷分类) 开创性地阐明了功能性胃肠疾病 (FGIDs) 和胃肠动力疾病 (DGIM) 的分类概念，进一步揭示并解释了 FGIDs 及 DGIM 是两种分类体系的胃肠功能 (运动、感知) 异常性疾病，它们可能有共同的神经胃肠病理生理学机制，但亦有发病机制及诊断原则等方面的不同。2003 年，中华医学会消化病学分会胃肠动力学组结合我国的实际情况，亦制订了我国成人慢性便秘的诊治指南。目前小儿便秘的诊治指南正在制订中。

一、小儿便秘的病理生理

　　当人的中枢神经系统 (CNS 或皮层)、自主神经系统或运动神经元系统中的任何一个系统不能与其他系统协同发挥功能时，即可发生排便功能障碍。大脑皮层接受获得性反射 (排便疼痛) 以及情绪状态 (紧张、一般性焦虑等) 影响；许多胃肠激素、饮食成分及情绪的变化也能影响胃肠神经系统功能。运动神经元的生理静息状态可决定括约肌张力，其协调运动功能随生长发育亦有变化。

　　胃的排空约在餐后 1 小时左右；食物通过小肠约在 4 小时后；之后食物残渣进入盲肠，自肠内容物进入盲肠至排便，其时间跨度在 12～72 小时不等。结肠最主要的功能是吸收异便的水分并存留粪便至排便。升结肠具有主要朝向盲肠的逆向蠕动。升结肠和盲肠为袋状，易于扩张。横结肠有往复运动、可前后移动粪便。降结肠的运动方向主要朝向乙状结肠。正常人每日都有几次结肠运动，通常发生在餐后，表现为自盲肠至乙状结肠有较强的、向前的推动波。此种推动波促使粪团从升结肠至横结肠、降结肠、乙状结肠和直肠，并刺激排便冲动。在排便时，部分人只能排空直肠中的粪便，而另一些人依靠结肠向前的推动力可排空结肠脾曲的粪便。大脑皮层及情绪的影响是发生便秘的原因之一。人类神经系统有传入 (肠－脑) 和传出 (脑－肠) 的相互联系方式，即"肠－脑通路"有便秘和遗粪症的儿童其传入系统常存在缺陷，使来自直肠的刺激不能使皮层产生正常诱发电位。当出现情绪压力 (脑－肠) 时，有人出现腹泻、急性腹痛和胃绞痛，而严重肠痉挛和恶心也可以被大脑中枢所感觉 (肠－脑)。

　　新生儿排便无节制和规律可循，且其消化道对进食的刺激高度敏感。通常，新生儿会出现伴随着进食的排便。3～4 个月龄时，婴儿正常睡眠节律建立的同时肠神经系统 (ENS) 也逐渐稳定，排便的次数可能突然减少。若其肠蠕动太慢，粪便可能增多、变干，因而更难通过肠道排出。此为第一个发生便秘的重要时期。许多家长提到他们的孩子在 4 个月左右时出现排便时脸色变红并用力排便的现象。曾被称作"胡噜婴儿"可能表示婴儿早期对排便协调的学习。比起喂养配方奶的婴儿，母乳喂养的婴儿排便次数多且大便较软，在婴儿期的便秘问题较少。添加固体食物可减慢食物通过肠道的时间、并增加在肠管内粪便的堆积，导致便秘。婴儿期后每周排便次数平均约为 6 次 (±2 次)。

25% 的小儿发生慢性便秘的年龄约在 1 岁内，多数在 2 ～ 4 岁期间，如果两次排便间隔时间超过 48 小时，粪便内所含水分被过度吸收，粪便过于干燥、坚硬、量多、排便非常困难，严重者排出羊屎或兔屎样粪便，此即为便秘。

二、小儿便秘的病因学分类

依据病因学，小儿便秘可分为功能性便秘、器质性便秘及肠易激综合征 (IBS) 便秘型。

1. 器质性 (继发性) 便秘

继发于胃肠道疾病或累及消化道的全身系统性疾病。

常见的原因有：

(1) 肠管器质性病变，如肿瘤、炎症或其他原因引起的肠腔狭窄或梗阻。

(2) 直肠、肛门器质性病变，如直肠内脱垂、痔病、直肠前膨出、耻骨直肠肌肥厚及盆底病等。

(3) 肠管平滑肌或肌神经系统病变。

(4) 结肠神经肌肉病变，如假性肠梗阻、先天性巨结肠及巨直肠等。

(5) 内分泌或代谢性疾病，如糖尿病肠病、甲状腺功能低下及甲状旁腺疾病等。

(6) 神经系统疾病，如中枢性脑疾患、多发性硬化症、脊髓损伤及周围神经病变等。

(7) 精神心理障碍。

(8) 药物性因素。

2. 功能性便秘

指除外肠道疾病或累及肠道的全身器质性疾病所致的便秘。主要包括结肠慢传输型便秘 (STC)、出口梗阻型便秘 (OOC) 及混合型。

3.IBS 便秘型

是指与腹痛或腹胀有关的慢性便秘，具有排便次数少，排便困难，排便、排气后腹痛或腹胀减轻等特点。

三、小儿便秘的诊断标准

1. 小儿便秘诊断的确立并不困难，但便秘具有不同的含义，患儿或家长和医生亦有不同的理解，主要包含便次减少、粪质干燥坚硬、排便困难，后者有排便费力、肛门阻塞感或肛门直肠梗阻、排便需要外力帮助、排便不尽感等。

罗马 II 标准是当今世界范围内公认的便秘诊断标准。根据罗马 II 标准，成人慢性便秘的定义包括：在过去 12 个月中至少 12 周连续或间断出现以下 2 个或 2 个以上症状：①＞ 1/4 时间出现排便费力；②＞ 1/4 时间出现排便有团块或硬结状粪便；③＞ 1/4 时向时间出现排便不尽感；④＞ 1/4 时间出现排便有肛门阻塞感或肛门直肠梗阻；⑤＞ 1/4 排便需用手法协助；⑥每周排便＜ 3 次。小儿出现以下症状＞ 2 周：①大多数粪便呈硬块，小石块样硬便；或②排硬便 2 次 / 周，或＜ 2 次 / 周；及③无器质性、内分泌性或代谢性疾病的证据。应指出：稀便不属便秘，还需强调便秘不一定有大便次数减少和大便干结，根据排便费力、排便不尽感、肛门阻塞感也可诊断便秘。

粪便性状多用Bristol大便形状分类，分为7级：1级：分散坚果样大便；2级：硬结状腊肠大便；3级：表面有裂缝的腊肠便；4级：表面光滑、柔软样腊肠便；5级：分散团块样软便；6级：糊状便；7级：水样便。

2.结肠慢传输型便秘应符合曼谷新概念关于胃肠动力病的诊断标准，除外直肠、肛门器质性及功能性障碍，影像学或实验室检查提示有全胃肠或结肠通过时间延缓或结肠动力低下。

3.出口梗阻型便秘应除外直肠、肛门器质性病变(肿瘤、炎症)导致的排便或解剖结构异常，无严重的精神心理障碍，全胃肠道或结肠转运正常，肛门直肠动力学检测或排粪造影、耻骨直肠肌电图显示功能异常(肛门内括约肌功能障碍、盆底肌失协调)。

4.混合型便秘具有STC及OOC结肠及肛门、直肠的动力学障碍特点。

5.IBS便秘型首先符合IBS罗马Ⅱ标准，即在过去的12个月中至少12周(不一定连续)具有腹痛或腹部不适症状，伴有以下3条中的2条者：①排便后上述症状消失；②上述症状出现时伴有排便次数改变；或③伴有粪便性状改变。排便异常至少在1/4的发作天数内具有下述症状2项或2项以上者：①排便每周＜3次；②粪便呈块状或硬结；③排便时费力、排便不尽感；④无稀便或排便紧迫感。结肠慢传输型、出口梗阻型及混合型适用于功能性便秘的临床分型，也适合于其他原因引起的慢性便秘，如糖尿病、硬皮病等合并的便秘及药物引起的便秘。

四、小儿便秘的诊断方法

小儿便秘的诊断方法应包括病史、体格检查、相关实验室检查、影像学检查及特殊检查等。

1.病史

包括便秘的症状及病程、胃肠症状、伴随疾病和用药情况，尤其要注意有无便血、黑便、贫血、消瘦及发热等报警症状，还应注意精神、心理及社会等影响因素是否与便秘有关。通过询问病史，初步排除严重器质性疾病导致便秘的可能性。

2.实验室检查

血常规、便常规及粪隐血试验是排除结肠、直肠、肛门等器质性病变的重要而又简单的常规检查，必要时进行有关生化及代谢方面的检查。

3.辅助检查

对可疑结肠、直肠及肛门病变者，直肠镜或乙状结肠镜／结肠镜检查、X线钡剂灌肠造影检查可直视观察或获得影像学资料。

4.肛门直肠指检

被认为是早期必要的检查手段，能帮助了解粪便嵌塞、肛门狭窄、痔病或直肠脱垂、直肠肿块等，并可了解肛门括约肌肌力状况。

5.特殊检查

在排除全身或肠道局部器质性疾病后，考虑具有功能性便秘诊断的可能性时，可给予经验性治疗或进行下列功能检测。

(1) 胃肠传输试验(GIT)X线法：早餐时随试验餐吞服不透X线标志物20个，分别于24、48、72小时拍摄腹部X线片1张，计算排出率。正常情况下服标志物48～72小时，大部分标志物已排出。依据X线片上标志物分布，有助于评估便秘为慢传输型或出口梗阻型。核素法：

采用 ^{111}In-DTPA 作为示踪剂，通过闪烁扫描测定结肠通过时间。正常人摄入核素后在结肠内迅速扩散，在有感区内存在底放射活性，24 小时排粪后活性消失，72 小时基本上全部消失 (均值 94%，71% ～ 100%)。STC 患者核素几何中心及近端结肠排空速率显著减慢，48 小时低于正常范围。此项检测可很好地区分 STC 和 OOC，并可以确定分段结肠功能的变化，对比 X 线法具有能连续性观察而不增加辐射量的优点。

该方法应用于对 STC 的诊断可修订原有诊断并提出确定性诊断，目前被认为是一项很有效的确诊性检测方法。

(2) 肛门直肠测压 (ARM)：常用灌注式测压分别检测肛门括约肌静息压、肛门外括约肌收缩压及用力排便时的松弛压，直肠内注气后有无肛门直肠抑制反射、直肠感知功能和直肠壁顺应性等

(3) 结肠压力监测：将传感器放置于结肠内 / 在相对生理的情况下连续 24 ～ 48 小时监测结肠压力变化，确定有无结肠无力。

(4) 肛管直肠感觉检测：用电流刺激法检测肛门感觉。将通电探针与肛门黏膜接触，分别测肛门括约肌上、中、下 3 处，逐渐增加电流量，直到患者出现烧灼感或麻刺感时，记录阈值并计算平均阈值。正常值为 2.0 ～ 7.3 mA。亦可采用气囊扩张法检测直肠敏感性。

(5) 气囊排出试验 (BET)：在直肠内放置气囊，充气或充水，令受试者将其排出，判断有无排出障碍。

(6) 排类造影 (BD)：将钡剂模拟粪便灌入直肠内，在 X 线下动态观察排便过程中肛门和直肠功能变化，了解患者有无直肠前膨出、肠套叠等。

(7) 肛门超声内镜检查：了解肛门括约肌有无缺损。

(8) 肛门括约肌肌电图 (EMG)：将针状电极或柱状电极插入肛门外括约肌皮下，记录肌电活动。便秘患者常见的 EMG 改变为耻骨直肠矛盾收缩。

五、便秘的治疗

小儿便秘需接受综合治疗，恢复排便生理。重视基础治疗，加强对排便生理和肠道管理的教育，采取合理的饮食习惯，如增加膳食纤维含量，增加饮水量以加强对结肠的刺激，并养成良好的排便习惯，避免用力排便，同时应增加活动。治疗时应注意清除远端直结肠内过多的积粪；需积极调整心态，这些对获得有效治疗均极为重要。在选用通便药方面，应注意药效、安全性及药物的依赖作用。

(一) 便秘的基础治疗

便秘的"基础治疗"指：①排便习惯训练；②合理饮食；③足量饮水；④增加活动量；⑤心理行为治疗。

1. 排便习惯训练

在我国传统的抚育模式中，排便习惯训练普遍受到重视，很多年长的抚育者 (祖父母、保姆等) 均在小儿幼小时即已对其进行习惯式排便训练，因为排便反射的建立是排便"技能"的系统学习过程，婴儿期为反射性排便，如能早期进行排便习惯训练，可较快进入意识性排便。随小儿年龄增长，大脑功能逐渐成熟，意识性排便经训练转为适应社会生活需要 (时间、条件、场所) 的条件反射，并能按时排便即社会规律性排便，使小儿生活规律化，防止便秘及大便失

禁，因此排便习惯训练极为重要。小儿自幼即进行排便习惯训练者发生便秘者极少，而便秘患儿 42.1% 从未经排便习惯训练，或排便训练极不规范，说明部分患儿功能性便秘 (FC) 的发生与未经和不规范排便习惯训练高度相关。规范的训练可预防 FC。

(1) 排便习惯训练含义："排便"系生理活动，为生理反射受到社会环境影响而形成的反射运动，包括反射规律、排便器官及粪便性质对排便活动的作用及影响。因此，正常排便系复杂的神经反射及排便控制器官与盆底肌肉的协调运动，DHP 指人为地对小儿有规律进行强化训练，以使形成习惯 (规律)。

(2) 训练模式及内容：以小儿为主体的"渐进性训练"，着重于小儿的排便准备，允许小儿在训练中反复实践，依据小儿的兴趣与能力逐步训练。便器准备：外观引入颜色鲜艳的器具，放置在小儿易于使用的位置 (不一定是卫生间)，鼓励小儿每天在便器上坐一会儿；依据小儿的举动和可能排便的时间 (如睡醒和餐后)，父母向小儿解释，此时适合排便。排便成功后父母给予表扬，以增强其自信心。因在训练期间小儿自信心比较脆弱，如排便失败不应训斥，以消除小儿紧张感。训练中可能出现后退现象，如强忍粪便而不解，后退，为训练中正常现象，不代表失败，父母应接受这一事实，不必焦虑、叹息和施加压力；便器应有适宜高度，使双膝水平高于臀部，双足应着地以便用力，并学会排便用力；时间安排：主要借助胃结肠反射的"餐后早期反应"及"餐后晚期反应"安排小儿排便。一般在餐后 30 ～ 60 分钟，每次 5 ～ 10 分钟较适宜，避免排便时久蹲、久坐及强努而导致肛门肌疲劳。经过 1 周左右训练，小儿均能按要求定时排便，减少直肠粪便潴留，从而预防和治疗便秘；开始年龄：小儿能理解排便训练意义并能配合，适宜年龄为 18 个月左右，过早和过晚均影响排便习惯训练的效果。

(3) 排便习惯训练对 FC 的预防、治疗作用：进行正规排便习惯训练者 FC 发病率低，已有研究资料表明，排便习惯训练对治疗小儿 FC 有良好效果。目前成人慢性便秘一般治疗中亦强调"加强排便生理教育"，以恢复正常排便习惯和排便生理。

2. 合理饮食

便秘患儿"合理饮食"应侧重于膳食纤维 (DF) 的摄入。OMGE 临床指南明确指出，预防和治疗小儿便秘"高纤维饮食和足量饮水量是第一位的"。但是目前国内城市小儿膳食普遍存在粗杂粮摄入减少，相当部分小儿在家中经常进食精细米面，对粗杂粮食品毫无兴趣。个别幼儿园膳食品种单调，不给食水果。特别是小儿功能性便秘患儿 37% ～ 42% 很少进食蔬菜及水果。DF 富含于谷类、薯类、蔬菜及水果等植物性食品中，谷类加工越精其所含 DF 越少。

(1) 膳食纤维：指不能被人类胃肠道消化酶所消化的，且不被人体吸收利用的多糖，主要来自植物细胞壁的复合碳水化合物，亦称非淀粉多糖 (非 α- 葡聚糖的多糖)。包括纤维素、半纤维素、果胶、亲水胶体、木质素、抗性淀粉及美拉德反应产物。

(2) 膳食纤维对肠功能影响：①增加粪便量：不可溶性纤维 (IDF) 含纤维素、半纤维素及木质素，可吸收水分，软化粪便，增加粪便体积 (重量)，并刺激肠蠕动。麦麸中 IDF 含量最高，粪便重量增加最多，水果、蔬菜及果胶可使粪便量中等度增加，而豆类、果胶仅使粪便小量增加；②缩短粪便肠通过时间：DF 可为肠内正常菌群提供可发酵底物，DF 酵解后所产生的短链脂肪酸 (乙酸、丙酸、丁酸) 及气体 (CO_2、H_2、CH_4)，刺激回肠末端收缩，促使肠蠕动，并增加结肠收缩运动，加速肠内容物通过；③短链脂肪酸为结肠上皮细胞提供能量后在肠内产

生 CO_2 使肠腔内 pH 降低刺激肠蠕动；④少部分 DF 未被酵解而直接成为粪便组成部分。

(3) 膳食纤维在人类大肠中酵解：水溶性纤维素 (SDF) 易被水解，抵达直肠时均已被分解，不具增加粪便重量之作用，如抗性寡糖、抗性糊精、改性纤维素、合成多糖及植物胶体。酵解度越高者通便作用越差。

(4) 不同类别食物中 DF 含量：我国饮食习惯以谷类及植物性食物 (蔬菜) 为主，兼食豆类、鱼、肉及水果。但当今社会生活发生巨大变化，食物越来越精细，蔬菜及豆类摄入量减少。仍应提倡以谷类为主食，多食富含 DF 的食物。

谷类中含 DF 较多者为高粱米、玉米；蔬菜类为菠菜、韭菜、胡萝卜、茄子、青椒及蘑菇；水果类为梨、桃、香蕉、柿子、杏及枣；豆类为红小豆、芸豆及黄豆。

(5) 小儿 DF 需要量：Williams 建议美国小儿 DF 安全摄入量为：年龄 5 岁以上为 10 g，虽然需要额外增加维生素与矿物质摄入，但以上 DF 摄入量足以维持正常排便和预防慢性疾病。我国中等能量摄入的成人 (2 400 kcal/d)DF 适宜摄入量 30.2 g/d，国内目前尚无小儿 DF 摄入量的推荐标准。

(6)DF 摄入过多的副作用：①影响蛋白质及其他营养物质的消化、吸收；②增加肠道蠕动和产气量，引起腹部不适感；③抑制胰酶活性，减少小肠内某些酶类 (如分解三酰甘油、淀粉和蛋白的酶)。但 Williams 认为少量的能量、蛋白质和脂肪的丢失，对营养良好的小儿不会产生明显的影响，即使双倍量的 DF 摄入对健康平衡膳食的小儿亦不会导致血浆内维生素及矿物质浓度的变化。当然，也有相反的意见认为，小儿与成人不同，小儿正在生长发育阶段，应首先考虑能量与营养素的迫切需要，除非特殊治疗的需要，否则不应对小儿额外给予 DF 摄入，应按 DF0.5 g/(kg·d) 摄入量执行。

3. 足量饮水

水为人体不可缺少的物质，其重要性仅次于空气。水的来源主要为摄入的液体、固体食物中的水分、食物氧化及组织细胞代谢产生的水分。水主要由肾脏排出 (占 60%)，其次为肺和皮肤排出 (占 30%)，因小儿生长发育尚有 0.5% ～ 3% 水分潴留于体内，由消化道排出的水分仅占 10% 以下。按粪便 Bristol 分级标准，4 级长条形软便含水约 70%、便秘或大便干燥患儿 2 级及 3 级干硬条形便含水 40% ～ 60%，而 1 级之干硬球形粪便含水 < 40%。粪便含水量与其滞留于结肠的时间长短、部位、结肠传输时间及机体水分是否充足有关。预防粪便干结除设法改善结肠传输功能外，足量饮水、摄入 DF、增加活动量亦至关重要。正常成人除正常饮食应额外饮水 (每日不低于 1 500 ml)。小儿足量饮水因年龄及体重而异，< 1 岁、1 岁～、4 岁～、7 岁～及 > 13 岁，每日水分需要量 (ml/kg) 分别为 110 ～ 155、100 ～ 150、90 ～ 110、70 ～ 85 及 50 ～ 60。按消化道排出水分占 10% 推算，每日正常粪便排出水分在以上年龄组分别为 11 ～ 15.5、10 ～ 15、9 ～ 16、7 ～ 8.5 及 5 ～ 6(ml/kg)。因此，对于小儿便秘患者强调 "足量饮水"，除正常饮食应补充饮水量约为 < 1 岁 14 ml/(kg·d)、1 岁～ 12 ml/(kg·d)、4 岁～ 10 ml/(kg·d)、7 岁～ 8 ml/(kg·d)、> 13 岁 5 ml/(kg·d)，参考饮水量约为 < 1 岁 50 ～ 100 ml/d 岁 100 ～ 150 ml/d、4 岁 150 ～ 200 ml/d、7 岁 200 ～ 300 ml/d、> 13 岁 300 ～ 500 ml/d，并随季节、气温及运动量适度调节，需观察患儿粪便以经常排解 4、5 级粪便为宜。肾功能正常者每 8 小时检测尿比重一次可能有参考意义，如尿比重持续高于该年龄组正常尿比重最高值显示尿浓缩，反映机体缺乏水分（并非脱水）应按以上参考饮水量补足。

4.增加活动量

现今社会生活内容及节奏变化，小儿每日活动量亦受影响，特别是 7 岁以上小儿，白天大部分时间（6～8 小时）上课学习，回家后做作业、看电视、操作电脑等，使活动量大为下降。成人便秘患者多发生于"上班族"、肥胖者及老年人，除其他因素外，活动量不足尤为突出。因此，治疗小儿便秘亦应针对每例个体，通过病史了解其活动量，予以具体指导。鼓励患儿养成参加各种体力劳动、培养劳动习惯，可以走路的场合尽量不坐车，上下楼自己爬楼梯，每日应有 1 小时以上的体育锻炼（慢跑、跳舞、游泳、跳绳）。

5.心理、行为治疗

正常排便为复杂的生理活动，受神经系统调控。排便功能障碍时，对患儿身心发育、日常生活学习、社会交往和心理均可造成不良影响，并明显影响生活质量。

需要进行心理、行为治疗的小儿便秘有下列几种情况。

(1) 痛性排便：未经系统治疗的便秘患儿经常发生粪便嵌塞导致"干便恶性循环"，此时强行排便可引发肛裂、脱肛，使患儿痛苦异常，此疼痛经历足以使患儿恐惧排便、拒绝排便而致"忍便"，粪便更为干结。遇此情况应先予以灌肠和软化剂解除粪便嵌塞，并进行心理疏导、抚慰以消除恐惧心理，再进行正规 DHP。

(2) 突然的惊吓和偶尔的排便过失（如溢粪弄脏衣裤）受到过度责难，造成心理创伤导致排便异常。此时应创造减轻心理压力、体贴照顾的良好环境，取得患儿信任配合，循序渐进最终消除心理创伤。

(3) 便秘患儿在排便习惯训练过程中可能遭遇失败，家长应予以理解并给予心理支持使排便习惯训练顺利进行，此为小儿便秘基础治疗的重要环节之一。

在众多便秘治疗的论述中，皆将以上环节称为"一般治疗"，常被医师及家长忽视，以上环节缺一不可，应视为"基础治疗"，不重视"基础治疗"而首先盲目采取药物治疗或其他治疗为"不全处方"。为强调其重要性及临床意义，应充分认识"基础治疗"各环节的深刻含义及具体细节。在"基础治疗"的前提下，多数 FC 均可于短期取得满意疗效，如需特殊处理可根据个例选择特殊治疗（如药物、生物反馈等）方能取得满意的临床疗效。

(二) 药物及其他治疗

1.药物治疗

(1) 口服泻剂：分为容积性泻剂、泻盐、渗透性泻剂、刺激性泻剂、润滑性泻剂。慢性便秘首选蓬松性和渗透性泻剂，仅在必要时使用刺激性泻剂。急性便秘可酌情选用小剂量的盐类泻剂、刺激性泻剂、润滑剂等，但不超过 1 周；如超过 1 周仍不能纠正便秘，应仔细寻找病因。凡长期滥用刺激性泻剂者，必须逐渐停用，并加服蓬松性泻剂或渗透性泻剂。

1)容积性泻剂：容积性泻剂，又称膨松剂，含纤维素和含欧车前的各种制剂，不被人体吸收，进入肠道吸水后形成柔软的凝胶，增加粪便量并刺激肠蠕动，改善粪便的硬度，尚可增加肠道正常菌群数，有利于排便。服后一至数天有效，无全身作用，可长期使用。

低纤维膳食、撤退刺激性泻剂者服用为宜。小麦鼓皮、玉米麸皮、魔芋淀粉、琼脂、甲基纤维素、车前子制剂等均属此类。

服用这类制剂时须注意多饮水。治疗 7 ~ 10 天后，根据患者的反应调整剂量。特别需要注意的是，有肠狭窄者，服用后可能引致肠堵塞，故应慎用。

蔬菜和水果虽含有可溶性纤维，但不能完全替代麦麸类制剂。摄入较大量的麦麸后可导致腹胀或胃肠胀气，应从小量开始，逐渐缓慢加量。

2) 泻盐：主要为含镁的制剂，包括枸橼酸镁、氢氧化镁、硫酸镁、磷酸钠等。刺激胆囊收缩素的分泌，而缩短结肠通过时间，并因口服后不易吸收，使肠腔内渗透压升高，阻止了粪便中水分的吸收，致使肠内容物体积增大，肠道扩张而刺激肠蠕动。泻盐的起效快，口服后 0.5 ~ 3 小时；直肠给药后 5 ~ 15 分钟发生作用，因此适用于便秘的急性处理。灌肠则常用于粪便嵌塞，不能长期使用。副作用包括影响体液及电解质平衡，肠绞痛。

3) 渗透性泻剂：渗透性泻剂在肠道不被吸收而又具有高渗透性，增加肠腔内水分，刺激肠蠕动。服用后 1 ~ 2 天起效。

山梨醇和乳果糖为糖类渗透性泻剂，在大肠杆菌的作用下可分解发酵，生成乳酸、乙酸和甲酸等酸性代谢产物。具有的渗透效应，使结肠内水分增加，大便软化。

聚乙二醇 4 000(福松) 是新型的渗透性泻剂，特别适用于对容积性泻剂或泻盐无效的长期便秘患者。需根据临床反应调整给药量。聚乙二醇 4 000 不被结肠内细菌分解产气，因此不出现纤维素和糖类泻剂可能导致的腹胀或胃肠胀气。同时由于其不含导致水盐代谢紊乱，心脏或肾脏疾患患者亦可以安全使用。以上特征使聚乙二醇 4 000 成为大多数慢性便秘患者的首选渗透性泻剂。8 ~ 18 岁青少年每日 10 g 晨起服用，8 岁以下每日 5 g，疗程 1 ~ 2 周。本品毒性极小，其含电解质溶液有肠道清洁作用。

4) 刺激性泻剂：刺激肠黏膜、肌间神经丛、增加肠道蠕动和黏液分泌而导泻。连续应用刺激性泻剂有可能引发严重腹泻和腹绞痛，导致患者出现低钠血症、低钾血症或脱水。长期使用该类泻剂，易产生药物依赖性，引起"泻剂结肠"。

蒽醌类泻剂包括番泻叶、波希鼠李皮、大黄和芦荟等。蒽醌类泻剂需要结肠菌群的水解后发挥作用，因此仅作用于结肠或远端回肠。其作用机制可能为通过刺激蹲坐前列腺素的释放而增加肠腔内液体的分泌。

番泻叶服用后 8 ~ 10 小时引起泻下，如量大，可因刺激太强引起腹痛。严重便秘者可试用。

5) 润滑剂：在肠道中不被消化吸收，可包绕粪块，使之容易排出；同时又妨碍结肠对水的吸收，故能润滑肠腔、软化大便，口服后 6 ~ 8 小时发生作用。液状石蜡，每次口服 5 ~ 20 ml。有可能发生肛门漏油。长期应用可导致脂溶性维生素的吸收障碍。新生儿、婴儿口服易发生误吸，导致吸入性肺炎，应慎用。

(2) 灌肠剂和肛门栓：刺激结肠收缩并软化大便。

水、盐水、高渗磷酸钠和矿物油均可用于便秘的灌肠治疗。但热水、过氧化物、肥皂水、家用清洁剂和高渗盐溶液具有刺激性，不宜用于灌肠。

灌肠可引起反射性排便是一种临时性治疗措施，不宜长期使用。主要适应证是术前肠道准备、粪便嵌塞、急性便秘。温生理盐水较为适宜，因其对肠道的刺激小。

经常灌肠可产生依赖性，应予注意。存在水排泄障碍的婴幼儿、巨结肠患者，水灌肠有可能导致急性水中毒的发生。使用磷酸盐灌肠，有可能导致高磷血症和低钙性手足搐搦，3 岁以下小儿禁用。由于比沙可啶和肥皂水灌肠可导致直肠黏膜上皮的改变，因此应间歇使用。矿物油灌肠（包括甘油栓）对软化存留在直肠壶部的干硬大便效果显著。

(3) 胃肠动力药：西沙必利为 5-HT$_4$ 受体激动剂，主要通过刺激肠肌间神经丛释放乙酰胆碱而促进横结肠运动增加。小儿慢传输型便秘其他治疗无效时可以试用，但不作为常规用药，由于该药有引发致命性心律失常的报道，国外已较少应用。

2. 行为疗法和反馈疗法

适用于心理因素所致小儿便秘及功能性出口梗阻者。

3. 便秘的手术治疗

对于严重便秘患者，手术可能是很有前景的一种治疗方法。术前需进行详细的胃肠功能检查，并且需考虑手术效果和术后并发症的可能。可通过一些胃肠传输功能检查和肛门直肠测压检查诊断慢传输型便秘和排除胃、小肠动力低下综合征。在手术治疗前应先对小儿进行所有可能有效的保守治疗。目前用于 STC 最多的手术方法为结肠切除及回直肠吻合术，成功率 50% ~ 100%。必须强调的是，与便秘同时存在的症状（腹痛、腹胀）通常在术后亦会长期存在。通过多方面检查选择适合的患者进行手术才能获得满意疗效。

目前认为出现以下便秘症状时可考虑手术治疗：①严重便秘且无手术风险；②排除其他由药物心理因素导致的便秘；③经药物治疗无效者；④经检查显示存在可纠正的解剖学和生理学方面的异常。

第十七节　胰腺炎

急性胰腺炎是胰腺的急性炎症过程，在不同的病理阶段，可不同程度地波及邻近组织和其脾脏器系统。小儿急性胰腺炎并不少见，近年来有增多趋势，其发病原因多种多样，临床症状常表现为急性发作的上腹部剧痛伴恶心、呕吐及血、尿淀粉酶增高，病程常初次易被忽视或误诊。在临床上根据其严重程度，可分为轻型和重型两大类。轻型胰腺炎多见，仅有轻度的胰腺功能障碍，去除发作的病因后多不会再有发作，病情多呈自限性，一般病程在 1 ~ 2 周，胰腺的形态和功能都可恢复正常。重型胰腺炎少见，有脏器功能衰竭或胰腺坏死，可有脓肿、假性囊肿等局部并发症存在，病情紧急且严重，病死率高。

一、发病机制

胰腺腺泡是胰腺炎最早发生形态学变化的场所。胰腺腺泡细胞酶原颗粒的过早激活是急性胰腺炎最早发生的事件。胰蛋白酶原在腺泡细胞内被提前激活为胰蛋白酶，胰蛋白酶再将多种酶原转变为活性酶，包括磷脂酶 A$_2$、弹性酶及羧肽酶等。酶原过早激活中有几个重要因素，包括组织蛋白酶、乙醇和胆囊收缩素。其中主要是溶酶体水解酶的组织蛋白酶起作用，其他如 Ca^{2+} 和低 pH 也是酶原激活的必要条件。乙醇本身不诱导酶原的激活，但它可以使胰腺腺泡细胞对病理性刺激物致敏，且能刺激十二指肠 I 型细胞释放胆囊收缩素。胆囊收缩素首先激活 NF-KB 和激活蛋白 -1，产生细胞因子和化学因子并激活胰蛋白酶原的活性。

在实验性胰腺炎中，激活的胰酶中最具毒性的是脂肪酶，其次是弹性酶和磷脂酶 A_2，胰蛋白酶的毒性最低。脂肪酶导致胰周脂肪坏死。损伤的脂肪细胞可产生有害因子，更加重周边腺泡细胞的损伤。弹性蛋白酶可使血管壁弹力纤维溶解，致胰血管破裂、出血和坏死。胰血管舒缓素能催化激肽原为缓激肽，两者引起血管扩张，血管壁通透性增加，白细胞渗出和疼痛。胰蛋白酶和糜蛋白酶能引起组织水肿、出血和坏死。磷脂酶 A_2 使卵磷脂变成具有细胞毒性的溶血卵磷脂，引起胰腺组织坏死，并可破坏肺泡表面卵磷脂致肺损伤。

重症急性胰腺炎和早期多系统器官功能衰竭 (MSOF) 的发生与抗感染及致炎因子的持续释放有关。胰腺坏死与全身内毒素水平密切相关，两者可触发全身炎症反应综合征 (SIRS)。血小板活化因子 (PAF)、1 L1 β、IL6、IL8、TNFβ 等介导 SIRS，而 NF-KB 促进上述细胞因子的表达。研究发现，细胞因子水平从腹水到淋巴结、血液依次下降，提示其内脏源性。腹水循环及淋巴流动未发现细胞因子成分的变化，提示炎症介质的转移是通过内脏的循环。

肾素－血管紧张素 (RAS) 系统是人体内一个经典的调节血压和体液平衡的系统，近年来在包括胰腺在内的许多组织中发现有局部 RAS 存在。在急性胰腺炎中，RAS 可能通过调节血供、氧分压、自由基、炎症介质等机制发挥一定作用，抑制其活性可能对胰腺有保护作用。

目前关于胰腺 RAS 在急性胰腺炎中的具体机制有以下观点。

(1) 缺血缺氧导致胰腺微循环障碍：在缺血缺氧的情况下，细胞酸性代谢产物增加，血管床扩张，机体通过上调系统或局部的 RAS 发挥负反馈调节机制，以维持胰腺局部的血容量和血压，但同时也使得胰腺组织的血供进一步减少。该机制的长时间作用将使胰腺炎病变进一步加重。

(2) 自由基的作用：急性胰腺炎时，缺氧导致局部 RAS 暂时性升高，随后引起典型的缺血－再灌注损伤，产生大量氧自由基，加重胰腺的损害。

(3) 炎症介质的作用：急性胰腺炎时局部 RAS 激活，可能在调控胰腺微循环及诱导炎症反应方面起重要作用，出现大量炎症介质进入循环，加重胰腺组织损伤。

(4) 胃肠激素负反馈调节：急性胰腺炎时局部 RAS 激活，胰液分泌减少，可能反馈引起胆囊收缩素和其他胃肠激素的大量分泌，加重胰腺病变。

慢性胰腺炎存在遗传易感性，目前发现的基因突变包括阳离子胰蛋白酶原基因、囊性纤维化跨膜转导调节因子 (CFTR) 和丝氨酸蛋白酶抑制剂 kazal1 型 (SPINKl)。这些基因突变的发现不但加强了对遗传变异在该病中重要性的认识，而且有利于开辟新的基因治疗途径。对儿童进行阳离子胰蛋白酶基因突变检测可以确定无法解释的胰腺炎的原因，但目前已确认低年龄携带者在医学上无明确意义。囊性纤维化是一种可累及多个器官的常染色体隐性遗传疾病，由 CFTR 突变产生。有囊性纤维化的儿童可以仅有胰腺炎反复发作而无吸收不良、肺病等临床表现，因此现在主张对于有复发性胰腺炎的儿童应当行汗液氯离子浓度检测。当氯离子浓度升高或处于正常值上限时必须行 CFTR 突变检测。

二、儿童急性胰腺炎的认识

(一) 病因

儿童急性胰腺炎的病因与成人显著不同。成人急性胰腺炎的病因主要是胆石症及酗酒。儿童急性胰腺炎的常见病因有病毒感染、胰胆管系统的先天畸形、胆道梗阻、外伤、多系统疾病药物和毒素作用、遗传及代谢紊乱等。最近提出了一些罕见的病因，包括原位肝移植、HIV 感染和酸血症。随着近年来基因标记物的应用，家庭遗传性胰腺炎的病因已被进一步揭示。另外，尚有大约 30% 的患儿病因不明。

1. 感染

流行性腮腺炎病毒、麻疹病毒、风疹病毒、柯萨奇病毒、埃可病毒、甲型和乙型肝炎病毒、巨细胞病毒等都可引起急性胰腺炎。其中流行性腮腺炎病毒引起的胰腺炎较常见。在小儿患流行性腮腺炎时，胰腺受到不同程度的影响约 50% 患者。先天性风疹病毒感染可引起白内障、耳聋、中枢神经系统损伤、腭裂、心脏畸形等。近年报道，间质性胰腺炎是风疹病毒感染的又一种表现。

在亚洲地区，寄生虫感染也是一种多见的原因，如蛔虫、肝吸虫引起的上行性感染、梗阻可导致急性胰腺炎的发生。细菌感染如沙门菌、痢疾杆菌、弯曲杆菌、钩端螺旋体感染可伴急性胰腺炎，但多是由于其毒素引起。另外，支原体感染也可引起急性胰腺炎，而且胰腺炎可以是支原体感染的首发表现。

2. 先天畸形

儿童胰腺炎中有 10% ~ 16% 是由先天性胰胆管异常引起的。胆总管囊肿、胰腺分裂症所伴发的常为复发性胰腺炎，患者的胰腺体尾部及部分头部由较小的副胰管引流，其相对狭窄可使胰液排泄不畅。

3. 胆道梗阻

胆石症是成人急性胰腺的常见病因，在儿童中不多见。儿童中多见的梗阻性原因是胆道蛔虫症。胆道蛔虫嵌顿于共同通道，阻塞胰液的排出而致胰腺炎。

4. 外伤

急性胰腺炎可由于各种腹部钝挫伤引起，常见于自行车碰撞、车祸等。在儿童胰腺炎病因统计中，外伤原因占 13% ~ 30%。胰管中段跨越脊柱，特别容易受伤、折断。轻者仅为血肿，无实质性损伤；重者可有胰导管破裂，胰液外溢再加血供障碍及感染等因素可导致急性出血坏死性胰腺炎。

5. 全身性疾病

全身性疾病如过敏性紫癜、系统性红斑狼疮、皮肤黏膜淋巴结综合征、溶血性尿毒综合征及炎症性肠病等都可伴发胰腺炎。此类疾病因血管炎累及胰腺和其脾脏器的血管，引起血管壁的炎症、坏死、血栓形成而致坏死性胰腺炎。

6. 药物和毒素

门冬酰胺酶、噻嗪类药物、磺胺类药物、硫唑嘌呤、四环素、类固醇激素、丙戊酸、雌激素、乙醇等可诱发胰腺炎的发生。

7. 内分泌和代谢性疾病

在儿童中此类病因少见。

(1) 高钙血症：刺激胰酶的分泌，活化胰蛋白酶及形成胰管结石，从而引起急性胰腺炎。全胃肠道外营养 (TPN) 时偶见高钙血症所致的胰腺炎。

(2) 高脂血症：高脂血症引起胰腺炎的最早期损伤是在胰腺的小血管。三酰甘油受脂酶的作用，释放出游离脂肪酸，作用于胰腺小血管的内皮，引起血管损伤及血栓形成。

(3) 营养不良：低蛋白饮食可导致胰腺萎缩、纤维化及结石形成。

(4) 代谢性疾病：乳酸血症、丙酸血症、糖原累积病 I 型、同源性胱氨酸尿等。其发病机制未明，有些患者的原发病未获诊断而在发作时常被诊断为特发性胰腺炎。

8. 遗传性胰腺炎

遗传性胰腺炎是一种常染色体隐性遗传性疾病，发病有家族性，多见于白色人种。患者常在幼年开始发生典型的急性胰腺炎，以后转为慢性反复发作，逐渐导致胰腺的钙化、糖尿病和脂肪泻。

（二）临床表现

急性胰腺炎的小儿有持续的中上腹和脐周剧烈腹痛、呕吐，且常有发热。儿童的腹痛不同于成人典型的上腹部痛放射到背部。进食会使腹痛和呕吐加重。患儿呈急性病容，且烦躁不安，取弯腰蜷腿体位。可以有轻度黄疸和心动过速。肠鸣音减弱甚至消失。腹胀，且有腹部压痛。腹痛在 24～48 小时内持续加重。在此期间，呕吐亦趋频繁，往往需要住院输液治疗。轻型急性胰腺炎通常呈自限性，预后一般较好。值得注意的是，有小部分急性轻型胰腺炎可以发展为急性重型胰腺炎。因此，对急性胰腺炎必须严密观察病情变化。

小儿重症急性胰腺炎如能早期诊断，及时处理，可使患儿病死率明显降低，但由于该病临床发病率较低，临床经验较少，误诊率普遍较高。小儿重症急性胰腺炎一般以腹痛、呕吐起病，病情迅速进展，短期内出现腹胀、高热，可以伴有低血容量性休克、肾衰竭、ARDS 及脑病等并发症。本病易与小儿常见的急腹症如阑尾炎、弥散性腹膜炎、各种原因的肠梗阻相混淆。但只要临床医师警惕该病，常规对不明原因腹痛患儿行血、尿淀粉酶检查，加上辅助检查如 B 超、CT 等，确诊该病并不困难。对疑似该病的患儿行腹腔穿刺尤为重要，如果腹穿有血性腹水伴有极高的腹水淀粉酶，基本可确诊本病。

重症急性胰腺炎有以下特点。

(1) 发病后短时间内即出现全腹痛、压痛、全腹肌紧张，急剧腹胀，肠鸣音消失，出现麻痹性肠梗阻。

(2) 出现腹水，尤其是血性腹水，其淀粉酶升高。

(3) 恶心、呕吐发作频繁，为胆汁样物或粪样。

(4) 病后短时间内即出现严重的脱水及电解质紊乱，很快出现休克。

(5) 高热，体温常在 39℃～40℃，常出现谵妄，持续数周不退，并出现毒血症的表现。

(6) 血白细胞升高，血糖升高，血色素下降，血钙下降。

轻型急性胰腺炎的病程为 1～2 周。重型急性胰腺炎的病程则差异很大，受很多因素的影响，如胰腺坏死、假性囊肿、胸腹腔液体积聚、胰腺及全身感染、胰外器官功能衰竭、营养及治疗手段等。早发性重型胰腺炎因其发病初期即出现广泛胰腺坏死和器官衰竭，故临床过程凶险、迁延。全身炎症反应综合征 (SIRS) 影响重症急性胰腺炎的病程。

三、诊断进展

一般急性胰腺炎的诊断不难，在儿科患者中，尤其是婴幼儿由于临床表现不典型，患儿又不似成人那样有明确主诉，故客观检查特别是实验室检查和影像学检查显得更加重要。

（一）实验室检查

1. 淀粉酶的测定

仍然是诊断急性胰腺炎的重要指标。急性胰腺炎时，典和尿淀粉酶增高。急性胰腺炎患儿血清淀粉酶一般在症状发作后 6～12 小时即增高，24 小时最高峰，48～72 小时逐渐恢复正常；尿淀粉酶约在发病后 12～24 小时升高，持续 3～5 天。对于胰腺炎伴有腹水者，做腹腔穿刺，穿刺抽出的腹水多为血性混浊液体，测定腹水淀粉酶含量明显升高。

临床检测淀粉酶作诊断时需注意以下几个方面。

(1) 淀粉酶增高程度与病情常不成正比。

(2) 血清淀粉酶正常并不能排除急性胰腺炎，重症胰腺炎患者 10% 的血清淀粉酶可始终在正常范围内，应引起高度重视。

(3) 胸腹水中淀粉酶显著增高可作为急性胰腺炎的诊断依据，但需与消化道穿孔、胆石症、胆囊炎、肠梗阻等所致的胸腹水中淀粉酶增高鉴别。

2. 血清脂肪酶的测定

急性胰腺炎时血清脂肪酶增高。血清脂肪酶增高 3 倍以上更有特异性。脂肪酶由肾小球滤过，肾小管重吸收。脂肪酶在发病后几小时即增高，72～96 小时达高峰，持续时间长达 8～14 天。因脂肪酶在血液中持续时间较长，在发病 24 小时以后，血清脂肪酶比淀粉酶对于诊断胰腺炎有更高的敏感性。现今可用免疫法测定脂肪酶活性，方法简单、快速，敏感性和特异性均较高。

3. C 反应蛋白 (CRP) 与血清磷脂酶 A_2(SPLA$_2$)

大多数重症急性胰腺炎 C 反应蛋白 > 100 mg/L，血清磷脂酶 A_2 > 40 nmol /(ml·min)。测定 CRP 和 SPLA$_2$ 对判断重症急性胰腺炎有帮助。

4. α_1- 抗胰蛋白酶与 α_2- 巨球蛋白

在急性胰腺炎时，α_1- 抗胰蛋白酶作为急性期反应物质而升高；α_2- 巨球蛋白则随着病情严重度增加而下降。

5. 载脂蛋白 A_2

在急性胰腺炎时，载脂蛋白 A_2 显著降低，其机制不详。

6. 血浆纤维蛋白原

当血浆纤维蛋白原 > 6.0 g/L 时，提示为重症胰腺炎。

7. 核糖核酸酶

坏死的胰腺细胞释放核糖核酸酶，因此，核糖核酸酶可以作为胰腺坏死和晚期并发症的监测指标。

(二) 影像学检查

1. 超声检查

超声检查由于其直观性及无创性，已成为儿科诊断胰腺炎的常用手段。胰腺炎的超声检查结果包括：弥散性或局部胰腺肿大，胰腺边界不清，组织回声减弱，胰管扩张或假性囊肿。20%～30% 的胰腺炎患者的超声检查结果可能正常或者由于肠道气体的影响而使胰腺显像不清。另外，对胰腺炎是否合并胆系结石及胆道梗阻的诊断亦有价值。

国外多采用 Barthazar 的严重性分类标准，分为 5 级：A 级，正常；B 级，胰腺增大，局灶性或弥散性，异常改变包括形态不规则，腺体内不均匀的显影减弱，胰管扩张及胰体灶性积液；C 级，除腺体内异常表现外，有胰周炎症，表现为胰周有模糊影及线条状密度增生 (胰周脂肪炎症所致)；D 级，有单个界限不清的积液；E 级，有 2 个或 2 个以上的积液，胰腺内或胰周有气体。

超声内镜检查对诊断慢性胰腺炎很有价值 EUS 是将内镜与高频超声结合，其高分辨率使其对胰腺实质和胰腺导管均能清晰显克服了体外超声诊断胰腺疾病的不足。胰管内超声 (IDUS) 是将超声探头经十二指肠乳头逆行插至主胰管中，其主要作用是对主胰管有局灶狭窄的胰腺疾患的良恶性进行鉴别诊断，对慢性胰腺炎有诊断价值。慢性胰腺炎患者 IDUS 的特征性表现为环状亮回声带，周围有细网结构环绕。由于其高分辨率，可显示直径＜ 30 mm 的囊性损害及直径＜ 20 mm 的实质性损害，可确定胰管结石的位置，为进一步的内镜治疗打下基础。因其探头的高频率，IDUS 的适应证是检测胰腺的小病变。

2.CT 及 MRI 检查

腹部 CT 检查用于超声检查诊断不确定时。CT 可以显示损伤的存在、弥散性胰腺肿大、胰腺肿块、胰内或胰外积液、脓肿以及出血性胰腺炎等。出血坏死性胰腺炎的 CT 表现：胰腺呈现弥散性肿大，边界模糊，当出现高密度影像 (CT 值＞ 60 HU) 时，则提示有出血的表现。CT 增强扫描可见到胰腺坏死区呈现明显的低密度透亮区。值得注意的是，20% 以上的急性胰腺炎患者的 CT 结果为正常，所以 CT 正常并不能排除胰腺炎的诊断。

Balthazar 的急性胰腺炎 CT 分级评分系统，分为 5 级：A 级，胰腺显示正常，为 0 分；B 级，胰腺局限性或弥散性 (包括轮廓不规则，密度不均匀，胰管扩张，局限性积液)，为 1 分；C 级，除 B 级病变外，还有胰周的言行改变，为 2 分；D 级，除胰腺病变外，胰腺有单发性积液区，为 3 分；E 级，胰腺或胰周有 2 个或多个积液积气区，为 4 分。胰腺坏死范围＜ 30%，加 2 分；胰腺坏死范围＜ 50%，加 4 分；胰腺坏死范围＞ 50%，加 6 分。严重度分为三级：Ⅰ级，0 ～ 3 分；Ⅱ级，4 ～ 6 分；Ⅲ级，7 ～ 10 分。

MRI 作为一种新的非侵入性影像学检查方法，其应用已越来越多，对慢性胰腺炎的诊断价值与 CT 相似，但对钙化和结石不如 CT 显示清楚。

1991 年德国学者 Wallner 首次提出应用磁共振胰胆管造影术 (MRCP) 诊断胰胆系统疾病，因其具有无创伤性、无 X 线照射、不需造影剂，并可多方位旋转、多角度观察等优点，其与常规 MRI 相结合对胰胆系统疾病的诊断能完全取代 ERCP。对于假性囊肿与胰管不相通及胰管狭窄前扩张的情况，MRCP 优于 ERCP。三维磁共振血管造影术 (3 EKMRA) 有极高的精确性，能有效鉴别 MRCP 不能区分的慢性胰腺炎和胰腺癌。

3. 逆行胰胆管造影术 (ERCP)

ERCP 目前已成为胰胆系统疾病的重要诊断方法，而且是治疗的重要途径。ERCP 已被接受为诊断和治疗小儿胰腺炎。ERCP 特别适用于诊断复发，胰腺炎且疑有胰管异常及胰腺分裂症。在慢性胰腺炎的诊断上，虽然 MRCP 能或代 ERCP，但 MRCP 对显示慢性胰腺炎最初的胰腺实质变化有一定的局限性，而 ERCP 却较敏感。经内镜行胰胆管造影，能清晰显示胰管的走行及有无狭窄、扩张，有无假性囊肿等，同时可进行胰腺活检，做出病理诊断。

在以下情况可做 ERCP：胰腺炎发病后 1 个月仍未缓解、复发性胰腺炎、胰酶持续升高、有胰腺炎家族史、肝移植后的胰腺炎以及纤维囊性变的胰腺炎。对于恢复不顺利的外伤性胰腺炎，在决定是否需内镜治疗或外科手术时最好先作 ERCP。儿童行 ERCP 的并发症和成人一样，包括胰腺炎、疼痛、胆管炎、肠麻痹、发热等。

(三) 胰腺外分泌功能试验

胰腺外分泌功能试验直接或间接测定胰腺分泌的酶和电解质量，对诊断慢性胰腺炎及评估其病情提供了一个功能方面的量化指标。胰腺外分泌功能试验按其方法有直接和间接试验两类。直接试验是利用胃肠激素直接刺激胰腺，测定胰液和胰酶的分泌量。间接试验是利用试验餐刺激胃肠道分泌胃肠激素，从而测定胰液和胰酶的分泌量。

1. 直接胰功能试验

胰泌素 - 促胰酶素试验仍然是胰腺外分泌功能试验的金标准。该试验有创、费时、较难操作及标准化，给患者带来较大痛苦。在慢性胰腺炎患者中酶分泌的减少可能早于碳酸氢盐分泌的减少，因此酶分泌的评定在疾的早期尤其有帮助。目前国内该试验单测淀粉酶，敏感性在 74% ～ 90%，特异性在 80% ～ 90%。将胰泌素 - 促胰酶素试验与 ERCP 比较发现，在急性胰腺炎后，ERCP 发现的胰导管改变虽然肯定多于胰腺外分泌功能的丧失，但在以后较长的观察期内，胰腺外分泌功能有所改变而胰管的异常没有变化，因此，胰泌素 - 促胰酶素试验比 ERCP 更能反映慢性胰腺炎功能学的改变。

2. 间接胰功能试验

(1)Lundh 试验：Limdh 试验在过去曾是最普遍使用的间接胰功能试验。目前一般测蛋白酶单项指标。本试验在慢性胰腺炎患者中阳性率为 80% ～ 90%，胰腺癌中阳性率为 70% ～ 80%，可大致反映胰腺外分泌功能。由于 Lundh 试验较胰泌素 - 促胰酶素试验敏感性及特异性低，而一些新近发展起来的间接胰功能试验无须十二指肠插管及测定酶的活性，敏感性及特异性与 Lundh 试验相似，所以如果要十二指肠插管，建议还是用胰泌素 - 促胰酶素试验而不是 Lundh 试验。

(2)BT-PABA 试验：在大多数研究中，BT-PABA 试验与液体餐一起应用以刺激胰腺分泌。BT-PABA 的最佳剂量为 500 mg，并应饮用水 1 L，收集 6 小时的尿量可获得最佳的敏感度。该试验的敏感性在诊断中重度胰腺炎时可达 80% ～ 90%，但在诊断轻度或早期胰腺炎患者时敏感性很低。

(3) 胰腺月桂酸试验：此试验已标准化。正常人第 1 天和第 3 天收集的尿液中游离荧光素比值应大于 30，小于 20 提示胰腺外分泌功能不全。该试验与 BT-PABA 试验的试验原理及方法相似，敏感性及特异性也相近，在诊断中重度胰腺炎时是可行的。

(4) 粪糜蛋白酶测定：该试验能用于诊断伴有囊性纤维化的胰腺外分泌功能不全的儿童。该试验方法简单，由于糜蛋白酶活性在室温下数天可保持稳定，因此特别适用于胰腺外分泌功能的随访研究。但该试验同样对于轻度慢性胰腺炎敏感性不够。

(5) 呼气试验：^{13}C 呼气试验操作简单快速，且具有无创、安全可靠及检测结果特异灵敏等优点，对于诊断轻度胰腺外分泌功能不全有较高价值。但对于标记底物的选择及呼气试验的操作程序，国际上尚未标准化，有待于继续研究。

四、治疗进展

（一）内科治疗

治疗的主要原则是尽量停止胰腺的自身消化，即通过禁食、胃肠减压及应用胰酶抑制剂等减少胰腺酶的分泌，此外，防止继发感染、缓解疼痛、纠正电解质紊乱、维持主要脏器功能、加强营养支持也极重要。现着重介绍生长抑素、控制胰腺感染、营养支持及胰腺干细胞。

1. 生长抑素

主要有十四肽的生长抑素施他宁（Stilamin）及八肽的奥曲肽（善得定 Sandostatin）。目前在临床上均有应用，其效果明显优于抑肽酶，尤其是用于治疗急性重症胰腺炎取得了良好的效果。其作用机制有：抑制胰液、胃液的分泌；抑制胰腺外分泌；抑制胰腺的促分泌素；阻止血小板活化因子产生后引起的毛细血管渗漏综合征；刺激肝、脾及网状内皮细胞系统活性；松弛 Oddi 括约肌。由于天然生长抑素为十四肽，故施他宁在成人重症胰腺炎应用较多，方法为首剂 250 μg 加入生理盐水或 5% 葡萄糖溶液 10 ml 在 3～5 分钟缓慢静脉推注，以后持续静脉滴注 12 小时，按 250 μg/h 的剂量（500 ml 液中加施他宁 3 mg），如此治疗 5～7 天或至病情稳定。

2. 抗感染治疗

急性胰腺炎的抗生素应用是综合治疗中重要的手段。抗生素应用的目的是预防性用药、治疗导致胰腺炎发生的感染因素及对急性胰腺炎合并周围组织感染的治疗。抗生素的选用既要考虑对胰腺感染菌种的敏感性，又要考虑在胰腺有较好的渗透性。常见的感染细菌为大肠杆菌、产气肠杆菌、脆弱类杆菌及厌氧菌等。近年来真菌感染有所增加。细菌的来源一方面因为肠黏膜屏障功能受损、免疫力下降、肠道菌群失调，另一方面是由于全胃肠外营养时导管护理不当易发生感染。可选用头孢类抗生素如头孢哌酮钠他唑巴坦钠、头孢哌酮等，并加用甲硝唑抗感染。重症胰腺炎尤其需要加强抗感染治疗。但抗生素如何使用以及疗程尚需进一步研究以明确。

3. 营养支持

急性胰腺炎时合理的营养支持很重要。营养支持包括全胃肠外营养和肠内营养。

(1) 全胃肠外营养（total, parenteral nutrition，TPN）：对于重症胰腺炎可早期给予全胃肠外营养。国内外一致认为全胃肠外营养有以下几个优点：减少胃肠负担；补充代谢需要；增强机体免疫功能；有利于外科手术治疗。脂肪乳剂有利于补充代谢需要，有利于重型胰腺炎的恢复，故现主张给予适量的脂肪乳剂。

(2) 肠内营养（enteralnutrition）：急性重症胰腺炎早期即存在肠道细菌和内毒素的移位，长期应用 TPN 更会促进肠道细菌移位。肠内营养有助于维护肠黏膜细胞结构和功能的完整性，保持肠道固有菌丛的正常生长，刺激消化道酶及分泌性免疫性球蛋白 A(SIgA) 的分泌。

近年来，胰腺炎肠道内营养的途径公认为以空肠最佳，因为经空肠可避免头相、胃相和十二指肠相的胰腺外分泌刺激，减少胰腺的外分泌，有利于胰腺修复。国内肠内营养的起动时间为术后 3～18 天，标准为病情稳定，胃肠功能恢复，胰腺周围炎症消退，血尿淀粉酶恢复正常。肠内营养的方式有一次性投给、间隙滴注和连续滴注。对胰腺炎患者来说，理论上经空肠连续滴注可能更增加耐受性，减少对胰腺的刺激，避免出现腹胀、腹泻、呕吐和促进肠蠕动等。

国外把肠内营养分为三个阶段：起始阶段，选用 5% 葡萄糖盐水，目的是使肠道适应性喂饲；适应阶段，选用低脂和氨基酸为氮源的制剂，如爱伦多、百普素，此期喂养量逐渐增加；

稳定阶段，停用肠外营养，全部营养物质经空肠营养管供应，如病情稳定，可改用混合奶喂饲。在急性胰腺炎时，维持肠道黏膜屏障，减少细菌移位的最低肠内营养份额，目前尚无标准，临床上多是从小剂量开始，逐步增加。肠内营养液中可添加一些辅助成分，如 谷氨酰胺、生长因子、免疫增强剂等。

4. 胰腺干细胞的研究进展

胰腺干细胞对于各种胰腺损伤、胰腺炎，特别是糖尿病的治疗具有划时代的意义，已成为当今生物医学界研究的热点。胰腺干细胞是一种多能干细胞，具有无限分裂和永久自我更新的能力，可在特定因素的影响或诱导下分化成导管、胰阜、外分泌腺泡等特定胰腺组织类型。按其来源可分为胚胎源性胰腺干细胞和成体源性胰腺干细胞。

干细胞自我更新和分化的方式通常有两种，一种是不对称分裂，即一个干细胞分裂成一个干细胞和一个定向细胞；另一种是具有高度调控机制的分裂方式，即干细胞按一定的概率分裂为两个干细胞或两个定向祖细胞，或按不对称方式分裂。胰腺组织未受损伤时，胰腺干细胞多进行不对称分裂，一般只向一种类型的细胞分化以维持生理条件下胰腺组织细胞的更新。当胰腺组织受到损伤时，胰腺干细胞表现出极为活跃的增生和分化能力，即具有多能干细胞的特性，以维持病理状态下机体的稳定。

对胰腺干细胞的鉴定是研究胰腺发育、分子调控、临床应用等的基础，胰腺干细胞是未分化细胞，可通过其表达干细胞表面标志，并诱导分化成各种细胞型来鉴定。目前较为认定的胰腺干细胞的分子标志有胰十二指肠同源异型基因、神经巢蛋白、细胞角蛋白、神经元素。

5. 波形蛋白

如何控制胰腺干细胞的定向分化、基因修饰和信号调控，以及如何避免再次引发自身免疫反应等，尚需更深入的研究。

(二) 外科治疗

手术指征为：

(1) 与外科急腹症 (如肠梗阻和胃穿孔等) 鉴别有困难者，需剖腹探查。

(2) 有腹腔内渗出和肠麻痹，内科治疗无好转可作腹膜后或腹腔引流。

(3) 有胰腺脓肿形成应及时做引流排脓。

(4) 黄疸加深，合并胆总管结石梗阻和胆道化脓性感染者。

在成人重症急性胰腺炎的治疗中，许多专家学者强调要晚期手术，但国内儿科较多主张一旦确诊为重症急性胰腺炎时，即应做手术治疗。因为小儿机体代偿能力有限，早期病变相对局限，全身中毒症状轻，对手术耐受性相对较好。手术方式有腹腔灌洗引流术、坏死组织清除术、胰包膜切开减压术、规则性胰腺切除术等。

第十八节 婴儿肠痉挛

婴儿肠痉挛 (infantilecolic) 是婴儿期常见疾病，又称婴儿腹痛。据报道婴儿腹痛的发病率为16%～30%，其主要是由于胃肠壁平滑肌阵阵强烈收缩而引起的腹绞痛，又称"突发性绞痛"。腹痛大多频繁发生在夜间，症状严重的可持续2～3个月，多表现夜间无明显原因的阵发性哭吵、难以安抚者。腹痛的症状在4～6周时最严重，在患儿年龄达到3～4个月时逐渐减轻。现认为婴儿腹痛是一种正常的、不可避免地、生理性自限性疾病，是生命早期使身体对所处外界陌生环境的紧张状态的反应。目前使用较多的是Wessel等的定义，即婴儿激惹、躁动、哭吵每天大于3小时，一周内于3天持续3周以上为严重的肠痉挛。许多人认为，腹痛是对异常婴儿活动的一种含混描述，而不是一个真正的诊断。

一、病因

婴儿肠痉挛的原因尚不完全明了。现认为可能与以下因素有关。

1.饮食因素

机体对食物的过敏，喂奶不当，碳水化合物、淀粉等异常反应。一些研究显示，母乳喂养的婴儿发生肠痉挛与母亲饮食有关，如吸烟、喝咖啡、果汁、鸡蛋、大蒜等。

2.胃肠道过多气体产生

可能是婴儿肠痉挛的常见原因，肠道气体来源主要有三方面：吞咽下的气体；肠道细菌对未消化食物的发酵产生，以及从血中弥散入肠道。

3.婴儿未发育成熟的神经系统对外界刺激高度敏感可能也是婴儿腹痛的原因。

4.胃肠道激素

现认为胃动素可以刺激胃肠蠕动和增加慢波频率从而导致腹痛。

5.其他

如寒冷、饥饿、肠道动力紊乱，肠寄生虫、毒素的刺激等。另外，母亲焦虑是婴儿发生肠痉挛的一个易感因素。

二、病理生理

多因肠壁缺血或者副交感神经兴奋而引起的一过性肠壁肌肉痉挛，暂时阻断肠内容物通过，导致近端肠肌肉强力收缩及蠕动紊乱，随着肠蠕动的增强、腹痛阵发性加剧。经过一定时间的痉挛后，肌肉自然松弛，腹痛缓解，以后又可反复发作。

三、临床表现

多表现为阵发性腹痛，腹痛的位置不固定，间隔数分钟至数十分钟发作一次，每次持续时间3～5分钟不等。腹痛程度轻重不等，严重者持续时间长，哭闹不止、翻滚、出汗甚至口唇发白，手足发凉。腹部检查可有全腹触痛过敏，发作间歇期则全腹柔软，无固定压痛点，无腹肌紧张，有时能触及条索状痉挛肠管。往往在排便和排气后腹痛缓解或消失。

3个月以下的小婴儿在肠痉挛发作时主要表现为持续、难以安抚的哭吵，尤以夜间为多。症状可从生后第1周开始，8周时减轻，3～4个月逐渐消失。症状出现越早，持续时间越长。可表现为哭闹不安，伴有呕吐、面色潮红、翻滚、双下肢蜷曲等症状。哭时腹部紧张，发作可因患儿排气或排便而终止。

典型病例多发生在小肠，腹痛部位以脐周为主，远端大肠痉挛绞痛放射于左下腹，近端大肠和回肠癌痉挛绞痛多放射至右下腹。降结肠或乙状结肠绞痛常在解便前出现。婴幼儿痉挛可发生在胃或幽门部，绞痛以剑突下为主。呕吐常为突出症状，在饭后发生腹痛时，常有精神不佳。

吐出食物后，精神好转。学龄期儿童痉挛可发生于结肠肝曲或脾曲，绞痛以一侧季肋区为主。

四、诊断及鉴别诊断

根据既往发作史，以及反复发作、发作间期正常，缺乏腹部异常体征的特点可做出诊断。

鉴别诊断首先要排除一些器质性疾病和外科急腹症：如急性阑尾炎、肠套叠、胆道蛔虫症、胆囊炎、肾结石、肠扭转等。有些内科疾病也可引起腹痛。如大叶性肺炎起病初，急性心力衰竭导致肝脏迅速增大时，腹型过敏性紫癜，消化道溃疡等。腹型癫痫表现为突然发作的腹部绞痛，较剧烈，多在脐周，持续时间短，数分钟到数十分钟。反复发作较少，腹部无异常体征，发作后常入睡，有阳性家族史，脑电图有癫痫波，抗癫痫治疗有效。婴幼儿啼哭不止可能是由于饥饿、疲劳、尿布沾满大小便而感到不适，渴望抚摸及拥抱，过冷或过热等非疼痛原因。有时也可因受精神创伤，以及惊恐等精神因素引起。

五、预后

多数患儿发作 1～2 次后自愈。也有不少患儿经常反复发作，甚至迁延数年。绝大多数患儿随年龄增长而自愈。

六、治疗

治疗的目标是在对婴儿无害的前提下缓解症状，非药物治疗应该首先考虑使用。在充分应用了非药物治疗而无效的前提下，可以选择药物治疗。

许多因素与婴儿发生肠痉挛有关，使得肠痉挛的治疗变得棘手。可根据肠痉挛的评分结果决定治疗。评分参照哭吵的强度和持续时间、哭吵的伴随症状、父母对孩子哭吵的看法。如果哭吵与肠痉挛有关，但哭吵不剧烈用第一、第二级治疗方案；如果是严重肠痉挛者，采用第三级治疗。

1. 第一级治疗

给孩子以抚慰，摇动孩子，减低环境噪音，用热水袋捂婴儿腹部，温盐水灌肠等；对家长给予支持和关心；可服用中药或二甲硅油 (Simethicone)。一些中药具有解痉作用，服用中药 (洋甘菊、马鞭草、甘草、藿香、香峰草及薄荷组成的粉末)7 天后，肠痉挛改善，但夜醒次数未见减少。二甲硅油是一种非吸收性药物，通过改变气泡表面张力，使气泡融合或弥散，促进气体排出，对人体无副作用，可试图用它来减少肠道气体。但有关它的研究结果并不一致。用二甲硅油与安慰剂做自身交叉对照研究，1/4～2/3 的患儿症状有改善，但与安慰剂相比，无明显差异。其他减少肠道气体的药物如活性炭、α 半乳糖苷酶能吸附气体或帮助消化高纤维素食物，减少发酵产气，但目前对肠寝挛的疗效尚不肯定。

2. 第二级治疗

即药物治疗。可用解痉药 (如西托溴铵) 能阻断平滑肌的毒蕈碱型受体，还可直接作用于平滑肌，解除平滑肌痉挛。无效者可用盐酸双环维林，它作为一种抗胆碱能药物，具有阿托品样的解疼作用，并有一定的中枢安定作用，在治疗婴儿肠痉挛方面有一定的疗效。但近来有研究发现，6 个月以下的婴儿用此药可发生呼吸暂停，使此药的应用受到限制。至今尚无一种完全有效的药物来治疗肠痉挛。

3. 第三级治疗

改变饮食和 (或) 药物治疗。母乳喂养的母亲不食用牛奶、奶制品、鱼和蛋；人工喂养儿给予豆奶或水解酪蛋白的奶方，能明显改善婴儿肠痉挛。对于 CMPI 引起的肠痉挛者，去除牛奶蛋白，改用豆奶或水解蛋白后，71% ～ 88% 的患儿症状有改善。由于药物治疗（如盐酸双环胺）有一定的副作用，而且有时疗效不理想，饮食改变可能比用药更适宜。

第四章 中医治疗小儿消化系统疾病

第一节 针灸治疗

一、小儿消化不良性腹痛

(一) 毫针疗法

毫针疗法即常规体针治疗，针刺治疗小儿消化不良性腹痛有一定疗效，其治疗处方一般以手、足阳明经及足太阴经为主，再临证加减，按照虚补实泻的原则进行针刺。

1. 基本取穴处方

天枢，中脘，足三里，梁丘。

【方义】

腹痛，病位在脾、胃、大肠。中脘乃胃募、腑会，足三里为胃之合穴、下合穴，天枢为大肠募穴，三穴合用可健运脾胃，通调肠腑；梁丘乃郄穴，郄穴善治急症，痛症；诸穴共用可收健脾胃、利肠腑、行气止痛之功。

2. 辨证选穴处方

(1) 腹部中寒

【症状】

腹部疼痛，阵阵发作，得温则舒，面色苍白，额冷汗出，或食生冷而引起呕吐，腹泻，小便清利，舌质淡，苔薄白，脉沉弦或紧。

【治则】

温中祛寒，行气止痛。

【处方】

神阙，关元。

【加减】

呕吐加内关。

【操作】

神阙用灸法，其余主穴用平补平泻法。腹痛发作时，足三里持续强刺激 1 ～ 3 分钟。

【方义】

小儿寒温不能自调，若护理喂养不当，或感受寒邪，客于肌肤，肠胃之间；或贪凉饮冷，过食瓜果之品，寒从中生，损伤脾阳。寒为阴邪，性主收引，寒则凝滞，经络不通，气机壅阻。不通则痛，而腹痛顿生。神阙穴为任脉穴，位于腹部，灸之可温中散寒止痛；关元为小肠募穴，局部选穴能疏调胃肠气机，达温中散寒之功效。

(2) 乳食积滞

【症状】

腹部胀满，疼痛，拒按，口气酸臭，不思饮食，大便酸臭或不消化食物残渣，或腹痛欲泻，泻后痛减，或呕吐，夜卧不安，时时啼哭，舌红，苔厚腻，脉弦滑，指纹紫滞。

【治则】

消食导滞，行气止痛。

【处方】

章门，脾俞，胃俞。

【加减】

腹胀加上巨虚。

【操作】

上巨虚用泻法，其余主穴用平补平泻的手法，脾俞、胃俞向脊柱方向斜刺。

【方义】

小儿乳食不知自节，若喂养不当，乳哺不节，或暴饮暴食，或过食不易消化食物，损伤脾胃，运化失常，壅塞气机，升降失调，传化失职，导致口气酸臭，不思饮食，脘腹胀满，疼痛。章门为脾经募穴，与脾俞，胃俞相配，成俞募配穴以调节脾胃的运化功能，消积导滞；上巨虚为大肠经下合穴以调理脏腑气机，行气消胀。

(3) 脾阳不振

【症状】

腹痛绵绵，时作时止，喜按喜温，得食痛减，面色苍白，精神疲倦，四肢清冷，胃纳减，食后腹胀，大便溏，舌淡苔白，脉沉细。

【治则】

温中补虚，止痛。

【处方】

脾俞，建里，肾俞，命门。

【加减】

畏冷加关元、气海；腹胀加上巨虚。

【操作】

建里宜用灸法，本证属虚，其他穴位均用捻转补法。

【方义】

先天禀赋不足，素体阳虚，久病后体质虚弱，中阳不足，脏腑虚冷，以致寒湿内停，气机不利，腹痛绵绵。建里位于腹部，灸之可温中散寒止痛；脾俞、肾俞分别为脾经和肾经的背俞穴，加命门能温通阳气，共奏温补脾阳和肾阳之功。

(4) 实热腹痛

【症状】腹痛胀满，疼痛拒按，潮热，大便秘结，烦躁口渴，手足心热，唇红舌红，苔黄腻，脉滑数或沉实，指纹紫滞。

【治则】通腑泄热，行气止痛。

【处方】内庭。

【加减】腹胀甚者加太冲；大便秘结者加支沟。

【操作】中脘、天枢用平补平泻，其余穴位用泻法。

【方义】小儿脏腑娇嫩，热邪侵入体内，中焦受损，脾胃运化失调，气机不利，导致腹痛胀满。内庭为胃经荥穴，荥主身热，取之可通腑泄热；太冲为肝经原穴，可行气止痛；支沟为治疗便秘的经验郄穴。

(二) 耳针、耳穴按压疗法

1. 耳压交感

中医学认为，构成人体的各个部分之间是紧密相连的。耳郭穴位的缩影分布规律好似一个倒置的胎儿，头部在下，脚部在上。因此，人体内在脏腑，外在肢节的生理病理变化，都可反映到耳部的特定位区上。临床上，通过在耳部相应穴位如胃、小肠、大肠、脾等治疗对应腹部疾病。故耳针、耳穴按压疗法常获显著疗。

【处方】

胃，小肠，皮质下，交感。

【加减】

大便干燥者取大肠；腹部胀痛明显者加腹；根据辨证分型选穴，腹部中寒加肺、肾，乳食积滞型加三焦，脾阳不振型加脾、肾，实热腹痛型加三焦。阴虚内热加神门。

【操作】

可选用耳穴压丸法。所选材料可选王不留行子、油菜籽、莱菔子等，将其贴于0.5 cm×0.5 cm小方块胶布上，然后贴压所选耳穴。每次取穴3～5个，可嘱咐家长在每1小时给孩子按压2～3分钟，以局部酸疼感为度，不宜太用力，否则孩子会因为疼痛而抓挠贴敷的部位。夏天隔日1次，春冬秋隔3天1次，每次贴压一侧耳郭，两耳交替轮换，10次为1个疗程，2个疗程间隔1周。

【方义】

脾、胃、小肠能梳理中焦气机，理气除胀，助脾健运，皮质下、交感调节适应环境变化，使内分泌功能得以稳定；三焦、大肠清胃肠积热，通调肠腑，肺与肾能使腠理致密，抵御寒邪，诸穴合用，起助脾运、清胃热、清利肠腑等作用，使气机通畅，通则不痛。

3. 耳针

【处方】

取穴同耳压法。

【加减】

辨证分型以及取穴皆同耳压法。

【操作】

先用耳穴探测仪或针尾在耳部所需要的穴位上找到敏感点，稍加压使之形成凹痕，做常规消毒后立即将锨针埋藏在凹痕中，并用小方块胶布固定。每次取3～4个耳穴，

两耳交替用。每1小时各按压耳穴1次，每次每穴约按50下左右。2～3天更换耳穴1次，10次为1个疗程。或者可选用0.5寸的毫针直接针刺所取的耳穴，不留针。注意要消毒严格，以免发生感染性损伤。

【方义】

脾、胃、小肠能梳理中焦气机，理气掀针除胀，助脾健运，皮质下、交感调节适应环境变化，①使内分泌功能得以稳定；三焦、大肠清胃肠积热，通调肠腑，肺与肾能使腠理致密，抵御寒邪，诸穴合用，起助脾运、清胃热、清利肠腑等作用，使气机通畅，通则不痛。

（三）穴位贴敷

穴位贴敷疗法是指在某些穴位上敷贴药物，通过药物和腧穴的共同作用，以防治疾病的一种外治方法。其中应用某些带有刺激性的药物（如毛茛、斑蝥、白芥子、甘遂、蓖麻子等）捣烂或研末，敷贴穴位，可以引起局部发泡化脓如"灸疮"，则又称为"天灸"或"自灸"，现代也称发泡疗法，但不适合给小儿应用。小儿穴位贴敷的药物要相对温和，无刺激性，针对小儿消化不良性腹痛，可选用消食化积的药物，如莱菔子、鸡内金、焦山楂、焦麦芽等研成粉末，然后用酒或者醋调和。若将药物贴敷于神阙穴，通过脐部吸收或刺激脐部以治疗疾病时，又称敷脐疗法或脐疗。若将药物贴敷于涌泉穴，通过足部吸收或刺激足部以治疗疾病时，又称足心疗法或脚心疗法、涌泉疗法。

穴位贴敷作用于人体主要表现是一种综合作用，既有药物对穴位的刺激作用，又有药物本身的作用，而且在一般情况下往往是几种治疗因素之间相互影响、相互作用和相互补充，共同发挥的整体叠加治疗作用。首先是药物的温热刺激对局部气血的调整，而温热刺激配合药物外敷必然增加了药物的功效，多具辛味的中药在温热环境中特别易于吸收，由此增强了药物的作用。药物外敷于穴位上则刺激了穴位本身，激发了经气，调动了经脉的功能，使之更好地发挥了行气血、营阴阳的整体作用。

【处方】神阙。

【加减】乳食积滞型和实热腹痛型加涌泉。

【操作】取药粉3g，用米醋调成稠糊状，敷于神阙穴或涌泉穴，盖上消毒纱布，胶布固定，每天敷贴12小时后取下。5天为1个疗程。

（四）艾灸疗法

灸法是指利用艾叶等易燃材料或药物，点燃后在穴位上或患处进行烧灼或熏熨，借其温热性刺激及药物的药理作用，以达到防病治病目的的一种外治方法。

【处方】天枢，足三里。

【加减】腹部中寒型加关元、气海。乳食积滞型加中脘。脾阳不振型加脾俞、肾俞。

【操作】

1.间接灸

也称隔物灸、间隔灸，是将艾炷与皮肤之间衬隔某种物品而施灸的一种方法。本法根据所隔物品的不同，可分为数十种。临床常用的有隔姜灸、隔盐灸、隔蒜灸、隔附子饼灸等。对于年龄稍大、能够配合的小儿，可采用间接灸法，但是一定要注意不要灼伤患儿的皮肤。

2.悬起艾条灸

是将点燃的艾条悬于施灸部位之上的一种灸法。一般艾火距皮肤2～3cm，灸10～15分钟，以灸至皮肤温热红晕，而又不致烧伤皮肤为度。此种方法适合各年龄段的患儿，但是也要注意以皮肤红晕为度，切不可灼伤患儿。悬起灸的操作方法又分为温和灸、回旋灸和雀啄灸。

(1) 温和灸：将艾草卷的一端点燃，对准应灸的腧穴部位，距离皮肤 2 ～ 3 cm，进行熏烤，使患儿局部有温热感而无灼痛为宜，一般每穴灸 10 ～ 15 分钟，至皮肤红晕为度。特别小的孩子不会说话，医者可将示、中两指置于施灸部位两侧，这样可以通过医生的手指来测知患儿局部受热程度，以便随时调节施灸距离，掌握施灸时间，防止烫伤。

(2) 雀啄灸：施灸时，艾草卷点燃的一端与施灸部位的皮肤并不固定在一定的距离，而是像雀啄食一样，一上一下地移动。

(3) 回旋灸：施灸时，艾草卷点燃的一端与施灸皮肤保持在一定的距离，但位置不固定，而是均匀地向左右方向移动或反复旋转地进行灸治。

二、小儿消化不良性腹泻

(一) 毫针疗法

1. 基本取穴处方

【处方】天枢，足三里，上巨虚。

【方义】天枢是大肠经募穴，有调中和胃，理气健脾之功，既能止泻，又能通便，足三里是胃经之合穴，"合治内腑"，具有健脾和胃，化积导滞，理气消胀之功，二穴均属足阳明胃经穴，有调整胃肠功能的作用；上巨虚为大肠经下合穴，能理气消滞，疏调气机，具有调节胃肠运化与传导之功能。

2. 辨证选穴处方

(1) 伤食泻

【症状】脘腹胀满，肚腹作痛，痛则欲泻，泻后痛减，粪便酸臭，或如败卵，嗳气酸馊，或欲呕吐，不思饮食，夜卧不安，舌苔厚腻，或微黄，脉滑。

【治则】消食导滞，通调腑气。

【处方】中脘，下脘。

【加减】夜卧不安者加神门。

【操作】平补平泻法。

【方义】小儿脾常不足，运化力弱，乳食又不知自节，调护失宜，乳哺不当，饮食失节或过食生冷瓜果及不消化食物，皆能损伤脾胃。脾伤则运化功能失职，清浊不分，并走大肠，而发生泄泻中脘、下脘具有消食导滞除胀的作用；神门为心经原穴，具有养心安神之效。

(2) 风寒泻

【症状】泄泻清稀，中多泡沫，无明显臭味，腹痛肠鸣，或兼恶寒发热，鼻塞流涕，舌苔白腻，脉浮有力。

【治则】祛风散寒，渗湿止泻。

【处方】神阙，长强。

【加减】发热者加曲池。

【操作】神阙穴用灸法，曲池用泻法，其余主穴用平补平泻法。

【方义】小儿脏腑薄弱，卫外不固，极易被外邪所袭，外感风、热、寒、暑诸邪相合而致泻。神阙穴为小肠经之募穴，用艾条灸或艾柱隔盐灸，有温阳止泻之功；长强穴为督脉络穴，可健脾固肠止泻，具有总督全身阳气，增强机体抗病能力的功能；曲池为大肠经合穴，具祛风泻热的功效。

(3) 湿热泻

【症状】泻下稀薄，水分较多，或如水注，粪色深黄而臭，或见少许黏液，腹部时感疼痛，食欲缺乏，或伴泛恶，肢体倦怠，发热或不发热，口渴，小便短黄，舌苔黄腻，脉滑数。

【治则】清热利湿止泻。

【处方】四缝，合谷。

【加减】发热者加曲池；呕吐加内关。

【操作】四缝用三棱针点刺，挤出少量黄色黏液或血水，两手交替使用，其余穴位用泻法。

【方义】小儿脏腑薄弱，藩篱不密，卫外不固，极易被外邪所袭，外感风、热、寒、暑诸邪相合而致泻。湿热困脾，导致运化失职，清浊不分。四缝穴为经外奇穴，针刺四缝穴可健脾、益胃、调理气机，分清泌浊，达到止泻效果；合谷为大肠经原穴，有清热利湿之功效；曲池为手阳明大肠经的合穴，具有泻热之功；内关为手厥阴心包经的络穴，具有降逆之呕的作用。

(4) 脾虚泻

【症状】大便稀溏，多见食后作泻，色淡不臭，时轻时重，肌肉消瘦，神疲倦怠，舌淡苔白，脉细弱。且常反复发作。

【治则】益气健脾止泻。

【处方】脾俞，百会，气海，阴陵泉。

【加减】神疲倦怠加用太白。

【操作】本证属虚，诸穴均用补法。

【方义】小儿脾常不足，如后天喂养调护不当，则可进一步损伤脾胃；或由于久病迁延不愈，造成脾胃虚弱；或脾胃素体不足；则可使脾虚运化失调，清阳不升，浊阴不化。水反为湿，谷反为滞，夹杂而下形成泄泻。阴陵泉为脾经合穴，可利水渗湿、健脾止泻；脾俞为脾经的背俞穴，能健运脾胃，百会、气海共用有补气和升阳举陷之功，诸穴共伍，可醒脾运脾，益气助阳，促进脾胃元气回复，使中气得升，运化有权则泄泻得止；太白为脾经原穴，可健脾助运。

(5) 脾肾阳虚泻

【症状】久泻不止，食入即泻，粪质清稀，完谷不化，或见脱肛，形寒肢冷，面色白，精神萎靡，睡时露睛，舌淡苔白，脉细弱。

【治则】温补脾肾，固涩止泻。

【处方】脾俞，关元，肾俞，命门。

【加减】脱肛加百会。

【操作】本证属虚，诸穴均用补法，命门可用灸法。

【方义】久泻不愈，耗伤脾气，从而导致脾阳不振，日久脾损及肾，而致脾肾阳虚。肾阳不足，脾无以温煦，阴寒内盛，水谷不化，清浊不分，并走大肠，而致澄澈清冷，洞泄不禁。脾俞为脾经的背腧穴，可增强脾胃的运化功能，促进水湿代谢，利小便而实大便；肾俞、关元、命门均可温补脾肾，功在治本；百会为督脉穴，具有升提之功效

（二）耳针、耳穴按压疗法

1. 基本取穴

【处方】大肠、胃、腹、交感。

【方义】大肠能行阳明经气血，胃有通调中焦气机之功，腹有理气除胀之功，交感能调节内环境，共同达到通调腑气止泻的作用。

2. 辨证取穴处方

伤食泻型加脾，脾主升清，运化水湿，从而健运脾胃，加强运化水湿之功。风寒泻型加肺，肺为华盖，肺主一身之表，能增强抵机体御外邪的能力。湿热泄型加小肠，小肠有泌别清浊之功，从而达利小便而实大便之效。脾虚泻型加脾，脾主运化，加脾胃的运化功能。脾肾阳虚泻型加脾、肾，能温肾固本，增强温煦功能，从而温养脾阳，使脾阳健运。

【操作】可选用耳穴压丸法。选取消毒好的王不留行子，将其贴于 0.5 cm×0.5 cm 小方块胶布上，然后贴压所选耳穴。每次取穴 3～5 个，可嘱咐家长每 1 小时给孩子按压 2～3 分钟，每次贴压一侧耳郭，两耳交替轮换，10 次为 1 个疗程，2 个疗程间隔 1 周。或者可选用 0.5 寸的毫针直接针刺所取的耳穴，不留针。

（三）穴位贴敷

【处方】神阙。

【操作】针对小儿消化不良性腹泻，可选用健脾止泻的药物，如神曲、焦山楂、焦麦芽、乌梅、五倍子、诃子、肉豆蔻、赤石脂等研成粉末，然后用酒或者醋调和，将药物贴敷于神阙穴或涌泉穴，盖上消毒纱布，胶布固定，每天敷贴 12 小时后取下，5 天为 1 个疗程。

（四）穴位埋线

【处方】天枢，上巨虚。

【加减】伤食泻型加中脘，加强脾胃的运化功能，使脾胃运化水谷精微。风寒泻型加外关，发散风寒，增强机体抵御外邪的能力。脾虚泻型加脾俞、胃俞，增强机体正气的同时，加强脾胃的消化吸收功能。脾肾阳虚泻型加脾俞、肾俞，增强机体的温煦功能。

【操作】长期患有消化不良性腹泻的患儿可选取此法。患儿取卧位，确定穴位以后，在该穴中心的上下或左右各 1.5 cm 处，用甲紫做进、出点标记。常规消毒皮肤后，用普鲁卡因，在进、出点做皮丘麻醉，铺好洞巾，进行穿线。进针时，左手拇指、示指绷紧或捏起进针部位皮肤，右手用持针钳钳住已经穿好羊肠线的三角缝合针，从进针处入针穿过皮下组织，将针由出针处穿出，紧贴皮肤将羊肠线末端剪断，然后放松皮肤，羊肠线就自然地全部埋入皮肤组织里。严格注意无菌操作。羊肠线应埋于皮下组织与肌肉之间且线头不得外露，以防感染。在同一穴位做重复治疗时，应偏离前次治疗的进、出针点。肌腹、肌腱处治疗时，先进行穴位按摩，然后再埋线。术后 1～5 天内，少数患者有时出现肿、痛、低热等无菌性炎症反应，一般可不处理，1 周左右可自行消失。局部有明显的炎症反应如红、肿、热、痛者，应抗感染治疗。

（五）艾灸疗法

【处方】天枢，大横。

【加减】伤食泻型加中脘、足三里，共同增强脾胃的运化功能，加强消化吸收能力。风寒泻型加关元、气海，发散风寒，且恢复机体的正气，使正气存内，邪不可干。脾虚泻型用温和灸加脾俞、胃俞。脾肾阳虚泻型加脾俞、肾俞。

【操作】采用温和灸，将艾草卷的一端点燃，对准应灸的腧穴部位，距离皮肤 2～3 cm，进行熏烤，使患儿局部有温热感而无灼痛为宜，一般每穴灸 10～15 分钟，至皮肤红晕为度。

三、小儿消化不良性呕吐

（一）毫针疗法

1. 基本取穴

【处方】内关，中脘，足三里。

【方义】内关为手厥阴心包经的络穴，可宽胸理气，降逆止呕；足三里为足阳明胃经的合穴，疏理胃肠气机，通降胃气；中脘为足阳明经募穴，可理气和胃止呕。

2. 辨证选穴处方

（1）乳食积滞

【症状】呕吐频频、乳块或不消化食物残渣，呕吐频频，拒食拒乳，口渴多饮，烦躁哭闹，腹胀脘闷，夜睡不安，便秘或泻下酸臭，舌质红，苔黄厚腻，脉滑有力，指纹紫滞。

【治则】消食和胃止呕。

【处方】天枢，梁门。

【加减】兼见便秘者加支沟。

【操作】泻法。

【方义】多由喂养不当，乳食不节，积滞中脘，妨碍脾胃升降，致升降失调，胃失和降，胃气上逆而发呕吐。天枢为手阳明大肠经募穴，可消食化滞，调畅胃肠气机；支沟为手少阳三焦经的经穴，为治疗便秘的经验郄穴，气机升降有序则呕吐止。

（2）外邪犯胃

【症状】猝然呕吐，伴流涕、喷嚏、恶寒发热、头身不适，大便未解或便稀不化。舌或红或淡苔白或腻，脉浮，指纹紫红。

【治则】疏风解表，和中止呕。

【处方】肺俞。

【加减】流涕，喷嚏加迎香。

【操作】足三里平补平泻，外感初起属实，故内关、肺俞用泻法

【方义】感受外邪，尤以温热之邪多从口鼻而入，直接入于胃腑，则胃失和降，气逆于上而呕吐。外感初起，病变在肺，取肺俞穴疏风解表；流涕、喷嚏为鼻部病变的表现，迎香为近部取穴，同时迎香为手阳明大肠经穴，肺与大肠相表里，故取之。

（3）胃中积热

【症状】食入即吐，呕吐酸臭，口渴喜饮，身热烦躁，面赤唇红，便秘或臭秽，小便短而黄赤，舌质红，苔黄，脉滑数。

【治则】清热和胃。

【处方】合谷。

【加减】身热加内庭，大椎。

【操作】大椎可点刺放血，足三里平补平泻，其余穴位用泻法。

【方义】由于喂养不当饮食偏嗜，热邪内蕴，客于肠胃，胃失和降，气逆于上，而发为呕吐。合谷为手阳明大肠经原穴，有通腑泄热之效；内庭为足阳明胃经荥穴，荥主身热；大椎为督脉穴，为六阳经交汇处，取之有泻热之效。

(4) 脾胃虚寒

【症状】食久方吐，或者朝食暮吐，吐出物多为清稀痰水，或不消化乳食残渣，不甚酸臭，伴面色㿠白，精神疲倦，四肢欠温，食少不化，腹痛便溏，舌淡苔白，脉细无力。

【治则】温中散寒，和胃降逆。

【处方】脾俞，胃俞。

【加减】腹痛加梁丘。

【操作】足三里平补平泻，其余穴位用补法。

【方义】可由素体脾胃虚寒，中阳不足，或喂养不当，恣食瓜果生冷之品，寒邪内着，客于肠胃，胃失和降，气逆于上，而发为呕吐。内关为手厥阴心包经的络穴，与手少阳三焦经经气相通，气机通畅，升降有序则可降逆止呕；足三里为足阳明胃经合穴，合主逆气而泄，故取足三里可和胃降逆；中脘为足阳明经募穴，与胃俞成俞募配穴，二穴与脾俞相配，可调节脾胃的运化功能，温补脾胃、和中止呕。

(5) 胃阴不足

【症状】呕吐反复发作，常呈干呕，饥而不欲进食，口燥，咽干，唇红，大便干结如羊屎，舌红少津，脉细数。

【治则】滋阴养胃，降逆止呕。

【处方】解溪，三阴交，脾俞。

【加减】便干加支沟；饥不欲食加胃俞、中脘。

【操作】本证属虚，用补法。

【方义】胃喜湿而恶燥，阴虚则热，津液不足，受纳不利，故呕吐反复发作。内关为手厥阴心包经的络穴，与手少阳三焦经经气相通，气机通畅，升降有序则可降逆止呕，足三里为足阳明胃经合穴，合主逆气而泄，故取足三里可和胃降逆；解溪为足阳明胃经经穴，五行属火，本证属虚，虚则补其母，故选用胃经母穴；支沟为手少阳三焦经腧穴，可调理三焦气机，为治疗便秘经验郄穴；中脘为足阳明经募穴，与脾俞成俞募配穴，可调节脾胃的运化功能，促进消化吸收，三阴交能调节三阴经之经气，滋胃养阴。

(6) 惊恐呕吐

【症状】多因受惊恐而致，呕吐清涎，面色忽青忽白，心神烦乱，睡卧不安，或惊惕哭闹，指纹青紫。

【治则】安神镇惊，和胃止呕。

【处方】心俞，巨阙。

【加减】睡卧不安加神门。

【操作】足三里平补平泻；心俞、巨阙用补法；内关、中脘用泻法。

【方义】小儿神气怯弱，暴受惊恐，惊则气乱，恐则气下，气机逆乱，横逆犯胃，胃失和降，气逆而上则发呕吐。内关可宽胸理气，为治疗呕吐要穴；足三里为足阳明经合穴，病在胃及饮食不节得病者，取之合；中脘为足阳明胃经募穴，与足三里相配，共奏和胃止呕之功；心俞与手少阴心经募穴巨阙相配，成俞募配穴法，可镇惊安神以治本；神门为手少阴心经的原穴，五脏有疾者，应取十二原，故取神门以宁心安神。

（二）耳针、耳穴按压疗法

1.基本取穴处方

【处方】胃，贲门。

【方义】胃、贲门能共同起到降逆止呕的作用。

2.辨证取穴处方

乳食积滞型加脾、十二指肠，能增强脾胃运化功能，增强脾的升清降浊功能，使气机调和，有升有降。脾肾虚寒型加脾、肾，加强脾阳、肾阳的温煦能力，使脾胃气机升降有序。胃阴不足加肝、肾，滋养肝肾，肝肾功能正常以滋养胃阴。

【操作】可选用耳穴压丸法。选取消毒好的王不留行子，将其贴于 0.5 cm×0.5 cm 小方块胶布上，然后贴压所选耳穴。每次取穴 3～5 个，可嘱咐家长在每 1 小时给孩子按压 2～3 分钟，每次贴压一侧耳郭，两耳交替轮换，10 次为 1 个疗程，2 个疗程间隔 1 周。或者可选用 0.5 寸的毫针直接针刺所取的耳穴，不留针。

（三）穴位贴敷

【处方】神阙，内关。

【操作】针对小儿消化不良性呕吐，可选用和胃止呕的药物，如干姜、吴茱萸、紫苏、代赭石等研成粉末，然后用酒或者醋调和，将药物贴敷于神阙穴及内关穴处，盖上消毒纱布，胶布固定，每天敷贴 12 小时后取下。5 天为 1 个疗程。

（四）艾灸疗法

【处方】中脘。

【加减】乳食积滞型加脾俞、胃俞。外邪犯胃型加关元、气海。脾肾虚寒型加脾俞、肾俞。胃阴不足加三阴交。

【操作】采用艾条雀啄灸，艾草卷点燃的一端对准施灸穴位的皮肤，像雀啄食一样，一上一下地移动艾条，以皮肤出现红晕为度。

四、小儿消化不良性厌食

（一）毫计疗法

1.基本收穴

【处方】足三里，中脘，四缝穴。

【方义】足三里为胃之下合穴，具有保健作用，增强脾胃的运化功能；中脘乃胃募，腑会，四缝穴为经外奇穴，是治疗小儿厌食的经验郄穴，三穴合用共奏健脾开胃之功。

2.辨证选穴处方

(1) 脾失健运

【症状】厌恶进食，饮食乏味，食量减少，或有胸脘痞闷、嗳气泛恶，偶尔多食后脘腹饱胀，大便不调，精神如常，舌质淡红，舌苔薄白或白腻，指纹红淡，脉滑。

【治法】运脾开胃。

【处方】脾俞。

【加减】胸脘痞闷、嗳气泛恶加公孙、内关。

【操作】四缝穴用针刺后快速捻转，挤出黄水或出血。足三里平补平泻。

【方义】小儿脾常不足，加之饮食不节，损伤脾胃，脾的运化功能失司，而见纳食减少，食后脘腹胀满。加之四缝穴、足三里，共同增强脾胃的运化功能。

(2) 脾胃气虚

【症状】不思进食，食不知味，食量减少，形体偏瘦，面色少华，精神欠振，或有大便溏薄夹不消化物，舌质淡，苔薄白，脉缓无力。

【治法】益气健脾。

【处方】脾俞，胃俞，气海。

【操作】四缝穴用针刺后快速捻转，挤出黄水或出血，脾俞、足三里用补法，中脘、气海平补平泻。

【方义】小儿素体脾虚，或厌食日久，脾气耗损者，中期不足，气血精微生化不足，不能濡养全身，故见形体消瘦，不思饮食。四缝穴为经外奇穴，是治疗小儿厌食的经验郄穴；取脾的背俞穴脾俞，胃的背俞穴胃俞和募穴中脘，运用俞募配穴法达到补益和调理脾胃的作用；《素问·咳论》说："治府者，治其合。"故取足三里。

(3) 胃阴不足

【症状】食少，纳呆，食少饮多，口舌干燥，大便偏干，小便色黄，面黄少华，皮肤失润，舌红少津，苔少或花剥，脉细数。

【治法】滋脾养胃。

【处方】血海，三阴交。

【加减】便干加天枢。

【操作】四缝穴用针刺后快速捻转，挤出黄水或出血。余平补平泻。

【方义】小儿素体阴虚或热病伤阴，致脾胃阴液受损，引津不足，脾胃运化失司而见食少。血海、三阴交均为足太阴脾经的穴位，与足阳明胃经相表里，针刺二穴达到表里相通的作用，三阴交为足太阴、足少阴、足厥阴经的交会穴，偏于滋阴，腑会中脘穴，亦属于局部取穴。

(二) 耳针、耳穴按压疗法

【处方】脾，胃，小肠，内分泌，交感。

【方义】脾、胃、小肠共同增强脾胃的运化能力，加快胃排空的速度，促进脾胃的吸收能力，激发食欲，内分泌及交感从调节内环境方面，促进机体恢复正常的代谢过程。

【操作】可选用耳穴压丸法。选取消毒好的王不留行子，将其贴于 0.5 cm×0.5 cm 小方块胶布上，然后贴压所选耳穴。每次取穴 3～5 个，可嘱咐家长每 1 小时给孩子按压 2～3 分钟，每次贴压一侧耳郭，两耳交替轮换，10 次为 1 个疗程，2 个疗程间隔 1 周。或者可选用 0.5 寸的毫针直接针刺所取的耳穴，不留针。

(三) 穴位贴敷

【处方】神阙。

【操作】针对小儿消化不良性厌食，可选用理气健脾的药物，如枳实、香附、木香、莱菔子、山楂等研成粉末，然后用酒或者醋调和，将药物贴敷于神阙穴或涌泉穴，盖上消毒纱布，胶布固定，每天敷贴 12 小时后取下，5 天为 I 个疗程。

（四）穴位埋线

【处方】足三里，脾俞，胃俞。

【操作】小儿厌食的患儿在很长一段时期有不欲饮食的表现，故选择穴位埋线可起到长期刺激，延长针刺治疗效果的作用。可选用简易埋线法，用 8 号注射针头作为套管，28 号 2 寸长的毫针作为针芯，将 0 号羊肠线 1～1.5 cm 放入针头内埋入穴位，操作方法同上。要求医生手法娴熟，动作迅速，可减轻患儿痛苦，临床常用此法，必要时可施行局麻。可间隔 2～4 周埋线 1 次。

（五）艾灸疗法

【处方】中脘，足三里。

【加减】脾失健运型加脾俞。脾胃气虚型加脾俞、胃俞、关元、气海。肾阴不足型加脾俞、肾俞、命门。

【操作】可采用艾条回旋灸。施灸时，艾草卷点燃的一端与施灸皮肤保持在一定的距离，但位置不固定，而是均匀地向左右方向移动或反复旋转地进行灸治。

五、小儿消化不良性便秘

（一）毫针疗法

1. 基本取穴

【处方】天枢，支沟，上巨虚。

【方义】天枢为大肠募穴，上巨虚为大肠经的下合穴，二者配合为"合募配穴"，可通利肠腑，行气通便，共治腑病；支沟为治疗便秘的经验郄穴，且能通过调理三焦气机，达到通畅下焦之功。

2. 辨证选穴处方

(1) 乳食积滞

【症状】大便秘结，脘腹胀痛，不思饮食，或有恶心、呕吐，手足心热，舌苔黄腻，脉沉实或指纹紫滞。

【治法】消积导滞。

【处方】中脘，足三里。

【加减】恶心、呕吐加内关，手足心热加曲池合谷。

【操作】中脘、足三里均平补平泻，天枢用泻法。

【方义】小儿乳食不知自节，若喂养不当，乳哺不节，或暴饮暴食，或过食不易消化食物，损伤脾胃，运化失常，壅塞气机，升降失调，传化失职，积滞蕴结于肠道，导致脘腹胀满，大便干结。足三里为保健要穴，且为胃经下合穴，合治内腑，配合腑会中脘，大肠募穴天枢，可以疏通脏腑气机；内关为手厥阴心包经的络穴，有宽胸理气，降逆止呕之功效。

(2) 肠腑燥热

【症状】大便干结，秘结不下，腹部胀满，面红身热，或有呕吐，或有口臭，苔黄燥，脉滑数或指纹紫滞。

【治法】清热润肠。

【处方】曲池，合谷，丰隆。

【加减】口臭加内庭。

【操作】均用泻法。

【方义】小儿为稚阴稚阳之体，若过食辛辣香燥之品，必致胃肠积热，或小儿乳食积滞日久则生热，燥热内结肠道，使肠道津亏，传导失常而致大便干结。取大肠募穴天枢与背俞穴大肠俞，配大肠下合穴上巨虚，以疏通腑气；支沟为经验郄穴，能宣通气机，三焦气顺则腑气通调，腑气通则传导功能自可复常；配曲池、合谷泻大肠腑气以泻其热；丰隆为阳明经的络穴，取其推动中焦脾胃之气；内庭为足阳明胃经的荥穴，除能清泻胃火，治疗口臭外还能清泻热邪，引火下行。

(3) 气滞便秘

【症状】噫气频作，纳呆食少，腹胀如鼓，或有呕吐，舌红苔薄白腻，脉弦或指纹滞。

【治法】行气导滞。

【处方】中脘，足三里，气海。

【加减】呕吐加内关、公孙。

【操作】足三里用补法，余平补平泻。

【方义】小儿久坐少动，或情志失调，致肝脾气机瘀滞，肠胃之运化传导功能失常，而见大便秘结。足三里为保健要穴，针刺足三里能增强脾胃运化功能，此外是胃的下合穴，"合治内腑"，配合腑会中脘，大肠经募穴天枢共同通调胃肠气机；气海偏于理腹中之气，共奏行气导滞之功；心包经络穴内关和脾经络穴公孙相配合，又为八脉交会穴，治疗胃、心、胸部位的病症，为降逆止呕的对穴。

【处方】便秘点，大肠，直肠，交感，皮质下。

【方义】便秘点为经验郄穴，大肠、直肠用以通调腑气，促进肠道的蠕动，加速排便，交感及皮质下通过激发体内激素的分泌，调节肠道内环境，从而加快自主排便。

【操作】可选用耳穴压丸法。选取消毒好的王不留行籽，将其贴于 0.5 cm × 0.5 cm 小方块胶布上，然后贴压所选耳穴。每次取穴 3～5 个，可嘱咐家长每 1 小时给孩子按压 2～3 分钟，每次贴压一侧耳郭，两耳交替轮换，10 次为 1 个疗程，2 个疗程间隔 1 周。或者可选用 0.5 寸的毫针直接针刺所取的耳穴，不留针。

(二) 穴位贴敷

【处方】神阙，涌泉穴。

【操作】针对小儿消化不良性便秘，可选用理气通便的药物，如芒硝、番泻叶、芦荟、枳实、香附、木香等研成粉末，然后用酒或者醋调和，将药物贴敷于神阙穴或涌泉穴，盖上消毒纱布，胶布固定，每天敷贴 12 小时后取下。5 天为 1 个疗程。

(三) 穴位埋线

【处方】天枢，腹结。

【操作】患儿长期便秘，会导致排便时努责肛管破损出血，以至于患儿每到排便时就会出现恐惧的心理，不敢排便或半途而止。将羊肠线植入相应的穴位，长久刺激穴位，起到"健脾益气、疏通经络、调和阴阳气血"的作用，从而调整了患儿的自主神经和内分泌功能，达到祛病强身、保健目的的一种治疗方法。埋线一次相当于针刺十次或数十次，疗效持久巩固，省时方便。

第二节 中药及其他疗法

一、单方验方

单方是指药味不多，取材便利，对某些病症具有独特疗效的方剂，它是中医学界同道之间的继承和总结。单方在民间源远流长，而且还有"单方治大病"之说。最为受欢迎的原因是简便易行，深受广大患者的欢迎。

(一) 小儿消化不良性腹痛

1. 炮莪术研细末，每次 3 g，或鸡内金、枳实各 9 g，水煎服；或焦神曲、炒麦芽、焦山楂各 9 g，黑白牵牛子各 3 g，水煎服。用于食积气滞腹痛。

2. 延胡索粉 0.9 g，沉香粉 0.6 g，肉桂粉 0.3 g，顿服。用于寒实腹痛。

3. 小藿香 6 g，吴茱萸 3 g，橘核、枳壳各 9 g，水煎服；或用肉桂、甘草各 3 g，川椒 1～2 g，炒白芍 9 g，水煎服；或丁香、川椒、干姜各等分，研末，每次 1 g，温开水送服。用于虚寒腹痛。

4. 食醋 30 ml，加川椒少许，煮开后去川椒衣，顿服，用于蛔厥腹痛。或以菜籽油 50 ml，川椒衣 6 g，将油烧开后加入川椒衣缓缓搅拌，出现椒味后去椒衣，顿服，用于大便不通者。

5. 苦楝根皮 (刮去红褐色外皮) 15～20 g，水煎服。用于蛔虫腹痛缓解时服，有驱虫作用。

(二) 小儿消化不良性腹泻

1. 苍术粉、山楂粉等分，久泻脾阳伤者加炮姜炭粉混合，每次 1.0～1.5 g，每日 3～4 次，开水或绿茶水调服。用于湿泻、伤食泻。

2. 地锦草、辣蓼草各 30 g，水煎服。用于湿热泄泻。

3. 苍耳草根、凤尾草各 30 g，水煎服。用于湿热泄泻。

4. 石榴皮 9 g，水煎加红糖服。用于久泻无积滞者。

5. 山药或芋头晒干，研细粉，每次 3～6 g，开水调和如奶糕状，每日 3～4 次。用于脾虚泄泻。

6. 马齿苋注射液，每次 2 ml，肌内注射，12 小时注射 1 次。用于婴儿泄泻。

(三) 小儿消化不良性呕吐

1. 紫苏叶 3 g，黄连 1 g，水煎服。用于寒热错杂呕吐。

2. 砂仁、肉豆蔻各 1 粒，共捣碎，以黄泥包裹，火中煨烧后去泥取仁，加生姜 1 片，水煎服。用于寒夹滞呕吐。

3. 生石膏、姜竹茹各 15 g，黄连 3 g，生姜 1 片，水煎服。用于胃热暴吐。

4. 山药适量 (米炒乳制)，用时取山药、生麦芽各 6 g，水煎服。用于婴儿吮乳。

(四) 小儿消化不良性厌食

1. 取上等皂荚优质品，洗净后切断，放入铁锅中，先武火后文火，炒至内生心为度，研极细末备用。1 次 1 g，每日 2 次，用糖拌匀后吞服。

2. 苍术 20～40 g，生鸡内金 20～40 g。先将苍术煎水，共取汁 50～100 ml，然后将生鸡内金研为细末。用苍术汁兑服鸡内金末，每日 3 次，饭前 1 小时服用。3～4 岁每次 20 g，5～7 岁每次 30 g，7 岁以上每次 30～40 g。

3. 赤芍 6 g，桃仁 6 g，连翘 6 g，川芎 3 g，甘草 3 g，红花 3 g，生大黄 2 g，山楂 8 g（此为 3～6 岁儿剂量）。每日 1 剂，水煎 2 次，混合 100 ml，分 3 次饭前 1 小时服用。婴儿浓缩成 60 ml，分 4 次服用。肚腹胀满者加大腹皮、枳壳；低热者加柴胡；舌剥唇干加花粉、石斛；大便不化去生大黄用熟大黄，加葛根。

（五）小儿消化不良性便秘

1. 莱菔子炒黄研末，瓶装备用，每次 10～30 g，并视年龄大小而改剂量，每晚用开水（或蜂蜜水）送服。用于乳食积滞便秘。

2. 番泻叶 1～3 g，煎水成 100 ml，每次 30 ml，隔 4 小时服 1 次，以通为度。用于肠腑燥热便秘。

二、脐疗方法

医学研究证实，脐部比其他透皮给药部位更易于药物吸收，生物利用度高，可作为透皮给药以及缓释长效的理想给药部位。从而最快改善各组织器官的功能活动，促使其恢复正常。由于小儿不喜口服药，所以敷脐疗法更为方便。

从中医经络学角度来看，脐可联系全身经络，交通于五脏六腑、四肢百骸、五官九窍、皮肉筋膜，无处不到。另外，脐为先天赋予生命之根蒂，脐间真息内通于肾，肾为一身阴阳之总司，所以脐可以通达全身。脐部的各层组织中分布有丰富的神经末梢、神经丛和神经束。药物贴脐作用于经络的同时，也必然作用于神经。

（一）小儿消化不良性腹痛

生葱头 250 g，捣烂炒熟，摊在纱布上，敷于脐中。每日 1～2 贴，7 天为 1 个疗程。用于虚寒腹痛。

1. 取胡椒、肉桂各 10 g 研末，将药末放入脐中，外用胶布固定，肚脐有感染者不宜用。1 岁以上儿童可加酒调药末，疗效更佳，每日更换 1 次。待腹泻停止后，即以健脾消食剂调理。若因泻下严重，出现脱水，或电解质紊乱失调，应即时配合西医补液，调节电解质平衡。

2. 樟脑、白矾、松香、朱砂各等分。上药分别研末，先朱砂、白矾，次樟脑、松香，再混合研匀，贮于瓶内，勿令泄气，2 日后即融合成膏。用时挑少许捻成绿豆或黄豆大，置脐中，用普通膏药或胶布覆盖。

3. 吴茱萸 30 g，苍术 20 g，丁香 6 g，胡椒 30 粒，用火焙干，研成粉末，混合均匀，瓶装备用。用时取粉末 2 g，用热米汤拌匀敷于脐部，外盖纱布，胶布固定，每日 1 次。用于脾虚和脾肾阳虚泄泻。

4. 荜澄茄，丁香、樟脑等，分为末，贮于瓶内。每次 2 g，用水调成糊状，敷置脐上，外盖纱布，胶布固定，每日 1 次。用于脾虚等迁延性泄泻。

5. 苦参 6 份，木香 1 份，研细末，淡盐水调敷脐上，每日 1 次。用于小儿泄泻。

（二）小儿消化不良性呕吐

吴茱萸 30 g，生姜、葱各少许。共捣如饼，如鸡蛋大小，蒸熟贴脐，日 1 次。用于寒性呕吐。

(三) 小儿消化不良性厌食

丁香、吴茱萸各 30 g，肉桂、细辛、木香各 10 g，白术、五倍子各 20 g，共研末，取药粉 5 ~ 10 g，用酒或生姜汁调糊状，外敷神阙，24 小时换药 1 次，7 ~ 10 天为 1 个疗程。

(四) 小儿消化不良性便

大黄烘干研末备用。每次取大黄粉末 10 g，以适量白酒调成糊状，涂敷脐部，外用无菌纱布覆盖固定，再用热水袋热敷 10 分钟，每日 1 次。用于肠腑燥热便秘。

三、小儿推拿

小儿推拿疗法适用于大部分儿科系统的病症，已得到了广泛的临床应用。小儿推拿疗法主要用于学龄前儿童，但对于 3 周岁以内的小儿治疗效果最明显。

(一) 小儿常用穴位

1. 上肢部

(1) 脾经

【位置】

拇指末节螺纹面。

【操作】

有补脾经与清脾经、清补脾经之分。补脾经：术者以一手持患儿拇指以固定，另一手以拇指指腹旋推患儿拇指螺纹面；或将患儿拇指屈曲，以拇指指端循患儿拇指指尖桡侧缘向指根方向直推 100 ~ 500 次。清脾经：术者一手持患儿拇指伸直以固定，另一手以拇指指端自患儿指根向指尖方向直推 100 ~ 500 次；往返推为平补平泻，称清补脾经。补脾经和清脾经、清补脾经统称为推脾经。

(2) 胃经

【位置】拇指掌面近掌端第一节。

【操作】有补胃经和清胃经之分。补胃经：术者一手持患儿拇指以固定，另一手以拇指螺纹面旋推患儿近掌端第一节，推 100 ~ 500 次。清胃经：术者一手持患儿拇指以固定，另一手以拇指端自掌根推向指根方向，直推 100 ~ 500 次。补胃经和清胃经统称为推胃经。

(3) 肝经

【位置】示指末节螺纹面。

【操作】有补肝经和清肝经之分。补肝经：术者以一手持患儿示指以固定，另一手以拇指指腹旋推患儿示指螺纹面 100 ~ 500 次。清肝经术者一手持患儿示指以固定，另一手以拇指端自指尖向指根方向直推 100 ~ 500 次。补肝经和清肝经统称为推肝经。

(4) 肾经

【位置】小指末节螺纹面。

【操作】由补肾经和清肾经之分。补肾经：术者以一手持患儿小指以固定，另一手以拇指指腹由患儿指根直推向指尖 100 ~ 500 次。清肾经：术者一手持患儿小指以固定，另一手以拇指自指端向指根方向直推 100 ~ 500 次。补肾经和清肾经统称为推肾经。

(5) 大肠

【位置】示指桡侧缘，自示指尖至虎口成一直线。

【操作】有补大肠与清大肠之分。补大肠：术者以一手持患儿示指以固定，另一手以拇指指腹由患儿示指尖直推向虎口 100 ～ 500 次，称补大肠。清大肠：术者一手持患儿示指以固定，另一手以拇指指端由患儿虎口推向示指尖 100 ～ 500 次，称清大肠。补大肠和清大肠统称为推大肠。

(6) 小肠

【位置】小指尺侧边缘，自指尖到指根成一直线。

【操作】有补小肠和清小肠之分。补小肠：术者以一手持患儿小指以固定，另一手以拇指指腹由患儿指尖推向指根 100 ～ 500 次。清小肠：术者以一手持患儿小指以固定，另一手以拇指螺纹面由患儿指根推向指尖 100 ～ 500 次。补小肠和清小肠统称为推小肠。

(7) 肾顶

【位置】小指顶端。

【操作】以中指或拇指端按揉，称揉肾顶。揉 100 ～ 300 次。

(8) 五经

【位置】拇指、示指、中指、无名指末节螺纹面，即脾、肝、心、肺经；小指末节螺纹面稍偏尺侧至阴池穴，即肾经。

【操作】术者以一手夹持患儿五指以固定，另一手以拇指或中指端由患儿拇指尖至小指尖做运法，或用拇指甲逐一掐揉，运 50 ～ 100 次，掐揉各 3 ～ 5 次，称运五经和掐揉五经。患儿俯掌且五指并拢，术者一手持儿掌，另一手拇指置患儿掌背之上，余四指在患儿掌下向指端方向直推，推 50 ～ 100 次，称推五经。

(9) 四横纹

【位置】掌面示指、中指、无名指、小指第一指间关节横纹处。

【操作】有掐四横纹与推四横纹之分。术者一手持患儿四指尖固定，另一手拇指甲自示指至小指依次掐揉，掐 3 ～ 5 次，称掐四横纹；一手将患儿四指并拢用另一手大指螺纹面从患儿示指横纹处推向小指横纹处，推 100 ～ 300 次，称推四横纹。

(10) 小横纹

【位置】掌面示指、中指、无名指、小指掌指关节横纹处。

【操作】有掐小横纹和推小横纹之分。术者一手将患儿四指固定，另一手拇指甲由患儿示指依次掐至小指，掐 3 ～ 5 次，称掐小横纹；用另一手拇指桡侧推 100 ～ 150 次，称推小横纹。

(11) 掌小横纹

【位置】掌面小指根下，尺侧掌纹头。

【操作】术者一手持患儿手，另一手中指或拇指端按揉患儿小指根下尺侧掌纹头，揉 100 ～ 500 次，称揉掌小横纹。

(12) 板门

【位置】手掌大鱼际平面。

【操作】有揉板门、板门推向横纹和横纹推向板门之分。术者以一手持患儿手以固定，另一手拇指端揉患儿大鱼际平面，揉 50 ～ 100 次，称揉板门或运板门；用推法自指根推向腕横纹，推 100 ～ 300 次，称板门推向横纹；反向推 100 ～ 300 次，称横纹推向板门。

(13) 内八卦

【位置】手掌面，以掌心为圆心，从圆心至中指根横纹的 2/3 处为半径，所做圆周，八卦穴即在此圆周上 (对小天心者为坎，对中指者为离，在拇指侧离至坎半圆的中心为震，在小指侧半圆的中心为兑)。共八个方位，即 乾、坎、艮、震、巽、离、坤、兑。

【操作】运内八卦有顺运、逆运和分运之分。术者一手持患儿四指以固定，掌心向上，拇指按定离卦，另一手示指、中指夹持患儿拇指，拇指自乾卦运至兑卦，运 100～500 次，称顺运内八卦；若从兑卦运至乾卦，运 100～500 次，称逆运内八卦 (运至离宫时，应从拇指上运过，否则恐动心火)。根据症状，可按部分运，运 100～200 次，称分运八卦。

(14) 三关

【位置】前臂桡侧缘，阳池 (太渊) 至曲池成一直线。

【操作】术者一手握持患儿手，另一手以拇指桡侧面或示指、中指指腹自腕横纹推向肘，推 100～500 次，称推三关；屈患儿拇指，自拇指外侧端推向肘称为大推三关。

(15) 天河水

【位置】前臂正中，自总筋至洪池成一直线。

【操作】术者一手持患儿手，另一手示指、中指指腹自腕横纹推向肘横纹 100～500 次，称清 (推) 天河水。

(16) 六腑

【位置】前臂尺侧，阴池穴至肘成一直线。

【操作】术者一手持患儿腕部以固定，另一手拇指或示指、中指指面自肘横纹推向腕横纹，推 100～500 次，称退六腑或推六腑。

(17) 外劳宫

【位置】掌背中，与内劳宫相对处。

【操作】有掐外劳宫与揉外劳宫之分。术者一手持患儿四指令掌背向上，另一手中指端揉穴处，揉 100～300 次，称揉外劳宫。以拇指甲掐之，掐 3～5 次，称掐外劳宫。

(18) 一窝风

【位置】手背腕横纹正中凹陷处。

【操作】术者一手握持患儿手，另一手以中指或拇指端按揉穴处，揉 100～300 次，称揉一窝风。

(19) 二人上马

【位置】手背无名及小指掌指关节后陷中。

【操作】有掐二人上马与揉上马之分。术者一手握持患儿手，使手心向下，以另一手拇指指甲掐穴处，掐 3～5 次，称掐二人上马。以拇指端揉之，揉 100～500 次，称揉上马。

(20) 外间使 (膊阳池)

【位置】前臂，尺骨与掌骨之间，一窝风后 3 寸处。

【操作】术者一手持患儿腕，另一手拇指甲掐穴处，掐 3～5 次，继而揉之，称掐外间使。用拇指端或中指端揉 100～500 次，称揉外间使。

2.胸腹部

(1) 中脘

【位置】前正中线，脐上4寸处。

【操作】有揉、摩、推中脘之分。患儿仰卧，术者用指端或掌根揉中脘100～300次，称揉中脘。术者用掌心或四指摩中脘5分钟，称摩中脘；术者用示指、中指指端自中脘向上直推至喉下或自喉向下推至中脘100～300次，称推中脘，又称推胃脘。

(2) 腹

【位置】腹部。

【操作】有摩腹与分推腹阴阳之分。患儿仰卧，术者用两拇指端沿肋弓角边缘或自中脘至脐，向两旁分推100～200次，称分推腹阴阳。术者用掌面或四指摩腹5分钟，称摩腹。逆时针摩为补，顺时针摩为泻，往返摩之为平补平泻。

(3) 脐

【位置】脐中。

【操作】有揉脐与摩脐之分。患儿仰卧，术者用中指端或掌根揉100～300次；用拇指和示指、中指抓住肚脐抖揉100～300次，均称为揉脐。术者用掌或指摩，称摩脐。

(4) 天枢

【位置】脐旁2寸。

【操作】患儿仰卧位。术者用示指、中指端揉二穴50～100次，称揉天枢。

(5) 肚角

【位置】脐下2寸(石门)，旁开2寸，大筋。

【操作】有拿肚角与按肚角之分。患儿仰卧，术者用拇指、示指；中指三指深拿3～5次，称拿肚角；术者用中指端按穴处3～5次，称按肚角。

3.背腰部

(1) 七节骨

【位置】在第4腰椎(督脉腰阳关穴)至尾椎骨端(督脉长强穴)成一直线。又说自第2腰椎(督脉命门穴)至尾椎骨端(长条强穴)成一直线。

【操作】有推上七节骨与推下七节骨之分。以拇指螺纹面桡侧或示指、中指螺纹面着力，自下向上做直推法100～300次，称推上七节骨；若自上向下做直推法100～300次，称推下七节骨。

(2) 龟尾

【位置】龟尾又名长强，在尾椎骨端，属督脉的经穴，在尾骨端与肛门连线之中点处，系督脉络穴。但小儿推拿习惯取尾骨端。

【操作】有揉龟尾与掐龟尾之分。以拇指或中指指端着力，在龟尾穴上揉动100～300次，称揉龟尾；用拇指爪甲掐3～5次，称掐龟尾。

(3) 脊柱

【位置】在后正中线上，自第1胸椎(大椎穴)至尾椎端(龟尾穴)成一直线。穴呈线状，属督脉，系小儿推拿之特定穴。

【操作】有推脊、捏脊、按脊之分。以示指、中指螺纹面着力，自上而下在脊柱穴上做直推法 100 ～ 300 次，称推脊；以拇指与示指、中指呈对称着力，自龟尾开始，双手一紧一松交替向上挤捏推进至大椎穴处，反复操作 3 ～ 7 遍，称捏脊以拇指螺纹面着力，自大椎穴向下依次按揉脊柱骨至龟尾穴 3 ～ 5 遍，称按脊。

（二）小儿保健推拿

小儿保健推拿是在小儿无病的情况下，根据小儿的生理特点而设计和采用的推拿方法，有助于小儿生长发育和全面协调发展。

小儿保健推拿包括保育、强健、矫正三大类手法，其操作具有手法轻、配穴少、穴位阴阳寒热不偏、方法简便、疗程较长、疗效较慢及无毒副作用、无痛苦、安全可靠等特点，易于被家长和小儿所接受。在临床上，只要有耐心，坚持按疗程对小儿进行保健推拿，就会取得明显的效果，促进儿童的健康成长。小儿以脾胃病和肺系疾病居多，在此主要介绍健脾胃法。

目的：强健脾胃功能，促进小儿生长发育。

1. 补脾土

脾土位于拇指桡侧自指尖至指根。操作时，屈拇指，沿拇指桡侧缘从指尖推向指根，约 500 次。

2. 运内八卦

以手掌中心为圆心，以圆心至中指根横纹约 2/3 为半径，沿圆圈推运一圈为一次，共运 300 次。

3. 揉足三里

足三里位于外膝下 3 寸，胫骨外侧约一横指。操作时按揉两侧穴位各 300 次。此穴为补益要穴，具强壮之功，能治疗一切虚弱症，如发育差、毛发枯黄无光泽、肌肉瘦削、遗尿、尿浊、腰酸腿软等。

4. 摩腹

小儿取仰卧位，术者的掌心或四指并拢置小儿腹部，按顺时针方向揉摩整个腹部 500 次。

5. 捏脊

患儿取俯卧位，暴露脊背，先用示、中两指在脊柱两侧自上而下轻轻按揉 2 ～ 3 遍，再行捏脊 3 ～ 5 遍，最后用双手拇指在脾俞、肾俞、肺俞等处各重按 3 ～ 5 下，以加强疗效。

注意：

(1) 一般在清晨空腹时进行。

(2) 每次操作时间较长，并长期坚持，效果方佳。

(3) 注意饮食，不要过食生冷油腻之物。

四、饮食疗法

中医很早就认识到食物不仅能营养，而且还能疗疾祛病。如近代医家张锡纯在《医学衷中参西录》中曾指出：食物"患者服之，不但疗病，并可充饥；不但充饥，更可适口，用之对症，病自渐愈，即不对症，亦无他患"。可见，食物本身就具有"养"和"疗"两方面的作用。而中医则更重视食物在"养"和"治"方面的特性。

饮食疗法具有无毒副作用、取材容易、价格低廉等的优点。最主要是具有无痛苦的优点，对于不宜服药的小儿尤为适合。

1. 小儿七星茶冲剂

取薏米、谷芽各 100 g，山楂 100 g，淡竹叶 50 g，钩藤 35 g，蝉蜕、甘草各 20 g，蔗糖适量。上述诸药粉碎拌匀，每次 6～9 g。开水冲，当茶饮。有健脾益胃、清热除烦、宁心定志的作用。

2. 化食茶

红茶 500 g，白砂糖 500 g。加水煎煮红茶。每过 20 分钟取煎汁 1 次，加水再煎，共取煎汁 4 次。然后混合煎汁浓缩，至煎服较浓时，加白砂糖，调匀。再煎熬至用铲挑起时呈丝状且粘手时，熄火，趁热倒在表面涂过食油的大搪瓷盆中，待稍冷，将其分割成块状（每块 10～15 g）即可，每日 3 次，每次 1～2 块，饭后含食；或用开水嚼化送服。主治小儿消化不良。

3. 砂仁鲫鱼汤

准备鲜鲫鱼 1 尾(250 g)，砂仁 10 g，将砂仁放入洗净的鲫鱼腹中，放入砂锅中，用武火煮沸，再佐以葱、姜、盐少许。对小儿消化不良有良效。

4. 二芽消食汤

取生谷芽 15 g，麦芽 15 g。加水煎 30 分钟，饭后当茶饮。有健脾消食之功。

5. 化积茶

山楂 15 g，麦芽 10 g，莱菔子 8 g，大黄 2 g，茶 2 g。全置于杯中，开水冲服，每日 1 剂，随时饮用。具有消食化积的作用，适用于小儿食积、消化不良症。

6. 陈仓米柿饼霜茶

陈仓米 60 g，柿饼霜 30 g。将陈仓米微炒至香黄，加水煮沸，倾入碗内，放入柿饼霜，调和化开，澄清，随意饮之，同时也可细细咀嚼焦米。有开胃健脾的功效，适用于小儿消化不良。

7. 三鲜消食茶

鲜白萝卜 30 g，鲜山楂 20 g，鲜橘皮 5 g，冰糖适量。将山楂、白萝卜、橘皮洗净；山楂拍破，萝卜切成小块，橘皮撕碎，放入锅中，加水 500 ml，煎煮 15 分钟；最后加入适量冰糖，取汁。每日 1 剂，当茶饮。对小儿乳食停滞及小儿腑积有良效。

8. 红曲茶

红曲 15 g，加水煎取药汁 150 ml，频频代茶饮。功能健脾消食，适用于积滞，食而不化，腹胀，厌食。

9. 陈皮粥

粳米 50 g 煮粥，将熟时放陈皮末 10 g 煮沸即可，作为早餐食用。可健脾理气消食，用于饮食不化、食后腹胀等。

10. 党参粥

党参 20 g，粳米 50 g。先将粳米炒至黄黑色，再与党参同煮粥，煮好后饮用粥汤。有补中益气、健脾养胃止泻、除烦渴的作用。适用于脾虚泄泻，消化不良，慢性胃炎，胃及十二指肠球部溃疡等症。

11. 鹌鹑粥

鹌鹑 1 只去毛及肠杂，切小块，大米 100 g，同煮粥，用适量油盐调味食用。有健脾益气、补气养血、除湿化积的作用，用于治疗小儿府积，肚腹胀满，食欲缺乏，脾虚便溏，身体虚弱等症。可作为早晚餐食用，每日或隔日食用 1 次。

12. 山楂粥

山楂 20 g，粳米 100 g，白糖 10 g。将山楂入砂锅煎煮，取浓汁去渣，然后加入粳米、白糖、水适量煮粥。可佐食或当点心食用，饭后食用，7 天为 1 个疗程。有健脾消食、散瘀活血之功，适用于食积停滞、腹痛、腹泻、小儿乳食不消等。

13. 焦米汤

米粉炒黄，加水熬糊状，加适量糖即成。因焦米汤中的淀粉已成糊精，更易消化。且炒过的米粉一部分已炭化，具有吸附作用。因此，小儿腹泻严重者可用焦米汤。另外，用江米泡开，蒸熟，晾干，炒黄，煮成粥，给腹泻患儿吃，也有一定效果。

14. 莲子糊

莲子（去芯）100 g，芡实、山药 200 g，共研末和匀。每用 50 g，凉水调和，开水冲熟代餐食。可健脾和胃，用于单纯性消化不良。

15. 玉黍饭

玉米渣 100 g 代餐。能健脾开胃、化滞宽肠。用于过食肥甘油腻，以至胃中积热、积滞厌食、不消化等年龄稍大患儿。

16. 玉米饭

玉米粗末，煮熟做中餐吃。和中开胃、化滞宽肠。用于过食肥甘、油腻，以至胃中积热和食滞不消化等年龄稍大患儿。

17. 三子蒜亲汤

莱菔子、山楂核、白芥子各等分，水煎服。消食导滞，化痰理气。用于痰食积滞所致消化不良。

18. 鸡内金粥

鸡内金 15 g，研末，陈仓米 50 g 煮粥，将熟时加鸡内金末梢煮即可。加适量白糖，分餐食用，每日 2～3 次。

19. 胡萝卜粥

胡萝卜 2～3 个洗净切碎，与粳米 50 g 煮粥，作为早餐。用于胃肠素弱、脘腹胀闷、呃逆吞酸等。

20. 苹果泥

将苹果洗净，切成两半，用勺刮成泥。苹果泥纤维较细，对肠道刺激少，因含碱质与果胶，有吸附作用，且含有鞣酸，具有收敛作用。

21. 稀释牛（羊）奶

牛、羊奶加 5%～10% 的糕干粉（面粉或米粉也可），根据小儿的消化情况，适当加水调匀煮开，适当减少糖量，这样可影响牛（羊）奶的胶质状态，形成柔软而疏松的酪蛋白凝块，易于消化，同时奶内加了淀粉后，能减弱乳类中糖的发酵作用。

【其他】

(1) 大麦芽、谷芽各 15 g，鸭肾一个，用线扎住两头，同煮熟后去内衣食之，治小儿羸瘦、消化不良。

(2) 糯稻芽 30 g，大麦芽 30 g，水煎服，治食欲缺乏、消化不良或食滞不化。

(3) 扁豆花 15～30 g，水煎加糖服，治小儿消化不良。

(4) 三仙散：焦山楂、焦麦芽、焦神曲各 600 g，共研细末和匀。每服 3 g，每日两次，开水送服。能消食化滞，主治小儿宿食停滞、消化不良、腹满胀痛、饮食减少等。

(5) 二圣散：橘红 500 g，甘草 240 g，细盐 25 g，水煎煮烂，取出晒干，再研细末。每服 6 g，淡姜汤送下。主治消化不良、积滞少食。

(6) 醒脾散：高良姜 450 g，甘草 360 g，小茴香(炒)240 g、共放入 120 g 麻油中煎至油干为度，加入 500 g 食盐炒，凉后研成细末。每次用 3 g，白开水送服，每日 3 次。用于吐酸水、小腹胀满、不思饮食、伤冷泄泻等。

(7) 和胃二陈煎：制半夏、缩砂仁、甘草、炮姜各 6 g，白茯苓 12 g，陈皮 9 g，大枣 3 枚，水煎服。用于伤寒恶饮、伤食恶食、呕而腹满、气滞嗳气等。

第三节　小儿消化系统常见疾病

一、鹅口疮

鹅口疮是以口腔、舌上蔓生白屑为主要临床特征的一种口腔疾病。因其状如鹅口，故称鹅口疮；因其色白如雪片，故又名"雪口"。本病一年四季均可发生。多见于初生儿，以及久病体虚婴幼儿。轻者治疗得当，预后良好；若体虚邪盛者，鹅口疮白屑蔓延，阻碍气道，也可影响呼吸，甚至危及生命。

【病因病机】

鹅口疮的发病，可由胎热内蕴，口腔不洁，感受秽毒之邪所致。其主要病变在心脾，因舌为心之苗，口为脾之窍，脾脉络于舌，若感受秽毒之邪，循经上炎，则发为口舌白屑之症。《外科正宗·鹅口疮》说："鹅口疮皆心脾二经胎热上攻，致满口皆生白斑雪片，甚则咽间叠叠肿起，致难乳哺，多生啼叫。"现代研究表明，本病系感染白色念珠菌所致。

1.心脾积热

可因孕妇平素喜食辛热炙煿之品，胎热内蕴，遗患胎儿，或因出生时产妇阴道秽毒侵入儿口，或者出生后不注意口腔清洁，黏膜破损，为秽毒之邪所侵。秽毒积热蕴于心脾，熏灼口舌，故出现鹅口疮实证证候。

2.虚火上浮

多由胎禀不足，肾阴亏虚；也有因病后失调，久病体虚，或久泻久利，津液大伤，脾虚及肾，气阴内耗。阴虚水不制火，虚火循经上炎，而致鹅口疮虚证证候。

【临床诊断】

1.诊断要点

(1) 多见于新生儿，久病体弱者，或长期使用抗生素、激素患者。

(2) 舌上、颊内、牙龈或上颚散布白屑，可融合成片。重者可向咽喉处蔓延，影响吸奶与呼吸，偶可累及食管、肠道、气管等。

(3) 取白屑少许涂片，加 10% 氢氧化钠液，置显微镜下，可见白色念珠菌芽孢及菌丝。

2. 鉴别诊断

(1) 白喉是一种传染病。白喉假膜多起于扁桃体，渐次蔓延于咽或鼻腔等处，其色灰白，不易擦去，若强力擦去则易出血，多有发热、喉痛、疲乏等症状，病情严重。

(2) 残留奶块其状与鹅口疮相似，但以温开水或棉签轻拭，即可除去奶块。

【辨证论治】

1. 辨证要点

本病重在辨别实证、虚证。实证一般病程短，口腔白屑堆积，周围掀红，疼痛哭闹，尿赤便秘；虚证多病程较长，口腔白屑较少，周围不红，疼痛不著，大便稀溏，食欲缺乏，或形体瘦弱等。

2. 治疗原则

本病总属邪火上炎，治当清火。根据虚实辨证，实火证应治以清泄心脾积热；虚火证应治以滋肾养阴降火。病在口腔局部，除内服药外，当配合外治法治疗。

3. 证治分类

(1) 心脾积热

[证候] 口腔满布白屑，周围掀红较甚，面赤，唇红，或伴发热、烦躁、多啼，口干或渴，大便干结，小便黄赤，舌红，苔薄白，脉滑或指纹青紫紫。

[辨证] 此为鹅口疮实证，以口腔舌面白屑较多，周围掀红，舌质红为特征。偏于心经热者，多烦躁哭闹，口中流涎，小便短赤；偏于脾经热者，口干口臭，大便干结。

[治法] 清心泻脾。

[方药] 清热泻脾散加减。常用黄连、栀子清心泄热；黄芩、石膏散脾经郁热；生地黄清热凉血；竹叶、灯芯草清热降火，导热下行；甘草调和诸药。

大便秘结者，加大黄通腑泄热；口干喜饮者，加石斛、玉竹养阴生津。

(2) 虚火上浮

[证候] 口腔内白屑散在，周围红晕不著，形体瘦弱，颧红，手足心热，口干不渴，舌红，苔少，脉细或指纹紫。

[辨证] 此为鹅口疮虚证，以白屑散在，红晕不著，舌红苔少，时时起发，绵绵不休为特征。偏于肾阴虚者，面白颧红，手足心热；偏于脾阴虚者，神疲困乏，食欲缺乏，或大便秘结。

[治法] 滋阴降火。

[方药] 知柏地黄丸加减。常用知母、黄檗滋阴降火；熟地黄、山茱萸滋阴补肾；山药、茯苓补脾养阴；牡丹皮、泽泻清肝肾之虚火。

食欲缺乏者，加乌梅、木瓜、生麦芽滋养脾胃；便秘者，加火麻仁润肠通腑。

【其他治疗】

1. 中药成药

(1) 小儿清热解毒口服液每服 5 ～ 10 ml，1 日 2 ～ 3 次。用于心脾积热证。

(2) 知柏地黄丸每服 3 g，1 日 3 次。用于虚火上浮证。

2. 外治疗法

(1) 生石膏 2.5 g，青黛 1 g，黄连 1 g，乳香 1 g，没药 1 g，冰片 0.3 g。共研细末，瓶装贮存。

每次少许涂患处，1日4～5次。用于心脾积热证。

(2) 选用冰硼散、青黛散、珠黄散。每次适量，涂敷患处，1日3次。用于心脾积热证。

(3) 吴茱萸15 g，胡黄连6 g，大黄6 g，生南星3 g。共研细末：1岁以内每次用3 g，1岁以上可增至5～10 g，用醋调成糊状，晚上涂于患儿两足心，外加包扎，晨起除去。用于各种证型。

3. 西医治疗

2%碳酸氢钠溶液于哺乳前后清洗口腔。制霉菌素甘油涂患处，1日3～4次。

【预防与调护】

1. 预防

(1) 孕妇注意个人卫生，患阴道真菌病者要及时治愈。

(2) 注意口腔清洁，婴儿奶具要消毒。

(3) 避免过烫、过硬或刺激性食物，防止损伤口腔黏膜。

(4) 注意小儿营养，积极治疗原发病。长期用抗生素或肾上腺皮质激素者，尽可能暂停使用。

2. 调护

(1) 母乳喂养时，应用冷开水清洗奶头，喂奶后给服少量温开水，清洁婴儿口腔。

(2) 用银花甘草水轻轻搽洗患儿口腔，每日3次。

(3) 保持大便通畅，大便干结者，适当食用水果及蜜糖。

(4) 注意观察口腔黏膜白屑变化，如发现患儿吞咽或呼吸困难，应立即处理。

二、口疮

小儿口疮，以齿龈、舌体、两颊、上颚等处出现黄白色溃疡，疼痛流涎，或伴发热为特征。若满口糜烂，色红作痛者，称为口糜；溃疡只发生在口唇两侧，称为燕口疮。本病可单独发生，也可伴发于其他疾病之中。口疮一年四季均可发病，无明显的季节性。发病年龄以2～4岁为多见，预后良好。若体质虚弱，则口疮可反复出现，迁延难愈。

【病因病机】

小儿口疮发生的原因，以外感风热乘脾、心脾积热上熏、阴虚虚火上浮为多见。其主要病变在心脾胃肾。因脾并窍于口、心开窍于舌、肾脉连舌本、胃经络齿龈，若感受风热之邪，或心脾积热，或虚火上炎，均可熏蒸口舌而致口疮。故《圣济总录·小儿口疮》说："口疮者，由血气盛实，心脾蕴热，熏发上焦，故口生疮。"

1. 风热乘脾

外感风热之邪，由口鼻侵入，内乘于脾胃。邪从外入，风热邪毒一般先犯于肺，继乘脾胃，熏灼口舌牙龈，故口腔黏膜破溃，形成口疮。

2. 心脾积热

调护失宜、喂养不当，恣食肥甘厚味，蕴而生热，或喜啖煎炒炙烤之物，内火偏盛，邪热积于心脾，循经上炎为口疮。

3. 虚火上浮

素体虚弱，气阴两虚，或病后体虚未复，久病久泻，津液大伤，阴液耗损，久而肾阴内亏，水不制火，虚火上浮，熏灼口舌而生疮。

【临床诊断】

1. 诊断要点

(1) 有喂养不当，过食炙煿，或有外感发热的病史。

(2) 齿龈、舌体、两颊、上颚等处出现黄白色溃疡点，大小不等，甚则满口糜腐，疼痛流涎，可伴发热或颌下淋巴结肿大、疼痛。

(3) 血常规检查：可见白细胞总数及中性粒细胞偏高或正常。

2. 鉴别诊断

(1) 鹅口疮多发生于初生儿或体弱多病的婴幼儿。口腔及舌上满布白屑，周围有红晕，其疼痛、流涎一般较轻。

(2) 手足口病多见于 4 岁以下小儿，春夏季流行。除口腔黏膜溃疡之外，伴手、足、臀部皮肤疱疹。

【辨证论治】

1. 辨证要点

本病以八纲辨证结合脏腑辨证。口疮有实火与虚火之分，辨证根据起病、病程、溃疡溃烂程度，结合伴有症状区分虚实。凡起病急，病程短，口腔溃烂及疼痛较重，局部有灼热感，或伴发热者，多为实证；起病缓，病程长，口腔溃烂及疼痛较轻者，多为虚证。实证者病位多在心脾，虚证者病位多在肝肾。若口疮见舌上、舌边溃烂者，多属心；口颊部、上颚、齿龈、口角溃烂为主者，多属脾胃。

2. 治疗原则

口疮的治疗，实证治以清热解毒，泻心脾积热；虚证治以滋阴降火，引火归原。并应配合口腔局部外治。

3. 证治分类

(1) 风热乘脾

[证候] 以口颊、上颚、齿龈、口角溃烂为主，甚则满口糜烂，周围掀红，疼痛拒食，烦躁不安，口臭，涎多，小便短赤，大便秘结，或伴发热，舌红，苔薄黄，脉浮数，指纹紫。

[辨证] 本证起于外感风热之后，以起病急，多伴发热，溃疡点较多，周围掀红为特征。病初起，风热在表，多有发热恶寒；风热内侵脾胃，则口臭便秘；湿热偏重，则疮面色黄或糜烂。

[治法] 疏风散火，清热解毒。

[方药] 银翘散加减。常用金银花、连翘、板蓝根清热解毒；薄荷、牛蒡子疏风散郁火；黄芩、升麻清脾泄热；竹叶、芦根清心除烦；甘草解毒，调和诸药。

发热不退，加柴胡、黄芩、生石膏清肺胃之火；大便秘结者，加生大黄、玄明粉通腑泻火；疮面色黄糜烂者，加黄连、薏苡仁清热利湿。

(2) 心火上炎

[证候] 舌上、舌边溃疡，色赤疼痛，饮食困难，心烦不安，口干欲饮，小便短黄，舌尖红，苔薄黄，脉数，指纹紫。

[辨证] 本证以舌上、舌边溃烂，色赤疼痛，心烦不安，舌尖红，苔薄黄为特征。

[治法] 清心凉血，泻火解毒。

[方药] 泻心导赤散加减。常用黄连泻心火；生地黄凉血；竹叶清心热；通草导热下行；甘草调和诸药。

尿少者，加车前子、滑石利尿泄热；口渴甚者，加石膏、天花粉清热生津；大便秘结者，加生大黄、玄明粉通腑泻火。

(3) 虚火上浮

[证候] 口腔溃疡或糜烂，周围色不红或微红，疼痛不甚，反复发作或迁延不愈，神疲颧红，口干不渴，舌红，苔少或花剥，脉细数，指纹淡紫。

[辨证] 本证以久病肾阴亏虚，口舌溃疡稀疏色淡，反复发作，神疲颧红，舌红苔少为特征。兼心阴虚者，溃疡以舌尖多见，心烦难眠；兼脾阴虚者，溃疡以口唇、齿龈多见，食少纳呆。

[治法] 滋阴降火，引火归原。

[方药] 六味地黄丸加肉桂。常用熟地黄、山茱萸滋阴补肾；山药、茯等补益脾阴；牡丹皮、泽泻搏肝肾之虚火；加少量肉桂引火归原。

心阴不足者，加麦冬、五味子以养心安神；脾阴不足者，加石斛、沙参以养脾生津。若久泻或吐泻之后患口疮，治宜气阴双补，可服七味白术散，重用葛根，加乌梅、儿茶。

【其他治疗】

1. 中药成药

(1) 牛黄解毒片：每服 1～2 片，1 日 3 次。用于风热乘脾证。

(2) 小儿化毒散：每服 0.6 g，1 日 2 次，3 岁以内小儿酌减。用于心火上炎证。

(3) 六味地黄丸：每服 3 g，1 日 3 次。用于虚火上浮证。

(4) 知柏地黄丸：每服 3 g，1 日 3 次。用于虚火上浮证。

2. 外治疗法

(1) 冰硼散少许，涂敷患处，1 日 3 次。用于风热乘脾证、心火上炎证。

(2) 锡类散少许，涂敷患处，1 日 3 次。用于心火上炎证、虚火上浮证。

(3) 吴茱萸适量，捣碎，醋调敷涌泉穴，临睡前固定，翌晨去除。用于虚火上浮证。

【预防与调护】

1. 预防

(1) 保持口腔清洁，注意饮食卫生，餐具应经常消毒。

(2) 食物宜新鲜、清洁，多食新鲜蔬菜和水果，不宜过食肥甘厚腻之食物。

(3) 给初生儿、小婴儿清洁口腔时，动作宜轻，避免损伤口腔黏膜。

2. 调护

(1) 选用金银花、野菊花、板蓝根、大青叶、甘草煎汤，频频漱口。

(2) 注意口腔外周皮肤卫生，颈项处可围上清洁毛巾，口中涎水流出及时擦干。

(3) 饮食宜清淡，忌辛辣刺激、粗硬及过咸食品，忌饮食过烫。

(4) 补充水分，保持大便通畅。

三、呕吐

呕吐是因胃失和降，气逆于上，以致乳食由胃中上逆经口而出的一种常见病证。古人曰有声有物谓之呕，有物无声谓之吐，有声无物谓之哕。由于呕与吐常同时发生，故多合称呕吐。

本证发生无年龄和季节的限制，而以婴幼儿及夏季易于发生。凡内伤乳食，大惊卒恐，以及其他脏腑疾病影响到胃的功能，而致胃气上逆，均可引起呕吐。如能及时治疗，预后尚好。经常或长期呕吐，则损伤胃气，胃纳失常，可导致津液耗损，气血亏虚。

呕吐可见于西医学的多种疾病，如消化道功能紊乱、胃炎、溃疡病、胆囊炎、胰腺炎、胆道蛔虫、急性阑尾炎、肠梗阻等消化系统疾病，肝炎等一些急性传染病，或颅脑疾患、尿毒症，以及中暑、药物、食物影响等。本证以呕吐为主症，本节所述以消化道功能紊乱症为主。临床对于小儿呕吐，要注意审其病因，辨识引起呕吐的各种不同疾病，辨证与辨病相结合，才能使患儿得到正确的治疗，不致贻误病情。

【病因病机】

小儿呕吐发生的原因，以乳食伤胃、胃中积热、脾胃虚寒、肝气犯胃为多见。其病变部位在胃，和肝脾密切相关。无论什么原因所致，其共同的病理变化，都属胃气通降失和。《幼幼集成·呕吐证治》说："盖小儿呕吐有寒有热有伤食，然寒吐热吐，未有不因于伤食者，其病总属于胃。"脾胃脏腑相配，升降相合，生理上共同完成水谷的受纳消化吸收及精微转输，若脾胃不和则升降失司而呕吐。肝脏气机对胃气有直接影响，肝气疏泄正常则胃气和降通顺，若肝气横逆犯胃，则可使胃失通降而致呕吐。故呕吐之病总属于胃，且常与脾失健运、肝气横逆有关。

1.乳食积滞

小儿胃腑小而且薄弱，若喂养不当，乳食过多，或进食过急，较大儿童恣食生冷、厚味、油腻等不易消化食物，蓄积胃中，则中焦壅塞，以致胃不受纳，失健运，气机升降失调，胃气上逆而呕吐。

2.胃中积热

胃为阳土，性喜清凉，如因乳母过食炙煿辛辣之物，乳汁蕴热，儿食母乳，以致热积于胃，或较大儿童过食辛热之品，感受夏秋湿热，热积胃中，胃气上逆而呕吐。

3.脾胃虚寒

先天禀赋不足，脾胃素虚，中阳不足；或乳母平时喜食寒凉生冷之品，乳汁寒薄，儿食其乳，脾胃受寒；或小儿恣食瓜果生冷，冷积中脘；或患病后寒凉克伐太过，损伤脾胃，皆可致脾胃虚寒，胃气失于和降而呕吐。

4.肝气犯胃

较大儿童情志失和，如环境不适，所欲不遂，或被打骂，均可致情志怫郁，肝气不舒，横逆于胃，气随上逆而呕吐。亦可因肝胆热盛，火热犯胃，致突然呕吐。

本病病机关键为胃气上逆。胃主受纳、腐熟水谷，胃气以通降为顺。小儿脾胃薄弱，胃体未全、胃用未壮，若胃为外邪所伤，或肝气横逆犯胃，易使胃失和降，气逆于上，产生呕吐。至于颅内压增高、心肾等全身性疾病致呕吐者，则是他脏之病扰乱脏腑气机，使胃气上逆而呕吐。

【临床诊断】

1.诊断要点

(1) 乳食、水液等从胃中上涌，经口而出。

(2) 有嗳腐食臭，恶心纳呆，胃脘胀闷等症。

(3) 有乳食不节,饮食不洁,情志不畅等病史。

(4) 重症呕吐者,有阴伤液竭之象,如饮食难进,形体消瘦,神萎烦渴,皮肤干瘪,囟门及目眶下陷,啼哭无泪,口唇干红,呼吸深长,甚至尿少或无尿,神昏抽搐,脉微细欲绝等症。

2. 鉴别诊断

(1) 溢乳又称漾乳。为小婴儿哺乳后,乳汁自口角溢出。多为哺乳过量或过急所致,并非病态。教其正确的哺乳方法,或随着年龄的增长,可逐渐自愈。

(2) 小儿呕吐要注意排除各种急腹症、颅脑疾病、药物中毒等,及时明确诊断,给予相应的病因治疗。

【辨证论治】

1. 辨证要点

本证辨证,要结合脏腑、寒热、食积分证。呕吐宿食腐,臭,多为伤食;呕吐物清冷淡白,移时方吐,多为胃寒;呕吐物热臭气秽,多为胃热;呕吐苦水黄水,食入即吐,多为肝胆热犯胃腑。伤食不消,蕴为热吐;久吐不止,化为寒吐;脾胃虚寒,伤于暑热或热食,可形成寒热错杂之证。暴吐不止,津液大伤,阴竭阳脱,可发生厥逆虚脱变证;久吐不止,损脾伤胃,耗气劫阴,则可延为推证。

2. 治疗原则

呕吐病机总属胃失和降,胃气上逆,故和胃降逆止吐为本病治标注法,同时,应辨明病因,审因论治以治本。食积呕吐者宜消食导滞,胃热呕吐者宜清热和胃,胃寒呕吐者宜温中散寒,肝气犯胃呕吐者宜疏肝降气,各证均须治以和胃降逆,标本兼顾。除药物治疗外,还要重视饮食调护,以防再为饮食所伤。若因误食毒物、药物而引起呕吐,则忌见呕止呕,应帮助患儿将有毒之物尽快排出。

3. 证治分类

(1) 乳食积滞

[证候] 呕吐物多为酸臭乳块或不消化食物,不思乳食,口气臭秽,脘腹胀满,吐后觉舒,大便秘结或泻下酸臭,舌质红,苔厚腻,脉滑数有力,指纹紫滞。

[辨证] 有伤乳伤食的病史,呕吐物为乳块或不消化食物,吐后觉舒是本证辨证要点。若胃寒而兼伤食者,呕吐物酸臭不明显,苔多白腻;若食滞蕴而化热者,口渴面赤唇红,舌红苔黄。

[治法] 消乳消食,和胃降逆。

[方药] 伤乳用消乳丸加减。常用炒麦芽、焦神曲、焦山楂消乳化积;香附、砂仁、陈皮 – 理气止吐;谷芽、甘草和中。

伤食用保和丸加减。常用焦山楂、焦神曲、鸡内金消食化积导滞;莱菔子、陈皮、法半夏理气降逆止呕;茯苓健脾渗湿;连翘清解郁热。

若呕吐较频者,可加少许生姜汁以降逆止吐;若大便秘结者,加大黄、枳实以通下导滞;兼胃寒者,去连翘,加丁香、藿香、白豆蔻温胃降逆;食滞化热加竹茹、黄连清胃泄热;浊气犯胃呕吐而见胸闷恶心、苔浊垢腻,加玉枢丹辟秽止呕;因食鱼、蟹而吐者,加紫苏解毒;因食肉而吐者,重用山楂消肉食之积。

(2) 胃热气逆

[证候] 食入即吐,呕吐频繁,呕哕声洪,吐物酸臭,口渴多饮,面赤唇红,烦躁少寐,舌红苔黄,脉滑数,指纹紫滞。

[辨证] 呕吐频繁,食入即吐,呕吐物热臭气秽,是本证特点,全身症状亦为热象。胃热呕吐频剧者,易损伤阴津。

[治法] 清热泻火,和胃降逆。

[方药] 黄连温胆汤加减。常用黄连清胃泻火;陈皮、枳实理气导滞;半夏、竹茹降逆止呕;茯苓、甘草和胃。

兼食积加焦神曲、焦山楂、炒麦芽消食化积;大便不通加生大黄通腑泄热;口渴者加天花粉、麦门冬养胃生津;吐甚加生代赭石降逆止吐。虚热上犯,气逆不降而呕吐者,可选橘皮竹煎汤或竹叶石膏汤。

(3) 脾胃虚寒

[证候] 食后良久方吐,或朝食暮吐,暮食朝吐,吐物多为清稀痰水或不消化乳食残渣,伴面色苍白,精神疲倦,四肢欠温,食少不化,腹痛便溏,舌淡苔白,脉迟缓无力,指纹淡。

[辨证] 患儿通常病程较长,多因禀赋不足,脾胃素虚,寒凝中脘,胃气通降无力而呕吐。特点为食后良久方吐,吐物不化,清稀而不臭,伴见全身脾阳不振之症。

[治法] 温中散寒,和胃降逆。

[方药] 丁萸理中汤加减。常用党参、白术、甘草扶脾益胃,补养中气;干姜、丁香、吴茱萸温中散寒,降逆止呕。

若呕吐清水,腹痛绵绵,大便稀溏,四肢欠温者,加附子、高良姜、肉桂温阳祛寒。

(4) 肝气犯胃

[证候] 呕吐酸苦,或嗳气频频,每因情志激加重,胸胁胀痛,精神郁闷,易怒易哭,舌边红,苔薄腻,脉弦,指纹紫。

[辨证] 肝气犯胃呕吐的特点为嗳气吐酸,每遇情志刺激而加重。肝胆气郁化火,故伴见肝胆郁热之胸胁胀痛、烦躁、口苦咽干、舌红苔黄诸症。

[治法] 疏肝理气,和胃降逆。

[方药] 解肝煎加减。常用白芍缓肝急;苏叶、苏梗疏肝气;砂仁、厚朴调理脾胃气机;陈皮、法半夏降逆止呕。

肝火犯胃致吐,用左金丸合四逆散清肝理气和胃;火郁伤阴,加北沙参、石斛清养胃阴;呕吐黄苦水者加柴胡、黄芩清利肝胆。

【其他治疗】

1.中药成药

(1) 玉枢丹每服<3岁者0.3 g,4～7岁者0.6 g,1日2次。用于外感呕吐。

(2) 藿香正气液每服5～10 ml,1日2～3次。用于暑湿呕吐。

(3) 香砂养胃丸每服3 g,1日2～3次。用于脾胃虚寒证。

2.外治疗法

(1) 鲜地龙数条。捣烂敷双足心,用布包扎,1日1次。用于胃热气逆证。

(2) 大蒜 5 个,吴茱萸 (研末)10 g。大蒜去皮捣烂,与吴茱萸拌匀,揉成伍角硬币大小的药饼,外敷双足心,1 日 1 次。用于脾胃虚寒证。

(3) 鲜生姜切成厚 0.1 ～ 0.3 cm,直径 1 cm 的姜片。以胶布固定于双侧太渊穴上,使姜片压住桡动脉。5 分钟后让患者口服用药。可以预防服药呕吐及晕车晕船呕吐。

3. 推拿疗法

(1) 掐合谷,泻大肠,分阴阳,清补脾经,清胃,揉板门,清天河水,运内八卦,平肝,按揉足三里。用于乳食积滞证。

(2) 清脾胃,清大肠,掐合谷,退六腑,运内八卦,清天河水,平肝,分阴阳。用于胃热气逆证。

(3) 补脾经,揉外劳宫,推三关,揉中脘,分阴阳,运内八卦。用于脾胃虚寒证。

4. 针灸疗法

(1) 体针取中脘、足三里、内关。热盛加合谷,寒盛加上脘、大椎,食积加下脘,肝郁加阳陵泉、太冲。实证用揭法,虚证用补法。1 日 1 次。

(2) 耳针胃、肝、交感、皮质下、神门。每次 2 ～ 3 穴,强刺激,留针 15 分钟。1 日 1 次。

5. 火丁疗法

医生用右手戴消毒手套,示指指头上蘸少量冰硼散,伸入患儿口腔内,快速地按压在患儿舌根部的"火丁"(悬雍垂对面的会厌软骨) 上,按后取出,1 小时后方可进食。尤适用于婴儿吐乳。

【预防与调护】

1. 预防

(1) 哺乳时不宜过急,以防空气吞入;哺乳后,将小儿竖抱,轻拍背部,使吸入的空气排出,然后再让其平卧。

(2) 喂养小儿时,食物宜清淡而富有营养,不进辛辣、炙煿和有腥臊膻臭异味的食物、饮料等。

(3) 饮食清洁卫生,不吃腐败变质食品,不恣食生冷。防止食物及药物中毒。

2. 调护

(1) 呕吐者,应专人护理,安静休息,消除恐惧心理,抱患儿取坐位,头向前倾,用手托扶前额,使呕吐物吐出畅通,避免呛入气管。

(2) 呕吐较轻者,可进少量易消化流质或半流质食物,较重者应暂禁食,然后用生姜汁少许滴入口中,再用米汁内服。必要印补液。

(3) 服用中药时少量多次频服。会液冷热适中。热性呕吐者药液宜冷服;寒性呕吐者药液宜热服,避免病邪与药物格拒而加重呕吐。

四、腹痛

腹痛,是指胃脘以下、脐之四旁以及耻骨以上部位发生的疼痛。包括大腹痛、脐腹痛、少腹痛和小腹痛。大腹痛,指胃脘以下,脐部以上腹部疼痛;脐腹痛,指脐周部位的疼痛;少腹痛,指小腹两侧或一侧疼痛;小腹痛指下腹部的正中部位疼痛。

腹痛为小儿常见的症候,可见于任何年龄与季节,婴幼儿不能言语,腹痛多表现为啼哭,如《古今医统·腹痛》说:"小儿腹痛之病,诚为急切。凡初生二三个月及一周之内,多有腹痛之患。无故啼哭不已或夜间啼哭之甚,多是腹痛之故。大都不外寒热二因。"后世一般将腹痛分为寒、热、虚、实四大类，较便于掌握。

【病因病机】

小儿脾胃薄弱，经脉未盛，易为各种病邪所干扰。六腑以通降为顺，经脉以流通为畅，感受寒邪、乳食积滞、脾胃虚寒、情志刺激、外伤损，皆可使气滞于脾胃肠腑，脾喜运而恶滞，六腑不通则腹痛。现将其病因病机分述如下。

1.感受寒邪

由于护理不当，衣被单薄，腹部为风冷之气所侵，或因过食生冷瓜果，中阳受戕。寒主收引，寒凝气滞，则经络不畅，气血不行而腹痛。因小儿稚阳未充，故寒凝气滞者多见。

2.乳食积滞

小儿脾常不足，运化力弱，乳食又不知自节，故易伤食。如过食油腻厚味，或强进饮食、临卧多食或误食变质不洁之物，致食积停滞，郁积胃肠，气机壅塞，痞满腹胀腹痛。或平时过食辛辣香燥、膏粱厚味，胃肠积滞，或积滞日久化热，肠中津液不足致燥热闭结，使气机不利，传导之令不行而致腹痛。

3.脏腑虚冷

素体脾阳虚弱，脏腑虚冷，或寒湿内停，损伤阳气，阳气不振，温煦失职，阴寒内盛，气机不畅，腹部绵绵作痛。

4.气滞血瘀

小儿情志怫郁，肝失条达，肝气横逆，犯于脾胃，中焦气机窒塞，血脉凝滞，导致气血运行不畅，产生腹痛。

上述不同的病因，加上小儿素体差异，形成病机属性有寒热之分。一般感受寒邪，或过食生冷，或素体阳虚而腹痛者，属于寒性腹痛；过食辛辣香燥或膏粱厚味成积滞，热结阳明腹痛，属于热性腹痛；若因气滞血瘀者，常表现为寒热错杂之证。病情演变分虚实，其发病急、变化快，因寒、热、食、积等损伤所致者，多为实证；其起病缓，变化慢，常因脏腑虚弱所致者，多为虚证。两者亦可相互转化，实证未得到及时治疗，可以转为虚证；虚证复感寒邪或伤于乳食，又可成虚实夹杂之证。

【临床诊断】

1.诊断要点

腹痛，是在胃脘以下、脐之四旁以及耻骨以上部位发生的疼痛。分其部位，包括大腹痛、脐腹痛、少腹痛和小腹痛。常有反复发作史，发作时可以自行缓解。疼痛的性质，有钝痛、胀痛、刺痛、掣痛等不同，但在小儿常难以诉说清楚。腹痛之疼痛常时作时止、时轻时重，若疼痛持续不止，或逐渐加重，要注意排除器质性疾病的腹痛。伴随腹痛而发生的症状一般不多，可有啼哭不宁、腹胀、肠鸣、嗳气等，若是持续性吐泻或腹胀，必须注意做好鉴别诊断。

符合以下特点者，可诊断为再发性腹痛：①腹痛突然发作，持续时间稍长，能自行缓解。②腹痛以脐周为主，疼痛可轻可重，但腹部无明显体征。③无伴随的病灶器官症状，如发热、呕吐、腹泻、咳嗽、气喘、尿频、尿急、尿痛等。④有反复发作的特点，每次发作时症状相似。

2.鉴别诊断

(1) 全身性疾病及腹部以外器官疾病产生的腹痛：①呼吸系统疾病引起的腹痛常有咳嗽，

或扁桃体红肿，肺部听诊有啰音等。②心血管系统疾病引起的腹痛常伴有心悸、心脏杂音、心电图异常。③神经系统疾病引起的腹痛常反复发作，脑电图异常，腹型癫痫服抗癫痫药有效。④血液系统疾病引起的腹痛常伴有血常规及骨髓象异常。⑤代谢性疾病引起的腹痛，如糖尿病有血糖、尿糖增高，铅中毒有指甲、牙齿染黑色，卟啉病有尿呈红色、曝光后色更深等可助诊断。

(2) 腹部脏器的器质性病变：①胃肠道感染如急性阑尾炎、结肠炎、腹泻、急性坏死性肠炎、肠寄生虫病，除有腹痛外，还有饮食不调史及感染病史，大便及血常规化验有助于诊断。②胃肠道梗阻、肠套叠、嵌顿性腹股沟斜疝，有腹痛及腹胀和梗阻现象，全腹压痛，腹肌紧张，肠鸣音消失，X 线检查可助诊断。③肝胆疾病如胆道蛔虫、肝炎、胆囊炎、胆结石症，常有右上腹阵痛和压痛，肝功能异常及 B 超检查等可助诊断。④泌尿系统疾病如感染、结石、尿路畸形、急性肾炎等，常有腰痛、下腹痛、尿道刺激症状，尿检异常、X 线检查可助诊断。⑤下腹痛对少女要注意是否为卵巢囊肿蒂扭转、痛经。⑥内脏肝脾破裂，有外伤史，常伴有休克等。配合实验室及医学影像诊断技术检查，可以做出诊断。

【辨证论治】

1.辨证要点

小儿啼哭、弯腰捧腹，或呻吟不已、时缓时急者，多为腹痛。

(1) 辨气、血、虫、食腹痛属气滞者，有情志失调病史，胀痛时聚时散、痛无定处，气聚则痛而见形，气散则痛而无迹。属血瘀者，有跌仆损伤手术史，腹部刺痛，痛有定处，按之痛剧，局部满硬。属虫积者，有大便排虫史，或镜检有虫卵，脐周疼痛，时作时止。属食积者，有乳食不节史，见嗳腐吞酸、呕吐不食、脘腹胀满。

(2) 辨寒、热、虚、实腹痛有寒热之分，而以寒证居多。如热邪内结，疼痛阵作，得寒痛减，兼有口渴引饮，大便秘结，小便黄赤，舌红苔黄少津，脉洪大而数，指纹紫者属热。暴痛而无间歇，得热痛减，兼有口不渴，下利清谷，小便清利，舌淡苔白滑润，脉迟或紧，指纹淡者属寒。腹痛还有虚实之分，一般急性腹痛多属实证，其痛有定处，拒按，痛剧而有形，饱而痛甚，兼有胀满，脉大有力。慢性腹痛多虚，其痛无定处，喜按，痛缓而无形，饥则痛作，兼有闷胀，舌淡少苔，脉弱无力。

腹痛证候，往往相互转化，互相兼夹。如疼痛缠绵发作，可以郁而化热；热痛日久不愈，可以转为虚寒，成为寒热错杂证；气滞可以导致血瘀，血瘀可使气机不畅；虫积可兼食滞，食滞有利于肠虫的寄生等。

2.治疗原则

腹痛的治疗，以调理气机，疏通经脉为主。根据不同的证型分别治以温散寒邪、消食导滞、通腑泄热、温中补虚、活血化瘀。除内服药外，还常使用推拿、外治、针灸等法配合治疗，以提高疗效。

3.证治分类

(1) 腹部中寒

[证候] 腹部疼痛，阵阵发作，痛处喜暖，得温则舒，遇寒痛甚，肠鸣辘辘，面色苍白，痛甚者额冷汗出，唇色紫暗，肢冷，或兼吐泻，小便清长，舌淡红，苔白滑，脉沉弦紧，指纹红。

[辨证] 有外感寒邪或饮食生冷病史，寒主收引，故其腹痛特点为拘急疼痛、肠鸣切痛、

得温则缓、遇冷痛甚。患儿以往常有类似发作病史。

[治法] 温中散寒，理气止痛。

[方药] 养脏汤加减。常用木香、丁香、香附芳香散寒之品调理气机；当归、川芎温通血脉；吴茱萸、肉桂温中散寒，使寒邪得温消散，气血畅行，阳气敷布，脏腑获得温养，腹痛可得缓解。

腹胀加砂仁、枳壳理气消胀；恶心呕吐加法半夏、藿香和胃止呕；兼泄泻加炮姜、煨肉豆蔻温中止泻；抽掣阵痛加小茴香、延胡索温中活血止痛。

(2) 乳食积滞

[证候] 脘腹胀满，疼痛拒按，不思乳食，嗳腐吞酸，或腹痛欲泻，搏后痛减，或时有呕吐，吐物酸馊，矢气频作，粪便移臭，夜卧不安，时时啼哭，舌淡红，苔厚腻，脉象沉滑，指纹紫滞。

[辨证] 有伤乳伤食病史，脘腹胀满，疼痛拒按，不思乳食是本证的特征。吐物酸馊，矢气频作，粪便秽臭，腹痛欲泻，泻后痛减，皆是伤乳伤食之表现。本证可与腹部中寒、脾胃虚寒、胃热气逆证候并见。

[治法] 消食导滞，行气止痛。

[方药] 香砂平胃散加减。常用苍术、陈皮、厚朴、砂仁、香附、枳壳理气行滞；焦山楂、焦神曲、炒麦芽消食化积；白芍、甘草调中和营。

腹胀明显，大便不通者，加槟榔、莱菔子通导积滞；兼感寒邪者，加藿香、干姜温中散寒；食积蕴郁化热者，加生大黄、黄连清热通腑，荡涤肠胃之积热。

(3) 胃肠结热

[证候] 腹部胀满，疼痛拒按，大便秘结，烦躁不安，潮热口渴，手足心热，唇舌鲜红，舌苔黄燥，脉滑数或沉实，指纹紫滞。

[辨证] 腹痛胀满，拒按便秘为本证特点，但有邪正俱盛和邪实正虚的区别。若正气未衰，里实已成者，痞满燥实四证俱现，腹痛急剧，脉沉实有力，为邪正俱盛证。若里热津伤，正气衰惫，而燥热未结，里实未去，即燥实为主，痞满不甚，腹痛未能缓解，但精神疲惫，舌干少津者，为邪实正虚。

[治法] 通腑泄热，行气止痛。

[方药] 大承气汤加减。常用生大黄、玄明粉烤热通便，荡涤胃肠，活血祛瘀；厚朴行气破结，消痞丸除满；升麻、黄连清泄胃热；木香、枳实行气消痞丸。

若口干，舌质红干津伤者，加玄参、麦冬、生地黄养阴生津。因肝胆失于疏泄，肝热犯胃而实热腹痛，用大柴胡汤加减。

(4) 脾胃虚寒

[证候] 腹痛绵绵，时作时止，痛处喜温喜按，面白少华，精神倦怠，手足清冷，乳食减少，或食后腹胀，大便稀溏，唇舌淡白，脉沉缓，指纹淡红。

[辨证] 本证因素体阳虚，中阳不足，或病程中消导、攻伐太过，损伤阳气，失于温养，脏腑拘急而痛。本证特点为起病缓慢，腹痛绵绵，喜按喜温，病程较长，反复发作，为虚寒之证。

[治法] 温中理脾，缓急止痛。

[方药] 小建中汤合理中丸加减。常用桂枝温经和营；白芍、甘草缓急止痛；饴糖、大枣、生姜、党参、白术甘温补中；干姜温中祛寒。

气血不足明显者，加黄芪、当归补益气血；肾阳不足，加附子、肉桂以温补元阳；伴呕吐清涎者，加丁香、吴茱萸以温中降逆。脾虚而兼气滞者，用厚朴温中汤。

(5) 气滞血瘀

[证候] 腹痛经久不愈，痛有定处，痛如锥刺，或腹部痛块拒按，肚腹硬胀，青筋显露，舌紫黯或有瘀点，脉涩，指纹紫滞。

[辨证] 本证以痛有定处，痛如锥刺，拒按或腹部瘢块为特征，常有外伤、手术或症瘕等病史。同时，瘀血亦可导致气滞，故常表现为痛而兼胀，其痛块随病位而定。

[治法] 活血化瘀，行气止痛。

[方药] 少腹逐瘀汤加减。常用肉桂、干姜、小茴香温通经脉；蒲黄、五灵脂、赤芍、当归、川芎活血散瘀；延胡索、没药理气活血，软坚止痛。

兼胀痛者，加川楝子、乌药以理气止痛；有瘢块或有手术、外伤史者，加三棱、莪术散瘀消症。这类药物易于伤津耗血，去病大半则停服，康复期应加用补气之品，如黄芪、人参等。

【其他治疗】

1.中药成药

(1) 藿香正气液：每服 5～10 ml，1 日 2～3 次。用于腹部中寒证。

(2) 纯阳正气丸：每服 1～2 g，1 日 1～2 次。用于腹部中寒证。

(3) 大山楂丸：每服 3 g，1 日 3 次。用于乳食积滞证。

(4) 木香槟榔丸：每服 1.5～3 g，1 日 2～3 次。用于乳食积滞证。

(5) 附子理中丸：每服 2～3 g，1 日 2～3 次。用于脾胃虚寒证。

(6) 元胡止痛片：每服 2～3 片，1 日 2～3 次。用于气滞血瘀证。

(7) 越糊丸：每服 3～7 岁者 2 g，＞7 岁者 3 g，1 日 2 次。用于气滞腹痛。

2.外治疗法

(1) 公丁香 3 g，白豆蔻 3 g，肉桂 2 g，白胡椒 4 g，共研细末，过 100 目筛，贮瓶备用。用时取药末 1～1.5 g，填敷脐中，再外贴万应膏。用于腹部中寒证、脾胃虚寒证。

(2) 生葱头 250 g，捣烂炒熟敷肚脐。用于脾胃虚寒证。

3.推拿疗法

(1) 揉一窝风，揉外劳宫。用于腹部中寒证。

(2) 清脾胃，顺运八卦，推四横纹，清板门，清大肠。用于乳食积滞证。

(3) 顺运八卦，清胃，退六腑，推四横纹。用于胃肠积热证。

(4) 揉外劳宫，清补脾，顺运八卦。用于脾胃虚寒证。

4.针炎疗法针刺法

取足三里、合谷、中脘。寒证腹痛加灸神阙，食积加里内庭，呕吐加内关。一般取患侧，亦可取双侧。用 3～5 cm 长 30 号毫针，快速进针，行平补平泻手法，捻转或提插。年龄较大儿童可留针 15 分钟，留至腹痛消失。

【预防与调护】

1.预防

(1) 注意饮食卫生，勿多食生冷。

(2) 注意气候变化,防止感受外邪,避免腹部受凉。

(3) 餐后稍事休息,勿做剧烈运动。

2. 调护

(1) 剧烈或持续腹痛者应卧床休息,随时查腹部体征,并作必要的辅助检查,以便做好鉴别诊断和及时处理。

(2) 根据病因,给予相应饮食调护。消除患儿恐惧心理。

(3) 寒性腹痛者应温服或热服药液,热性腹痛者应冷服药液,伴呕吐者药液要少量多次分服。

五、泄泻

泄泻是以大便次数增多,粪质稀薄或如水样为特征的一种小儿常见病。本病一年四季均可发生,以夏秋季节发病率为高,不同季节发生的泄泻,其症候表现有所不同。2 岁以下小儿发病率高,因婴幼儿脾常不足,易于感受外邪、伤于乳食或脾肾气阳亏虚,均可导致脾病湿盛而发生泄泻。轻者治疗得当,预后良好;重者下泄过度,易见气阴两伤,甚至阴竭阳脱;久泻迁延不愈者,则易转为指证。

【病因病机】

小儿泄泻发生的原因,以感受外邪、伤于饮食、脾胃虚弱为多见。其主要病变在脾胃。因胃主受纳腐熟水谷,脾主运化水湿和水谷精微,若脾胃受病,则饮食入胃之后,水谷不化,精微不布,清浊不分,合污而下,致成泄泻。故《幼幼集成·泄泻证治》说:"夫泄泻之本,无不由于脾胃。盖胃为水谷之海,而脾主运化,使脾健胃和,则水谷腐化而为气血以行荣卫。若饮食失节,寒温不调,以致脾胃受伤,则水反为湿,谷反为滞,精华之气不能输化,乃至合污下降,而泻痢作矣。"

1. 感受外邪

小儿脏腑柔嫩,肌肤薄弱,冷暖不知自调,易为外邪侵袭而发病。外感风、寒、暑、热诸邪常与湿邪相合而致泻,盖因脾喜燥而恶湿,湿困脾阳,运化失职,湿盛则濡泄,故前人有"无湿不成泻""湿多成五泻"之说。由于时令气候不同,长夏多湿,故外感泄泻以夏秋多见,其中又以湿热焊最常见,风寒致泻则四季均有。

2. 伤于饮食

小儿脾常不足,运化力弱,饮食不知自节,若调护失宜,乳哺不当,饮食失节或不洁,过食生冷瓜果或难以消化之食物,皆能损伤脾胃,发生泄泻。如《素问·痹论》所说:"饮食自备,肠胃乃伤。"小儿易为食伤,发生伤食泻,在其他各种泄泻证候中亦常兼见伤食证候。

3. 脾胃虚弱

小儿素体脾虚,或久病迁延不愈,脾胃虚弱,胃弱则腐熟无能,脾虚则运化失职,因而水反为湿,谷反为滞,不能分清别浊,水湿水谷合污而下,形成脾虚泄泻。亦有暴泻实证,失治误治,迁延不愈,如风寒、湿热外邪虽解而脾胃损伤,转成脾虚泄泻者。

4. 脾肾阳虚

脾虚致泻者,一般先耗脾气,继伤脾阳,日久则脾损及肾,造成脾肾阳虚。阳气不足,脾失温煦,阴寒内盛,水谷不化,并走肠间,而致澄澈清冷、洞泄而下的脾肾阳虚泻。

由于小儿稚阳未充、稚阴未长,患泄泻后较成人更易于损阴伤阳发生变证。重症泄泻患儿,泻下过度，易于伤阴耗气，出现气阴两伤，甚至阴伤及阳，导致阴竭阳脱的危重变证。若久泻不止，脾气虚弱，肝旺而生内风，可成慢惊风；脾虚失运，生化乏源，气血不足以荣养脏腑肌肤，久则可致疳证。

【临床诊断】

1. 诊断要点

(1) 有乳食不节、饮食不洁，或冒风受寒、感受时邪病史。

(2) 大便次数较该患儿平时明显增多，重症达 10 次以上。粪呈淡黄色或清水样；或夹奶块、不消化物，如同蛋花汤；或黄绿稀溏，或色褐而臭，夹少量黏液。可伴有恶心、呕吐、腹痛、发热、口渴等症。

(3) 重症泄泻，可见小便短少、高热烦渴、神疲萎软、皮肤干瘪、囟门凹陷、目眶下陷、啼哭无泪等脱水征，以及口唇樱红、呼吸深长、腹胀等酸碱平衡失调和电解质紊乱的表现。

(4) 大便镜检可有脂肪球或少量白细胞、红细胞。

(5) 大便病原学检查可有轮状病毒等病毒检测阳性，或致病性大肠杆菌等细菌培养阳性。

2. 鉴别诊断

痢疾（细菌性痢疾）：急性起病，便次频多，大便稀，有黏冻脓血，腹痛明显，里急后重。大便常规检查脓细胞、红细胞多，可找到吞噬细胞；大便培养有痢疾杆菌生长。

【辨证论治】

1. 辨证要点

本病以八纲辨证为纲，常证重在辨寒、热、虚、实；变证重在辨阴、阳。常证按起病缓急、病程长短分为暴泻、久泻，暴泻多属实，久泻多属虚或虚中夹实。暴泻辨证，湿热泻发病率高，便次多，便下急迫，色黄褐，气秽臭，或见少许黏液，舌苔黄腻；风寒泻大便清稀多泡沫，臭气轻，腹痛重，伴外感风寒症状；伤食泻有伤食史，纳呆腹胀，便稀夹不消化物，泻下后腹痛减。久泻辨证，脾虚泻病程迁延，大便稀溏，色淡不臭，食后易泻；脾肾阳虚泻较脾虚泻病程更长，大便澄澈清冷，完谷不化，阳虚内寒症状显著。变证起于泻下不止、精神萎软、皮肤干燥，为气阴两伤证，属重症；精神萎靡、尿少或无、四肢厥冷、脉细欲绝，为阴竭阳脱证，属危症。

2. 治疗原则

泄泻治疗，以运脾化湿为基本法则。实证以驱邪为主，根据不同的证型分别治以清肠化湿、祛风散寒、消食导滞。虚证以扶正为主，分别治以健脾益气，温补脾肾。泄泻变证，总属正气大伤，分别治以益气养阴、酸甘敛阴，护阴回阳、救逆固脱。本病除内服药外，还常使用推拿、外治、针灸等法治疗。

3. 证治分类

(1) 常证

1) 湿热泻

[证候] 大便水样，或如蛋花汤样，泻下急迫，量多次频，气味秽臭，或见少许黏液，腹痛时作，食欲缺乏，或伴呕恶，神疲乏力，或发热烦恼，口渴，小便短黄，舌质红，苔黄腻，脉滑数，指纹紫。

[辨证] 本证以起病急，湾下急迫，量多次频，舌质红，苔黄腻为特征。偏热重，气味秽臭，

或见少许黏液，发热；偏湿重便如稀水，口渴尿短；兼伤食，大便夹不消化物，纳呆。若泻下过度，本证易于转为伤阴，甚至阴竭阳也变证。失治误治，迁延日久，则易转为脾虚泄泻。

[治法] 清肠解热，化湿止泻。

[方药] 葛根汤等黄连汤加减。常用葛根解表退热，生津升阳；黄芩、黄连清解胃肠湿热；地锦草、豆卷清肠化湿；甘草调和诸药。

热重泻频加鸡苏散、辣蓼、马鞭草清热解毒；发热口渴加生石膏、芦根清热生津；湿重水泻加车前子、苍术燥湿利湿；泛恶苔腻加藿香、佩兰芳化湿浊；呕吐加竹茹、半夏降逆止呕；腹痛加木香理气止痛；食欲缺乏加焦山楂、焦神曲运脾消食。

2) 风寒泻

[证候] 大便清稀，夹有泡沫，臭气不甚，肠鸣腹痛，或伴恶寒发热，鼻流清涕，咳嗽，舌质淡，苔薄白，脉浮紧，指纹淡红。

[辨证] 本证以大便清稀夹有泡沫，臭气不甚肠鸣腹痛为特征。风象重，便多泡沫，鼻流清涕；寒象重，腹部切痛，恶寒；兼伤食，大便夹不消化物，纳呆。风寒化热则便次增多，气转臭秽，发热加重。寒邪易伤阳气，大便不化，肢冷神萎，需防伤阳变证。

[治法] 疏风散寒，化湿和中。

[方药] 藿香正气散加减。常用藿香、苏叶、白芷、生姜疏风散寒，理气化湿；半夏、陈皮、苍术温燥寒湿，调理气机；茯苓、甘草、大枣健脾和胃。

大便质稀色淡，泡沫多，加防风炭以祛风止泻；腹痛甚，里寒重，加干姜、砂仁、木香以温中散寒理气；腹胀苔腻，加大腹皮、厚朴顺气消胀；夹有食滞者，去甘草、大枣，加焦山楂、鸡内金消食导滞；小便短少加泽泻、车前子渗湿利尿；恶寒、鼻塞、声重加荆芥、防风以加强解表散寒之力。

3) 伤食泻

[证候] 大便稀溏，夹有乳凝块或食物残渣，气味酸臭，或如败卵，脘腹胀满，便前腹痛，泻后痛减，腹痛拒按，嗳气酸馊，或有呕吐，不思乳食，夜卧不安，舌苔厚腻，或微黄，脉滑实，指纹滞。

[辨证] 以起病前有乳食不节史，便稀夹不消化物，气味酸臭，脘腹胀痛，泻后痛减为特征。伤乳者稀便夹乳凝块；伤食者夹食物残渣。本证可单独发生，更常为他证兼证。调治不当，病程迁延，积不化而脾气伤，易转为脾虚泻，或脾虚夹积，甚至疳证。

[治法] 运脾和胃，消食化滞。

[方药] 保和丸加减。常用焦山楂、焦神曲、鸡内金消食化积导滞；陈皮、半夏理气降逆；茯苓健脾渗湿；连翘清解郁热。

腹痛加木香、槟榔理气止痛；腹胀加厚朴、莱菔子消积除胀；呕吐加藿香、生姜和胃止呕。

4) 脾虚泻

[证候] 大便稀溏，色淡不臭，多于食后作泻，时轻时重，面色萎黄，形体消瘦，神疲倦怠，舌淡苔白，脉缓弱，指纹淡。

[辨证] 本证常由暴泻失治迁延而成，以病程较长，大便稀溏，多于食后作泻，以及全身脾虚征象为特征。偏脾气虚者面色萎黄，形体消瘦，神疲倦怠；偏脾阳虚者大便清稀无臭，神

萎面白，肢体欠温。本证进一步发展，则由脾及肾，易转成脾肾阳虚泻，或久泻而成疳证。

[治法] 健脾益气，助运止泻。

[方药] 参等白术散加减。常用党参、白术、茯苓、甘草补脾益气；山药、莲子肉、扁豆、薏苡仁健脾化湿；砂仁、桔梗理气和胃。

胃纳呆滞，舌苔腻，加藿香、苍术、陈皮、焦山楂以芳香化湿，消食助运；腹胀不舒加木香、乌药理气消胀；腹冷舌淡，大便夹不消化物，加炮姜以温中散寒，暖脾助运；久泻不止，内无积滞，加煨益智仁、肉豆蔻、石榴皮以温脾固涩止泻。

5) 脾肾阳虚泻

[证候] 久泻不止，大便清稀，澄澈清冷，完谷不化，或见脱肛，形寒肢冷，面色苍白，精神萎靡，睡时露睛，舌淡苔白，脉细弱，指纹色淡。

[辨证] 本证见于久泻，以大便澄澈清冷，完谷不化，形寒肢冷为特征。偏脾阳虚者大便清稀，或见脱肛，面色苍白；偏肾阳虚者大便清冷，滑脱不禁，腹泻肢冷，精神萎靡。本证继续发展，则成重症疳泻，终则阳脱而亡。

[治法] 温补脾肾，固涩止泻。

[方药] 附子理中汤合四神丸加减。常用党参、白术、甘草健脾益气；干姜、吴茱萸温中散寒；附子、补骨脂、肉豆蔻温肾暖脾，固涩止泻。

脱肛加炙黄芪、升麻升举中阳；久泻滑脱不禁加诃子、石榴皮、赤石脂收敛固涩止泻。

(2) 变证

1) 气阴两伤

[证候] 泻下过度，质稀如水，精神萎软或心烦不安，目眶及囟门凹陷，皮肤干燥或枯瘪，啼哭无泪，口渴引饮，小便短少，甚至无尿，唇红而干，舌红少津，苔少或无苔，脉细数。

[辨证] 本证多起于湿热泄泻，以精神萎软，皮肤干燥，小便短少为特征。偏耗气者大便稀薄，神萎乏力，不思进食；偏伤阴者泻下如水，量多，目眶及前囟凹陷，啼哭无泪，小便短少甚至无尿。本证若不能及时救治，则可能很快发展为阴竭阳脱证。

[治法] 健脾益气，酸甘敛阴。

[方药] 人参乌梅汤加减。常用人参、炙甘草补气健脾；乌梅涩肠止泻；木瓜祛湿和胃，以上四药合用酸甘化阴；莲子、山药健脾止泻。

泻下不止加山楂炭、诃子、赤石脂涩肠止泻；口渴引饮加石斛、玉竹、天花粉、芦根养阴生津止渴；大便热臭加黄连、辣蓼清解内蕴之湿热。

2) 阴竭阳脱

[证候] 泻下不止，次频量多，精神萎靡，表情淡漠，面色青灰或苍白，哭声微弱，啼哭无泪，尿少或无，四肢厥冷，舌淡无津，脉沉细欲绝。

[辨证] 本证常因气阴两伤证发展，或久泻不止阴阳俱耗而成，以面色青灰或苍白，精神萎靡，哭声微弱，尿少或无，四肢厥冷，脉沉细欲绝为特征。阴竭证皮肤枯瘪，啼哭无泪，无尿；阳脱证神萎而悄无声息，四肢厥冷，脉细欲绝。本证为变证、危症，不及时救治则迅即夭亡。

[治法] 挽阴回阳，救逆固脱。

[方药] 生脉散合参附龙牡救逆汤加减。常用人参大补元气；麦冬、五味子、白芍、炙甘

草益气养阴，酸甘化阴；附子回阳固脱；龙骨、牡蛎潜阳救逆。

【其他治疗】

1.中药成药

(1) 葛根茶连微丸：每服 1～2 g，1 日，3～4 次。用于湿热泻。

(2) 藿香正气液：每服 5～10 ml，1 日 3 次。用于风寒泻。

(3) 纯阳正气丸：每服 2～3 g，1 日 3～4 次。用于中寒泄泻，腹冷呕吐。

(4) 健脾八珍糕：每次 2 块，开水调成糊状吃，1 日 2～3 次。用于脾虚泻。

2.外治疗法

(1) 丁香 2 g，吴茱萸 30 g，胡椒 30 粒，共研细末。每次 1～3 g，醋调成糊状，敷贴脐部，每日 1 次。用于风寒泻、脾虚泻。

(2) 鬼针草 30 g，加水适量。煎煮后倒入盆内，先熏蒸、后浸泡双足，每日 2～4 次，连用 3～5 日。用于小儿各种泄泻。

3.推拿疗法

(1) 清补脾土，清大肠，清小肠，退六腑，揉小天心。用于湿热泻。

(2) 揉外劳宫，推三关，摩腹，揉脐，揉龟尾。用于风寒泻。

(3) 推板门，清大肠，补脾土，摩腹，逆运内八卦，点揉天突。用于伤食泻。

(4) 推三关，补脾土，补大肠，摩腹，推上七节骨，捏脊，重按肺俞、脾俞、胃俞、大肠俞。用于脾虚泻。

4.针灸疗法

(1) 针法取足三里、中脘、天枢、脾俞。发热加曲池，呕吐加内关、上脘，腹胀加下脘，伤食加刺四缝，水样便多加水分。实证用泻法，虚证用补法，1 日 1～2 次。

(2) 灸法取足三里、中脘、神阙。隔姜灸或艾条温和灸，1 日 1～2 次。用于脾虚泻、脾肾阳虚泻。

4.西医治疗脱水患儿要采用液体疗法

对于腹泻脱水的预防，及轻度、中度脱水，可用口服补液盐 (ORS)。配方为氯化钠 3.5 g，碳酸氢钠 2.5 g，枸橼酸钾 1.5 g，葡萄糖 20 g，加温开水 1 000 ml。轻度脱水用 50～80 ml/kg，中度脱水用 80～100 ml/kg，少量频服，8～12 小时将累积损失补足。脱水纠正后维持补液，将口服补液盐加等量水稀释后使用。

中度以上脱水或吐泻重或腹胀的患儿应当静脉补液。第 1 天补液总量为中度脱水 120～150 ml/kg，重度脱水 150～180 ml/kg。溶液中电解质与非电解质溶液的比例主要根据脱水性质而定，判断有困难时按等渗性脱水用 1/2 张含钠液。输液速度取决于脱水程度和大便量。纠正酸中毒和缺钾等电解质紊乱依病情需要处理。次日脱水和电解质紊乱基本纠正后，主要是补充生理需要量 (每日 60～80 ml/kg) 和异常的继续损失量，可选口服补液或静脉补液。

【预防与调护】

1.预防

(1) 注意饮食卫生，洗手，餐具要卫生。

(2) 提倡母乳喂养，喂养。

(3) 加强户外活动,

2. 调护

(1) 适当控制饮食

食品应新鲜、清洁,不吃变质食品,不要暴饮暴食。不宜在夏季及小儿有病时断奶,遵守添加辅食的原则,注意科学注意气候变化,防止感受外邪,避免腹部受凉。

减轻脾胃负担。对吐泻严重及伤食泄泻患儿暂时禁食,以后随着病情好转,逐渐增加饮食量。忌食油腻、生冷及不易消化的食物。

(2) 保持皮肤清洁、干燥,勤换尿布。每次大便后,要用温水清洗臀部,并扑上爽身粉,防止发生红臀。

(3) 密切观察病情变化,及早发现泄泻变证。

六、厌食

厌食是小儿时期的一种常见病症,临床以较长时期厌恶进食,食量减少为特征。本病可发生于任何季节,但夏季暑湿当令之时,可使症状加重。各年龄儿童均可发病,以 1 ~ 6 岁为多见。城市儿童发病率较高。患儿除食欲缺乏外,一般无其他明显不适,预后良好,但长期不愈者,可使气血生化乏源,抗病能力下降,而易罹患他症,甚或影响生长发育转化为相证。

【病因病机】

本病多由喂养不当、他病伤脾、先天不足、情志失调引起,其中以喂养不当引起者最为常见。病变脏腑主要在脾胃。盖胃司受纳,脾主运化,脾胃调和,则口能知五谷饮食之味,正如《灵枢·脉度》所说:"脾气通于口,脾和则口能知五谷矣。"若脾胃不和,纳化失职,则造成厌食。

1. 喂养不当

小儿脏腑娇嫩,脾常不足,乳食不知自节。若家长缺乏育婴保健知识,婴儿期未按期添加辅食;或片面强调高营养饮食,如过食肥甘、煎炸炙煿之品,超越了小儿脾胃的正常纳化能力;或过于溺爱,纵其所好,恣意零食、偏食、冷食;或饥饱无度;或滥服滋补之品,均可损伤脾胃,产生厌食。如《素问·搏论》所说:"饮食自备,肠胃乃伤。"

2. 他病伤脾

脾为阴土,喜燥恶湿,得阳则运;胃为阳土,喜润恶燥,得阴则和。若患他病,误用攻伐;或过用苦寒损脾伤阳;或过用温燥耗伤胃阴;或病后未能及时调理;或夏伤暑湿,脾为湿困,均可使受纳运化失常,而致厌恶进食。

3. 先天不足

胎禀不足,脾胃薄弱之患儿,往往生后即表现不欲晚乳,若后天失于调养,则脾胃怯弱,乳食难于增进。

4. 情志失调

小儿神气怯弱,易受惊恐。若失于调,猝受惊吓或打骂;或所欲不遂;或环境变迁等,均可致情志抑郁,肝失调达,气机不畅,乘脾犯胃,形成厌食。

【临床诊断】

1. 诊断要点

(1) 有喂养不当、病后失调、先天不足或情志失调史。

(2) 长期食欲缺乏，厌恶进食，食量明显少于同龄正常儿童。

(3) 面色少华，形体偏瘦，但精神尚好，活动如常。

(4) 除外其他外感、内伤慢性疾病。

2. 鉴别诊断

疰夏为夏季季节性疾病，有"春夏剧，秋冬瘥"的发病特点。临床表现除食欲缺乏外，可见精神倦怠、大便不调或有发热等症。

【辨证论治】

1. 辨证要点

本病应以脏腑辨证为纲，主要从脾胃辨证，再区别是以运化功能失健为主，还是以脾胃气阴亏虚为主。但病程短，仅表现纳呆食少，食而乏味，饮食稍多即感腹胀，形体尚可，舌质正常，舌苔薄腻者为脾失健运；病程长，不思进食，食而不化，大便溏薄，并伴面色少华，乏力多汗，形体偏瘦，舌质淡，苔薄白者为脾胃气虚；若食少饮多，口舌干燥，大便秘结，舌红少津，苔少或花剥者为脾胃阴虚。

2. 治疗原则

本病治疗，以运脾开胃为基本法则。宜以轻清之剂解脾胃之困，拨清灵脏气以恢复转运之机，俟脾胃调和，脾运复健，则胃纳自开。脾运失健者，当以运脾和胃为主；脾胃气虚者，治以健脾益气为先；若属脾胃阴虚，则施以养胃育阴之法。此外，理气宽中，消食开胃，化湿醒脾之品也可酌情应用。需要注意的是，消导不宜过峻，燥湿不宜过寒，补益不宜呆滞，养阴不宜滋腻，以防损脾碍胃，影响纳化。在药物治疗的同时应注意饮食调养，纠正不良的饮食习惯，方能取效。

3. 证治分类

(1) 脾失健运

[证候] 食欲缺乏，厌恶进食，食而乏味，或伴胸脘痞闷，嗳气泛恶，大便不调，偶尔多食后则脘腹饱胀，形体尚可，精神正常，舌淡红，苔薄白或薄腻，脉尚有力。

[辨证] 本证为厌食初期表现，除厌恶进食症状外，其他症状不著，精神、形体如常为其特征。若失于调治，病情迁延，损伤脾气，则易转为脾胃气虚证。

[治法] 调和脾胃，运脾开胃。

[方药] 不换金正气散加减。常用苍术燥湿运脾；陈皮、枳壳、藿香理气醒脾和中；神曲、炒麦芽、焦山楂消食开胃。

脘腹胀满加木香、厚朴、莱菔子理气宽中；舌苔白腻加半夏、佩兰燥湿醒脾；暑湿困阻加荷叶、扁豆花消暑化湿；嗳气泛恶加半夏、竹茹和胃降逆；大便偏干加枳实、莱菔子导滞通便；大便偏稀加炒山药、薏苡仁健脾祛湿。

(2) 脾胃气虚

[证候] 不思进食，食而不化，大便溏薄夹不消化食物，面色少华，形体偏瘦，肢倦乏力，舌质淡，苔薄白，脉缓无力。

[辨证] 本证多见于脾胃素虚，或脾运失健迁延失治者。以不思乳食，面色少华，肢倦乏力，形体偏瘦为辨证依据。若迁延不愈，气血耗损，形体消瘦，则应按疳证辨治。

[治法] 健脾益气，佐以助运。

[方药] 异功散加味。常用党参、白术、茯苓、甘草健脾益气；陈皮、佩兰、砂仁醒脾助运；神曲、鸡内金消食助运。

苔腻便稀去白术，加苍术、薏苡仁燥湿健脾；大便溏薄加炮姜、肉豆蔻温运脾阳；饮食不化加焦山楂、炒谷芽、炒麦芽消食助运；汗多易感加黄芪、防风益气固表；情志抑郁加柴胡、佛手解郁疏肝。

(3) 脾胃阴虚

[证候] 不思进食，食少饮多，皮肤失润，大便偏干，小便短黄，甚或烦躁少寐，手足心热，舌红少津，苔少或花剥，脉细数。

[辨证] 本证见于温热病后或素体阴虚，或嗜食辛辣伤阴者，以食少饮多、大便偏干、舌红少苔为特征。

[治法] 滋脾养胃，佐以助运。

[方药] 养胃增液汤加减。常用沙参、麦门冬、玉竹、石斛养胃育阴；乌梅、白芍、甘草酸甘化阴；焦山楂、炒麦芽开胃助运。

口渴烦躁加天花粉、芦根、胡黄连清热生津除烦；大便干结加火麻仁、郁李仁、瓜蒌仁润肠通便；夜寐不宁，手足心热加牡丹皮、莲子心、酸枣仁清热宁心安神；食少不化者，加谷芽、神曲生发胃气；兼脾气虚弱加炒山药、太子参补益气阴。

【其他治疗】

1. 中药成药

(1) 小儿香橘丸：每服1丸，1日2～3次。用于脾失健运证。

(2) 小儿健脾丸：每服1丸，1日2次。用于脾胃气虚证。

2. 推拿疗法

(1) 补脾土，运内八卦，清胃经，掐揉掌横纹，摩腹，揉足三里。用于脾失健运证。

(2) 补脾土，运内八卦，揉足三里，摩腹，捏脊。用于脾胃气虚证。

(3) 揉板门，补胃经，运八卦，分手阴阳，揉二马，揉中脘。用于脾胃阴虚证。

3. 针灸疗法

(1) 体针

1) 取脾俞、足三里、阴陵泉、三阴交，用平补平泻法。用于脾失健运证。

2) 取脾俞、胃俞、足三里、三阴交，用补法。用于脾胃气虚证。

3) 取足三里、三阴交、阴陵泉、中脘、内关，用补法。用于脾胃阴虚证。以上各型均用中等刺激不留针，每日1次，10次为1个疗程。

(2) 耳穴：取脾、胃、肾、神门、皮质下。用胶布粘王不留行子贴按于穴位上，隔日1次，双耳轮换，10次为1个疗程。每日按压3～5次，每次3～5分钟，以稍感疼痛为度。用于各证型。

【预防与调护】

1. 预防

(1) 掌握正确的喂养方法，饮食起居按时、有度，饭前勿食糖果饮料，夏季勿贪凉饮冷。根据不同年龄给予富含营养，易于消化、品种多样的食品。母乳喂养的婴儿4个月后应逐步添加辅食。

(2) 出现食欲缺乏症状时，要及时查明原因，采取针对性治疗措施。对病后胃气刚刚恢复者，要逐渐增加饮食，切勿暴饮暴食而致脾胃复伤。

(3) 注意精神调护，培养良好的性格，教育孩子要循循善诱，切勿训斥打骂，变换生活环境要逐步适应，防止惊恐恼怒损伤。

2. 调护

(1) 纠正不良饮食习惯，做到"乳贵有时，食贵有节"不偏食、挑食，不强迫进食，饮食定时适量，荤素搭配，少食肥甘厚味、生冷坚硬等不易消化食物，鼓励多食蔬菜及粗粮。

(2) 遵照"胃以喜为补"的原则，先从小儿喜欢的食物着手，来诱导开胃，暂时不要考虑营养价值，待其食欲增进后，再按营养的需要供给食物。

(3) 注意生活起居，加强精神调护，保持良好情绪，饭菜多样化，讲究色香味，以促进食欲。

七、积滞

积滞是指小儿内伤乳食，停聚中焦，积而不化，气滞不行所形成的一种胃肠疾患。以不思乳食，食而不化，脘腹胀满，嗳气酸腐，大便溏薄或秘结酸臭为特征。本病既可单独出现，也可夹杂于其他疾病中。各种年龄均可发病，但以婴幼儿为多见。禀赋不足，脾胃素虚，人工喂养及病后失调者更易罹患。本病一般预后良好，少数患儿可因积滞日久，迁延失治，进一步损伤脾胃，导致气血化源不足，营养及生长发育障碍，而转化为疳证，故前人有"积为疳之母，有积不治，乃成疳证。"之说。

【病因病机】

引起本病的主要原因为乳食不节，伤及脾胃，致脾胃运化功能失调；或脾胃虚弱，腐熟运化不及，乳食停滞不化。其病位在脾胃，基本病理改变为乳食停聚中脘，积而不化，气滞不行。

1. 乳食内积

小儿脾常不足，乳食不知自节。若调护失宜，喂养不当，则易为乳食所伤。伤于乳者，多因哺乳不节，过急过量，冷热不调；伤于食者，多由饮食喂养不当，偏食嗜食，暴饮暴食，或过食膏粱厚味，煎炸炙煿，或贪食生冷、坚硬难化之物，或添加辅食过多过快。盖胃主受纳，为水谷之海，其气主降；脾主运化，为生化之源，其气主升。若乳食不节，脾胃受损，受纳运化失职，升降失调，宿食停聚，积而不化，则成积滞。正如《证治准绳·幼科·宿食》所说："小儿宿食不消者，胃纳水谷而脾化之，幼儿不知撙节，胃之所纳，脾气不足以胜之，故不消也。"伤于乳者，为乳积；伤于食者，则为食积。

2. 脾虚夹积

若禀赋不足，脾胃素虚；或病后失调，脾气亏虚；或过用寒凉攻伐之品，致脾胃虚寒，腐熟运化不及，乳食稍有增加，即停滞不化，而成积滞。此即《诸病源候论·小儿杂病诸侯·宿食不消候》所言："宿食不消由脏气虚弱，寒气在于脾胃之间，故使谷不化也，宿谷未消，新谷又入，脾气既弱，故不能磨之。"

若积久不消，迁延失治，则可进一步损伤脾胃，导致气血生化乏源，营养及生长发育障碍，形体日渐消瘦而转为疳证。

【临床诊断】

1.诊断要点

(1) 有伤乳、伤食史。

(2) 以不思乳食，食而不化，脘腹胀满，嗳气酸腐，大便溏泄或便秘，气味酸臭为特征。

(3) 可伴有烦躁不安，夜间哭闹或呕吐等症。

(4) 大便化验检查，可见不消化食物残渣、脂肪滴。

2.鉴别诊断

厌食：长期食欲缺乏，厌恶进食，一般无脘腹胀满、大便酸臭等症。

【辨证论治】

1.辨证要点

本病病位以胃脾为主，病属实证，但若患儿素体脾气虚弱，可呈虚实夹杂证，积滞内停，又有寒化或热化的演变，可根据病史、伴，随症状以及病程长短以辨别其虚、实、寒、热。初病多实，积久则虚实夹杂，或实多虚少，或实少虚多。由脾胃虚弱所致者，初起即表现虚实夹杂证候。若素体阴盛，喜食肥甘辛辣之品，致不思乳食、脘腹胀满或疼痛、得热则甚、遇凉稍缓、口气臭秽、呕吐酸腐、面赤唇红、烦躁易怒、大便秘结臭秽、手足胸腹灼热、舌红苔黄厚，此系热积；若素体阳虚，贪食生冷，或过用寒凉药物，致脘腹胀满、喜温喜按、面白唇淡、四肢欠温、朝食暮吐或暮食朝吐、吐物酸腥、大便稀溏、小便清长、舌淡苔白腻，此系寒积；若素体脾虚，腐熟运化不及，乳食停留不消，日久形成积滞者为虚中夹实证。

2.治疗原则

本病治疗以消食化积，理气行滞为基本法则。正如《幼幼集成·食积证治》所言："夫饮食之积必用消导，消者散其积也，导者行其气也。"其具体治法，当视临床见证不同而有所区别。实证以消食导滞为主，积滞化热者，佐以清解积热；偏寒者，佐以温阳助运。积滞较重，或积热结聚者，当通腑导滞，泻热攻下，但应中病即止，不可过用。虚实夹杂者，宜消补兼施，积重而脾虚轻者，宜消中兼补；积轻而脾虚重者，宜补中兼消，以达养正而积自除之目的。本病治疗，除内服药外，推拿及外治等疗法也常运用。

3.证治分类

(1) 乳食内积

[证候] 不思乳食，嗳腐酸馊或呕吐食物、乳片，脘腹胀满疼痛，大便酸臭，烦躁啼哭，夜眠不安，手足心热，舌质红，苔白厚或黄厚腻，脉象弦滑，指纹紫滞。

[辨证] 有乳食不节史，以不思乳食、脘腹胀满、嗳吐酸腐、大便酸臭等为证候特点。从患儿所食种类，可以区别伤乳与伤食，以及所伤食物品种之不同。食积不消可化热，证见肚腹热甚、低热、舌苔黄腻。

[治法] 消乳化食，和中导滞。

[方药] ①乳积者，选消乳丸加减。常用炒麦芽、砂仁、焦神曲消乳化积；香附、陈皮理气导滞；炒谷芽、茯苓和中健脾。②食积者，选保和丸加减。常用焦山楂、焦神曲、鸡内金、莱菔子消食化积，其中焦山楂善消肉积，焦神曲、鸡内金善消陈腐食积，莱菔子善消面食之积。配香附、陈皮、砂仁行气宽中；茯苓、半夏健脾化湿；连翘清解郁热。

腹胀明显加木香、厚朴、枳实行气导滞除胀;腹痛拒按,大便秘结加大黄、槟榔下积导滞;恶心呕吐加竹节、生姜和胃降逆止呕;大便稀溏加扁豆、薏苡仁健脾渗湿,消中兼补;舌红苔黄,低热口渴加胡黄连、石斛、天花粉清热生津止渴。

(2) 脾虚夹积

[证候] 面色萎黄,形体消瘦,神疲肢倦,不思乳食,食则饱胀,腹满喜按,大便稀溏酸腥,夹有乳片或不消化食物残渣,舌质淡,苔白腻,脉细滑,指纹淡滞。

[辨证] 本证多有素体脾虚、病后失调或过用寒凉药物史;或由乳食内积证日久不愈转化而来。以面黄神疲、腹满喜按之脾虚证候,及嗳吐酸腐、大便酸腥稀溏不化、指纹紫滞之食积为辨证要点。

[治法] 健脾助运,消食化滞。

[方药] 健脾丸加减。常用人参、白术、茯苓、甘草健脾益气;麦芽、山楂、神曲消食化积;陈皮、枳实、砂仁醒脾理气化滞。

呕吐加生姜、丁香、半夏温中和胃,降逆止呕;大便稀溏加山药、薏苡仁、苍术健脾化湿;腹痛喜按加干姜、白芍、木香温中散寒,缓急止痛;舌苔白腻加藿香、佩兰芳香醒脾化湿。

【其他治疗】

1. 中药成药

(1) 化积口服液:每服 5 ～ 10 ml,1 日 2 ～ 3 次。用于乳食内积证。

(2) 枳实导滞丸:每服 2 ～ 3 g,1 日 2 ～ 3 次。用于积滞较重,郁而化热者。

(3) 清热化滞颗粒:每服,1 ～ 3 岁者 1 袋,4 ～ 7 岁者 2 袋,8 ～ 14 岁者 3 袋,1 日 3 次。用于积滞化热证。

(4) 小儿香橘丸每服 2 ～ 3 g,1 日 2 ～ 3 次。用于脾虚夹积证。

2. 外治疗法

(1) 玄明粉扭,胡椒粉 0.5 g。研细粉拌匀。置于脐中,外盖纱布,胶布固定。每日换 1 次。用于乳食内积证。

(2) 焦神曲 30 g,麦芽 30 g,焦山楂 30 g,槟榔 10 g,生大黄 10 g,芒硝 20 g。共研细末。以麻油调上药,敷于中脘、神阙穴,先热敷 5 分钟后继续保留 24 小时。隔日 1 次,3 次为 1 个疗程。用于食积腹胀痛者。

(3) 酒糟 100 g。入锅内炒热,分 2 次装袋,交替放腹部热熨。每次 2 ～ 3 小时,每日 1 次。用于脾虚夹积证。

3. 推拿疗法

(1) 清胃经,揉板门,运内八卦,推四横纹,揉按中脘、足三里,推下七节骨,分腹阴阳。用于乳食内积证。

(2) 以上取穴,加清天河水,清大肠。烦躁不安加清心平肝,揉曲池。用于食积化热证。

(3) 补脾经,运内八卦,摩中脘,清补大肠,揉按足三里。用于脾虚夹积证。

以上各证均可配合使用捏脊法。

4. 针灸疗法

(1) 体针:取足三里、中脘、梁门。乳食内积加里内庭、天枢;积滞化热加曲池、大椎;

烦躁加神门；脾虚夹积加四缝、脾俞、胃俞、气海。每次取 3 ～ 5 穴，中等刺激，不留针。实证用泻法为主，辅以补法；虚证用补法为主，辅以泻法。

(2) 耳穴：取胃、大肠、神门、交感、脾。每次选 3 ～ 4 穴，用王不留行子贴压，左右交替，每日按压 3 ～ 4 次。

【预防与调护】

1. 预防

(1) 调节饮食，合理喂养，乳食宜定时定量，富含营养，易于消化，忌暴饮暴食、过食肥甘炙煿、生冷瓜果、偏食零食及妄加滋补。

(2) 应根据小儿生长发育需求，逐渐给婴儿添加辅食，按由少到多、由稀到稠、由一种到多种，循序渐进的原则进行。辅食既不可骤然添加过多，造成脾胃不能适应而积滞不化；亦不可到期不给添加，使婴儿脾胃运化功能不能逐渐增强而饮食难化。

2. 调护

(1) 伤食积滞患儿应暂时控制饮食，给予药物调理，积滞消除后，逐渐恢复正常饮食。

(2) 注意病情变化，给予适当处理。呕吐者，可暂停进饮食，并给予生姜汁数滴加少许糖水饮服；腹胀者，可揉摩腹部；便秘者，可予蜂蜜 10 ～ 20 ml 冲服，严重者可予开塞露外导；脾胃虚弱者，常灸足三里穴。

八、疳证

疳证是由喂养不当或多种疾病影响，导致脾胃受损，气液耗伤而形成的一种慢性疾病。临床以形体消瘦，面色无华，毛发干枯，精神萎靡或烦躁，饮食异常为特征。本病发病无明显季节性，各种年龄均可罹患，临床尤多见于 5 岁以下小儿。因其起病缓慢，病程迁延，不同程度地影响小儿的生长发育，严重者还可导致阴竭阳脱 / 猝然变脸，因而被古人视为恶候，列为儿科四大要证之一。新中国成立后，随着人民生活的不断改善和医疗保健事业的深入开展，本病的发病率已明显下降，特别是重症患儿显著减少。本病经恰当治疗，绝大多数患儿均可治愈，仅少数重症或有严重兼证者，预后较差。

【病因病机】

引起疳证的病因较多，临床以饮食不节、喂养不当、营养失调、疾病影响，以及先天禀赋不足为常见。其病变部位主要在脾胃，可涉及五脏。胃主受纳，脾主运化，共主饮食物的消化、吸收及其水谷精微输布，以营养全身。脾健胃和，则气血津液化生有源，全身上下内外得以滋养。若脾胃失健，生化乏源，则气血不足，津液亏耗，肌肤、筋骨、经脉、脏腑失于濡养，日久则形成疳证。正如《小儿药证直诀·诸疳》所说："疳皆脾胃病，亡津液之所作也。"

1. 喂养不当

饮食不节，喂养不当是引起疳证最常见的病因，这与小儿"脾常不足"的生理特点密切相关。小儿神志未开，乳食不知自节，若喂养不当，乳食太过或不及，均可损伤脾胃，形成疳证。太过指乳食无度，过食肥甘厚味、生冷坚硬难化之物，或妄投滋补食品，以致食积内停，积久成疳。正所谓"积为疳之母"也。不及指母乳匮乏，代乳品配制过稀，未能及时添加辅食；或过早断乳，摄入食物的数量、质量不足；或偏食、挑食，致营养失衡，长期不能满足生长发育需要，气液亏损，形体日渐消瘦而形成疳证。

2. 疾病影响

多因小儿久病吐泻，或反复外感，罹患时行热病、肺痨诸虫，失于调治或误用攻伐，致脾胃受损，津液耗伤，气血亏损，肌肉消灼，形体羸瘦，而成疳证。此即《幼科铁镜·辨推疾》所言："疳者……或因吐久、泻久、痢久、疟久、热久、汗久、咳久、疮久，以致脾胃亏损，亡失津液而成也。"

3. 禀赋不足

先天胎禀不足，或早产、多胎，或母亲孕期久病、药膏损伤胎元，致出生后元气虚惫。脾胃功能薄弱，纳化不健，水谷精微摄取不足，气血亏耗，脏腑肌肤失于濡养，形体羸瘦，形成疳证。

综上所述，疳证的主要病变部位在脾胃，其基本病理改变为脾胃受损，津液消亡。因脾胃受损程度不一，病程长短有别，而病情轻重差异悬殊。初起仅表现脾胃失和，运化不健，或胃气未损，脾气已伤，胃强脾弱，肌肤失荣者，为病情轻浅，正虚不著的疳气阶段；继之脾胃虚损，运化不及，积滞内停，壅塞气机，阻滞络脉，则呈现虚中夹实的疳积证候；若病情进一步发展或失于调治，脾胃日渐衰败，津液消亡，气血耗伤，元气衰惫，形体枯瘦者，则导致干疳。

干推及相：积重症阶段，因脾胃虚衰，生化乏源，气血亏耗，诸脏失养，必累及其脾脏腑，因而易于出现各种兼证，正所谓"有积不治，传之余脏"也。若脾病及肝，肝失所养，肝阴不足，不能上承于目，而见视物不清，夜盲目翳者，则谓之"眼疳"脾病及心，心开窍于舌，心火上炎，而见口舌生疮者，称为"口疳"脾病及肺，土不生金，肺气受损，卫外不固，易于外感，而见咳喘、潮热者，称为"肺疳"脾病及肾，肾精不足，骨失所养，久致骨骼畸形者，称为"骨疳"脾虚不运，气不化水，水湿泛滥，则出现"推肿胀"。若脾虚失摄，血不归经，溢出脉外者，则可见皮肤紫斑瘀点及各种出血证候。重者脾气衰败，元气耗竭，直至阴阳离决而卒然死亡。

【临床诊断】

1. 诊断要点

(1) 有喂养不当或病后饮食失调及长期消瘦史。

(2) 形体消瘦，体重比正常同年龄儿童平均值低 15% 以上，面色不华，毛发稀疏枯黄；严重者干枯羸瘦，体重可比正常平均值低 40% 以上。

(3) 饮食异常，大便干稀不调，或脘腹膨胀等明显脾胃功能失调症状。

(4) 兼有精神不振，或好发脾气，烦躁易怒，或喜揉眉擦眼，或吮指磨牙等症。

(5) 贫血者，血红蛋白及红细胞减少。出现肢体水肿，属于疳肿胀（营养性水肿）者，血清总蛋白大多在 45 g/L 以下，人血清蛋白常在 20 g/L 以下。

2. 鉴别诊断

(1) 厌食：本病由喂养不当，脾胃运化功能失调所致，以长期食欲缺乏、食量减少、厌恶进食为主证，无明显消瘦，精神尚好，病在脾胃，不涉及脾脏，一般预后良好。

(2) 积滞：本病以不思乳食、食而不化、脘腹胀满、大便酸臭为特征，与推证以形体消瘦为特征有明显区别。但两者也有密切联系，若积久不消，影响水谷精微化生，致形体日渐消瘦，可转化为指证。

【辨证论治】

1. 辨证要点

本病有主证、兼证之不同，主证应以八纲辨证为纲，重在辨清虚、实；兼证宜以脏腑辨证为纲，以分清疳证所累及之脏腑。主证按病程长短、病情轻重、虚实分为疳气、疳积、干疳三种证候。初起面黄发疏、食欲欠佳、形体略瘦、大便不调、精神如常者，谓之指气，属脾胃失和，病情轻浅之虚证轻证；病情进展，而见形体明显消瘦、肚腹膨隆、烦躁多啼、夜卧不宁、善食易饥或嗜食异物者，称为疳积，属脾虚夹积，病情较重之虚实夹杂证；若病程久延失治，而见形体极度消瘦、貌似老人、杳不思食、腹凹如舟、精神萎靡者，谓之干疳，属脾胃衰败，津液消亡之虚证重证。兼证及危重症常在干疳或指积重症阶段出现，因累及脏腑不同，症状有别。脾病及心则口舌生疮；脾病及肝则目生云翳，干涩夜盲；脾病及肺则潮热久嗽；脾病及肾则鸡胸龟背。脾阳虚衰，水湿泛溢则肌肤水肿；牙龈出血、皮肤紫癜者，为疳证恶候，提示气血大衰，血络不固；若出现神萎息微、杳不思纳者，为阴竭阳脱的危候，将有阴阳离决之变，须特别引起重视。

2. 治疗原则

本病治疗原则以健运脾胃为主，通过调理脾胃，助其纳化，以达气血丰盈、津液充盛、肌肤得养之目的。根据疳气、疳积、干疳的不同阶段，而采取不同的治法]。疳气以和为主；疳积以消为主，或消补兼施；干疳以补为要。出现兼证者，应按脾胃本病与脾脏兼证合参而随症治之。此外，合理补充营养，纠正不良饮食习惯，积极治疗各种原发疾病，对本病康复也至关重要。

3. 证治分类

(1) 常证

1) 疳气

[证候] 形体略瘦，面色少华，毛发稀疏，不思饮食，精神欠佳，性急易怒，大便干稀不调，舌质略淡，苔薄微腻，脉细有力。

[辨证] 本证为疳证初起阶段，由脾胃失和，纳化失健所致。以形体略瘦，食欲缺乏为特征。失于调治者，可转为疳积证。

[治法] 调脾健运。

[方药] 资生健脾丸加减。常用党参、白术、山药益气健脾；茯苓、薏苡仁、泽泻健脾渗湿；藿香、砂仁、扁豆醒脾开胃；麦芽、神曲、山楂消食助运。

食欲缺乏，腹胀苔厚腻，去党参、白术，加苍术、鸡内金、厚朴运脾化湿，消积除胀；性情急躁，夜卧不宁加钩藤、黄连抑木除烦；大便稀溏加炮姜、肉豆蔻温运脾阳；大便秘结加火麻仁、决明子润肠通便。

2) 疳积

[证候] 形体明显消瘦，面色萎黄，肚腹膨胀，甚则青筋暴露，毛发稀疏结穗，性情烦躁，夜卧不宁，或见揉眉挖鼻，吮指磨牙，动作异常，食欲缺乏，或善食易饥，或嗜食异物，舌淡苔腻，脉沉细而滑。

[辨证] 本证多由疳气发展而来，属脾胃虚损，积滞内停，虚实夹杂之证，病情较为复杂。

证见形体明显消瘦，四肢枯细，肚腹膨胀，烦躁不宁。辨别疳之有积无积，须视腹之满与不满，腹大肢细是本证的典型体征。若脘腹胀满，嗳气食欲缺乏为食积；大腹胀满，叩之如鼓为气积；腹胀有块，推揉可散为虫积；腹内痞块，抚之质硬为血积。本证重者也可出现兼证，若疳积失于调治而发展，则成干疳之证。

[治法] 消积理脾。

[方药] 肥儿丸加减。常用人参、白术、获苓健脾益气；焦神曲、焦山楂、炒麦芽、鸡内金消食化滞；大腹皮、槟榔理气消积；黄连、胡黄连清心平肝，退热除烦；甘草调和诸药。

腹胀明显加枳实、木香理气宽中；大便秘结加火麻仁、郁李仁润肠通便；烦躁不安，揉眉挖鼻加栀子、莲子心清热除烦，平肝抑木；多饮善饥加石斛、天花粉滋阴养胃；恶心呕吐加竹前、半夏降逆止呕；胁下痞块加丹参、郁金、山甲活血散结；大便下虫加苦楝皮、雷丸、使君子、榧子杀虫消积。治疗过程中须注意消积、驱虫药不可久用，应中病即止，积去、虫下后再调理脾胃。

3) 干疳

[证候] 形体极度消瘦，皮肤干瘪起皱，大肉已脱，皮包骨头，貌似老人，毛发干枯，面色㿠白，精神萎靡，啼哭无力，腹凹如舟，杳不思食，大便稀溏或便秘，舌淡嫩，苔少，脉细弱。

[辨证] 本证为疳证后期表现，由脾胃虚衰，津液消亡，气血两败所致。以形体极度消瘦，精神萎靡，杳不思食为特征。常出现病涉五脏的种种兼证，严重者可随时出现气血衰亡、阴竭阳脱的变证。

[治法] 补益气血。

[方药] 八珍汤加减。常用党参、黄芪、白术、茯苓、甘草补脾益气；熟地黄、当归、白芍、川芎养血活血；陈皮、扁豆、砂仁醒脾开胃。

四肢欠温，大便稀溏去熟地黄、当归，加肉桂、炮姜温补脾肾；夜寐不安加五味子、夜交藤宁心安神；舌红口干加石斛、乌梅生津敛阴。若出现面色苍白，呼吸微弱，四肢厥冷，脉细欲绝者，应急施独参汤或参附龙牡救逆汤以回阳救逆固脱，并配合西药抢救。

(2) 兼证

1) 眼疳

[证候] 两目干涩，畏光羞明，眼角赤烂，甚则黑睛混浊，白翳遮睛或有夜盲等。

[辨证] 本证由脾病及肝，肝血不足，不能濡养眼目所致。形体消瘦，伴有上述眼部症状，无论轻重，均可辨为本证。

[治法] 养血柔肝，滋阴明目。

[方药] 石斛夜光丸加减。常用石斛、天门冬、生地黄、枸杞子滋补肝肾；菊花、白蒺藜、蝉蜕、木贼草退翳明目；青葙子、夏枯草清肝明目；川芎、枳壳行气活血。夜盲者选羊肝丸加减。

2) 口疳

[证候] 口舌生疮，甚或满口糜烂，秽臭难闻，面赤心烦，夜卧不宁，小便短黄，或吐舌、弄舌，舌质红，苔薄黄，脉细数。

[辨证] 本证由脾病及心，心失所养，心火上炎所致。以形体消瘦，伴口舌生疮为特征。

[治法] 清心泻火，滋阴生津。

[方药] 泻心导赤散加减。常用黄连、栀子、连翘清心泻火除烦；灯芯草草、竹叶清心利尿；生地黄、麦冬、玉竹滋阴生津。内服药同时，加外用冰硼散或珠黄散涂搽患处。

3) 疳肿胀

[证候] 足踝水肿，甚或颜面及全身水肿，面色无华，神疲乏力，四肢欠温，小便短少，舌淡嫩，苔薄白，脉沉迟无力。

[辨证] 本证由脾病及肾，阳气虚衰，气不化水，水湿泛滥肌肤所致。以形体消瘦，伴肢体水肿，按之凹陷难起为特征。

[治法] 健脾温阳，利水消肿。

[方药] 防己黄芪汤合五苓散加减。常用黄芪、白术、甘草健脾益气；茯苓、猪苓、泽泻、防己健脾利水；桂枝温阳化气行水。

若水肿明显，腰以下为甚，四肢欠温，偏于肾阳虚者，可用真武汤加减。

【其他治疗】

1. 中药成药

(1) 肥儿丸：每服 1 粒，1 日 2 次。用于疳气证及疳积之轻证。

(2) 小儿香橘丹：每服 1 丸，1 日 3 次。1 周岁以下酌减。用于疳积证。

(3) 十全大补丸：每服 2～4 g，1 日 3 次。用于干疳证。

2. 外治疗法

(1) 莱菔子适量研末，阿魏调和。敷于伤湿止痛膏上，外贴于神阙穴。每日 1 次，连用 7 日为 1 个疗程。用于疳积证腹部气胀者。

(2) 大黄 6 g，芒硝 6 g，栀子 6 g，杏仁 6 g，桃仁 6 g，共研细末。加面粉适量，用鸡蛋清、葱白汁、醋、白酒少许，调成糊状，敷于脐部。每日 1 次，连用 3～5 日。用于疳积证腹部胀实者。

3. 推拿疗法

(1) 补脾经，补肾经，运八卦，揉板门、足三里，捏脊。用于疳气证。

(2) 补脾经，清胃经、心经、肝经，捣小天心，分手阴阳、腹阴阳。用于疳积证。

(3) 补脾经、肾经，运八卦，揉二马、足三里。用于干疳证。

4. 捏脊疗法

可用于疳气证、疳积证。极度消瘦，皮包骨头者不可应用。

5. 针灸疗法

(1) 体针主穴：合谷、曲池、中脘、气海、足三里、三阴交。配穴：脾俞、胃俞、痞根（奇穴，L_1 旁开 3.5 寸）。中等刺激，不留针。每日 1 次，7 日为 1 个疗程。用于疳气证、疳积轻证。烦躁不安，夜眠不宁加神门、内关；脾虚夹积，脘腹胀满加刺四缝；气血亏虚重加关元；大便稀溏加天枢、上巨虚。

(2) 点刺取穴四缝，常规消毒后，用三棱针在穴位上快速点刺，挤压出黄色黏液或血少许，每周 2 次为 1 个疗程。用于疳积证。

【预防与调护】

1. 预防

(1) 提倡母乳喂养，乳食定时定量，按时按序添加辅食，供给多种营养物质，以满足小儿生长发育的需要。

(2) 合理安排小儿生活起居,保证充足的睡眠时间,经常户外活动,呼吸新鲜空气,多晒太阳,增强体质。

(3) 纠正饮食偏嗜、过食肥甘滋补、贪吃零食、饥饱无常等不良饮食习惯。

(4) 发现体重不增或减轻,食欲减退时,要尽快查明原因,及时加以治疗。

2. 调护

(1) 加强饮食调护,饮食物要富含营养,易于消化,婴儿添加辅食不可过急过快,应由少及多,由稀至稠,由单一到多种,循序渐进地进行。

(2) 保证病室温度适宜,光线充足,空气新鲜,患儿衣着要柔软,注意保暖,防止交叉感染。

(3) 病情较重的患儿要加强全身护理,防止褥疮、眼疳、口疳等并发症的发生。

(4) 定期测量患儿的体重、身高,以及时了解和分析病情,检验治疗效果。

参考文献

[1] 许春娣 . 小儿消化系统疾病 . 北京：科学技术文献出版社 .2007.11

[2] 李宏昌 . 认识小儿消化系统疾病 . 天津：天津科技翻译出版公司 .2003.05

[3] 叶孝礼 . 小儿消化系统疾病学 . 天津：天津科学技术出版社 .1992.09

[4] 张芳 . 实用小儿消化系统疾病护理手册 . 南京：东南大学出版社 .2011.11

[5] 黄东生，赵传明 . 小儿消化系统疾病防治 200 问 . 北京：金盾出版社 .1995.03

[6] 孟仲法，顾燕民 . 专家解答小儿消化系统疾病 . 上海：上海科学技术文献出版社 .2005.11

[7] 方莹 . 小儿消化系统疾病及内镜诊治学 . 西安：陕西科学技术出版社 .2015.08

[8] 李宏昌 . 小儿消化系统疾病 . 南京：橘井文化事业股份有限公司 .2003

[9] 韩文 . 小儿消化系统疾病防治（下）. 延边：延边大学出版社 .2004

[10] 韩文 . 小儿消化系统疾病防治（上）. 延边：延边大学出版社 .2004

[11] 郭向东 . 常见小儿消化系统疾病防治 . 北京：中国民艺出版社 .2006

[12] 李宏昌 . 儿童医学小百科 认识小儿消化系统疾病 . 天津：天津科技翻译出版公司 .2003.05

[13] 刘俊，梁庆伟 . 小儿疾病防治问答 . 北京：金盾出版社 .2015.04

[14] 韦键，王国权，宋世平 . 消化系统疾病百问百答 . 北京：军事医学科学出版社 .2014.07

[15] 漆德芳 . 消化系统疾病自我防治 . 合肥：安徽科学技术出版社 .2002.02

[16] 王晓阳 . 小儿常见疾病的防治 . 成都：四川大学出版社 .2009.01

[17] 张世能 . 消化系统药源性疾病 . 广州：中山大学出版社 .2008.11

[18] 李健 . 药源性消化系统疾病 . 北京：科学出版社 .2001.02

[19] 黄华 . 小儿疾病的预防、治疗与护理 . 武汉：湖北科学技术出版社 .2012.05

[20] 廖清奎 . 小儿营养及营养性疾病 . 天津：天津科学技术出版社 .1990.05

[21] 才维秋 . 小儿消化病防治 270 问 . 北京：中国中医药出版社 .2004.01